环境暴露与人群健康丛书

化学物质毒理基因组学测试理论与方法

张效伟 等 著

U0309619

科学出版社

北京

内 容 简 介

环境污染威胁人体健康与生物多样性,有毒污染物的筛查与风险评估是保护人民群众生命健康和生态安全的基础。有毒化学物质在复杂生命体系中的致毒机制不清、大量的化学物质缺乏毒性数据是当前化学品风险评估与管理的主要瓶颈问题。基因组学具有全基因组覆盖、通量高、支持大数据分析等优势,为开发创新性的污染物毒性测试与筛查方法提供了历史性机遇。本书系统地介绍了近年来南京大学生态毒理与健康风险研究团队在化学物质毒理基因组学测试理论与方法方面的研究成果。本书分为 10章,分别从毒理基因组学基础理论、基于组学的高通量测试方法、毒理基因组学化学物质筛选与评估等方面进行系统介绍。

本书可作为环境科学与工程、资源与环境等专业高年级本科生及研究生的教学参考书,也可供从事生态毒理学、环境健康、化学品安全与风险评估等专业人士以及从事相关领域研究的科研人员、工程技术人员参考。

图书在版编目(CIP)数据

化学物质毒理基因组学测试理论与方法 / 张效伟等著. —北京:科学出版社,2024.9

(环境暴露与人群健康丛书)

ISBN 978-7-03-078174-1

Ⅰ. ①化… Ⅱ. ①张… Ⅲ. ①化学物质–环境毒理学 Ⅳ. ①R994.6

中国国家版本馆 CIP 数据核字(2024)第 053989 号

责任编辑:杨 震 刘 冉 / 责任校对:杜子昂
责任印制:吴兆东 / 封面设计:北京图阅盛世

科学出版社 出版
北京东黄城根北街 16 号
邮政编码:100717
http://www.sciencep.com
天津市新科印刷有限公司印刷
科学出版社发行 各地新华书店经销
*
2024 年 9 月第 一 版 开本:720×1000 1/16
2025 年 1 月第二次印刷 印张:17
字数:340 000
定价:128.00 元
(如有印装质量问题,我社负责调换)

丛书编委会

顾　　问：魏复盛　陶　澍　赵进才　吴丰昌

总 主 编：于云江

编　　委：（以姓氏汉语拼音为序）

安太成　陈景文　董光辉　段小丽　郭　杰

郭　庶　李　辉　李桂英　李雪花　麦碧娴

向明灯　于云江　于志强　曾晓雯　张效伟

郑　晶

丛书秘书：李宗睿

《化学物质毒理基因组学测试理论与方法》

著者名单

张效伟　方文迪　彭　颖

田明明　夏　普

丛 书 序

　　近几十年来，越来越多的证据表明环境暴露与人类多种不良健康结局之间存在关联。2021 年《细胞》杂志发表的研究文章指出，环境污染可通过氧化应激和炎症、基因组改变和突变、表观遗传改变、线粒体功能障碍、内分泌紊乱、细胞间通信改变、微生物组群落改变和神经系统功能受损等多种途径影响人体健康。《柳叶刀》污染与健康委员会发表的研究报告显示，2019 年全球约有 900 万人的过早死亡归因于污染，相当于全球死亡人数的 1/6。根据世界银行和世界卫生组织有关统计数据，全球 70%的疾病与环境污染因素有关，如心血管疾病、呼吸系统疾病、免疫系统疾病以及癌症等均已被证明与环境暴露密切相关。我国与环境污染相关的疾病近年来呈现上升态势。据全球疾病负担风险因素协作组统计，我国居民疾病负担 20%由环境污染因素造成，高于全球平均水平。环境污染所导致的健康危害已经成为影响全球人类发展的重大问题。

　　欧美发达国家自 20 世纪 60 年代就成立了专门机构开展环境健康研究。2004年，欧洲委员会通过《欧洲环境与健康行动计划》，旨在加强成员国在环境健康领域的研究合作，推动环境风险因素与疾病的因果关系研究。美国国家研究理事会（NRC）于 2007 年发布《21 世纪毒性测试：远景与策略》，通过科学导向，开展系统的毒性通路研究，揭示毒性作用模式。美国国家环境健康科学研究所（NIEHS）发布的《发展科学，改善健康：环境健康研究计划》重点关注暴露、暴露组学、表观遗传改变以及靶点与通路等问题；2007 年我国卫生部、环保部等 18 个部委联合制订了《国家环境与健康行动计划》。2012 年，环保部和卫生部联合开展"全国重点地区环境与健康专项调查"项目，针对环境污染、人群暴露特征、健康效应以及环境污染健康风险进行了摸底调查。2016 年，党中央、国务院印发了《"健康中国 2030"规划纲要》，我国的环境健康工作日益受到重视。

　　环境健康研究的目标是揭示环境因素影响人体健康的潜在规律，进而通过改善生态环境保障公众健康。研究领域主要包括环境暴露、污染物毒性、健康效应以及风险评估与管控等。在环境暴露评估方面，随着质谱等大型先进分析仪器的有效利用，对环境污染物的高通量筛查分析能力大幅提升，实现了多污染物环境暴露的综合分析，特别是近年来暴露组学技术的快速发展，对体内外暴露水平进行动态监测，揭示混合暴露的全生命周期健康效应。针对环境污染低剂量长期暴露开展暴露评估模型和精细化暴露评估也成为该领域的新的研究方向；在环境污染物毒理学方面，高通量、低成本、预测能力强的替代毒理学快速发展，采用低等动物、体外试验和非生物手段的毒性试验替代方法成为毒性测试的重要方面，解析污染物毒性作用通路，确定生物暴露标志物正成为该领域研究热点，通过这些研究可以大幅提高污染物毒性的筛查和识别能力；在环境健康效应方面，近年来基因组学、转录组学、代谢组学和表观遗传学等的快速发展为探索易感效应生物标志物提供了技术支撑，有助于理解污染物暴露导致健康效应的分子机制，探寻环境暴露与健康、疾病终点之间的生物学关联；在环境健康风险防控方面，针对不同暴露场景开展环境介质-暴露-人群的深入调查，实现暴露人群健康风险的精细化评估是近年来健康风险评估的重要研究方向；同时针对重点流域、重点区域、重点行业、重点污染物开展环境健康风险监测，采用风险分区分级等措施有效管控环境风险也成为风险管理技术的重要方面。

环境健康问题高度复杂，是多学科交叉的前沿研究领域。本丛书针对当前环境健康领域的热点问题，围绕方法学、重点污染物、主要暴露类型等进行了系统的梳理和总结。方法学方面，介绍了现代环境流行病学与环境健康暴露评价技术等传统方法的最新研究进展与实际应用，梳理了计算毒理学和毒理基因组学等新方法的理论及其在化学品毒性预测评估和化学物质暴露的潜在有害健康结局等方面的内容，针对有毒有害污染物，系统研究了毒性参数的遴选、收集、评价和整编的技术方法；重点污染物方面，介绍了大气颗粒物、挥发性有机污染物以及阻燃剂和增塑剂等新污染物的暴露评估技术方法和主要健康效应；针对典型暴露场景，介绍了我国电子垃圾拆解活动污染物的排放特征、暴露途径、健康危害和健康风险管控措施，系统总结了污染场地土壤和地下水的环境健康风险防控技术方面的创新性成果。

近年来环境健康相关学科快速发展，重要研究成果不断涌现，亟须开展从环境暴露、毒理、健康效应到风险防控的全链条系统梳理，这正是本丛书编撰出版的初衷。"环境暴露与人群健康丛书"以科技部、国家自然科学基金委员会、生态环境部、卫生健康委员会、教育部、中国科学院等重点支持项目研究为基础，汇集了来自我国科研院所和高校环境健康相关学科专家学者的集体智慧，系统总结了环境暴露与人群健康的新理论、新技术、新方法和应用实践。其成果非常丰富，可喜可贺。我们深切感谢丛书作者们的辛勤付出。冀望本丛书能使读者系统了解和认识环境健康研究的基本原理和最新前沿动态，为广大科研人员、研究生和环境管理人员提供借鉴与参考。

魏复盛

2022 年 10 月

前　言

　　如何应对工业化活动带来的化学污染，是 21 世纪人类社会可持续发展共同面临的挑战之一。人工合成的化学物质进入环境后威胁人体和生态系统健康。全球每年约有 900 万人的过早死亡与污染有着密切联系。2022 年 2 月联合国的一份环境报告显示，化学污染造成的死亡人数超过了 COVID-19。而 2016 年通过的《国际化学品管理战略方针》提出把化学品的使用和生产方式对人类健康和环境产生的重大不利影响降低到最低限度。2022 年在《生物多样性公约》第十五次缔约方大会上达成了一项历史性协议（即"昆明–蒙特利尔全球生物多样性框架"），该协议成为指导 2020 年之后全球生物多样性保护的最新纲领性文件。其中环境污染被认为是导致生物多样性急剧下降的主要因素之一。"减少各种来源的污染，使其降低到对生物多样性、生态系统功能和人类健康无害的水平"成为 2030 行动计划的重要内容。

　　近年来越来越多的证据表明，现有的技术手段已经无法适应快速增长的化学物质环境风险管控需求。新的化学品数量正在连年增长，据化学文摘社（CAS）报道从 2002 年到 2023 年初，化学品的数量从 2000 万种增长为 2.74 亿种，即每 2.5 秒就有一种新化学物质被开发。而未来化学品增长速度可能更快，根据第四届联合国环境大会发布的《全球化学品展望》第二期报告，目前化学品的生产能力为 23 亿吨，预计到 2030 年将翻一番。因此，如何高效地开展高通量毒性测试以实现对化学物质全面的风险评估已迫在眉睫。有毒化学物质在复杂生命体系中的致毒机制不清、大量的化学物质缺乏毒性数据是当前化学品风险评估与管理的主要瓶颈问题。

　　毒理基因组学理论与方法学研究是 21 世纪毒理学学科中最热门的研究领域之一，不仅成为化学物质毒理学机理研究中的利器，也为高通量测试、筛选、量化化学物质毒性效应以用于风险评估提供新的技术支持。自 20 世纪 90 年代，随着人类基因组计划（HGP）取得巨大成功，新的生物技术获得跨越式发展，生物信息呈爆炸式积累，这使得毒理学研究朝着分子生物学方向逐渐深入，并引申出毒理基因组学研究。美国国家环境卫生科学研究所（NIEHS）于 2000 年成立了国家毒理基因组学研究中心（NCT），开启了毒理基因组学研究的新篇章。随着毒理基因组学的不断发展和深化，其逐渐从化学物质的毒理学机制研究扩展为多物质甚至混合物的健康风险评估。在欧美发达国家已针对万余种化学物质，建立一千余种细胞系、两万余个小分子的转录组学、蛋白质组学、表观基因组学和代谢组学等扰动图谱数据库，用于药物、化学品筛选和风险评估。目前，我国正在围绕毒理基因组学建立新的功能基因组技术、开发新算法用于化学物质分类以及环境样品风险评估等工作。当前，毒理基因组学与机器学习、有害结局路径结合来评估化学物质健康风险水平也逐渐成为研究热点之一。

中国与欧美等发达国家相比，毒理基因组学相关研究相对较晚，但通过近十年来毒理学领域科研工作者的共同努力，取得了显著的发展。我国正逐渐成为全球化学物质毒理基因组学测试理论与方法研究的主力军。南京大学生态毒理与健康风险团队作为国内毒理基因组学研究的主要团队之一，积累了丰富的研究经验和论文成果。希望通过科学出版社将这些学术成果汇编成册，为本领域的科研工作者、工程师或师生提供参考。

本书从化学物质测试现状、毒理基因组学技术开发、毒理基因组学的应用等方面进行详细介绍，全书共分 10 章，全面介绍了南京大学生态毒理与健康风险研究团队在毒理基因组学技术开发与化学物质高通量测试评估等方面的研究成果，是课题组老师及研究生共同劳动的结晶。张效伟教授负责全书的组织策划、整体编排和内容审定。本书第 1 章由彭颖和方文迪执笔，第 2～4 章由夏普和方文迪执笔，第 5 章和第 7 章由方文迪执笔，第 6 章由夏普执笔，第 8 章由田明明执笔，第 9 章由彭颖和田明明执笔，第 10 章由彭颖执笔，最后方文迪负责全书统稿。

衷心感谢"环境暴露与人群健康丛书"主编于云江研究员在本书撰写过程中给予的指导和支持。感谢关淼、闫路、苟潇和王萍萍对书籍编撰的支持。感谢科学出版社刘冉编辑对书籍出版的辛勤付出。此外，一并向所有参与研究工作的学者、学生表示感谢。由于作者水平有限，编撰时间较紧，难免存在疏漏，希望广大同行和读者在使用时提出宝贵的意见，不断完善本书，期待再版时补充完善。

张效伟

2024 年 5 月

目　　录

第1章 绪 论

全球化学工业的快速发展导致化学品潜在的环境和健康风险不断增加，这对化学品的风险管理提出了更高要求。2015 年联合国发布《改造我们的世界：2030 可持续发展议程》，公布了未来十五年全球可持续发展战略目标（Sustainable Development Goals，SDGs）及行动议程。该议程提出了 17 项主要战略目标及具体行动，其中包括到 2030 年实现对化学品和所有废物的环境无害化管理，尽量减少其不利影响。2022 年联合国环境署（UN Environment Programme，UNEP）发布了《为了人类和地球：联合国环境署 2022~2025 年应对气候变化、自然丧失和污染的战略》，针对化学品与污染行动提出了"迈向零污染地球"的战略目标，预期通过加强化学品和废物管理方面的能力和领导力，以优化人类健康和环境。我国是全球最大的化学品生产国和使用国，有毒有害化学物质的生产和使用是新污染物的主要来源。我国高度重视新污染物治理工作，2018 年，习近平总书记在全国生态环境保护大会上要求"对新的污染物治理开展专项研究和前瞻研究"。从环境管理角度来看，新污染物一般是指新近发现或被关注，对生态环境或人体健康存在风险，尚未纳入管理或者现有管理措施不足以有效防控其风险的污染物。2020 年《中共中央关于制定国民经济和社会发展第十四个五年规划和二〇三五年远景目标的建议》提出"重视新污染物治理"。新污染物的健康与生态风险防控是我国新污染物治理的关键，2022 年国务院印发的《新污染物治理行动方案》中要求要以有效防范新污染物环境与健康风险为核心，主要举措包括"建立化学物质环境风险评估制度：研究制定化学物质环境风险筛查和评估方案，完善评估数据库，以高关注、高产（用）量、高环境检出率、分散式用途的化学物质为重点，开展环境与健康危害测试和风险筛查"。因此，重点开展化学物质和新污染物的健康与生态风险评估，是支撑我国新污染物治理与风险管控的重大需求。

1.1 化学物质危害性评估与毒性测试

1.1.1 化学物质危害性评估需求

根据 UNEP《全球化学品展望Ⅱ》（Global Chemicals Outlook Ⅱ）的最新数据，2017 年全球包括药品在内的化学品销售额合计达到 5.68 万亿美元，预计 2017~2030

年期间销售额将翻一番，中国将占全球销售额的近 50%[1]。2018 年全球商业流通中的工业化学品约 4 万~6 万种[2]，欧洲现有的注册商业化学物质清单中使用的化学品约有 14 万种[3]，美国环保署（United States Environmental Protection Agency，US EPA）《有毒物质控制法清单》[4]上列出的化学品有 8.5 万种，我国《中国现有化学物质名录》统计的现有化学物质约 4.5 万种[5]。与此同时，新化学品的数目还在以约 1000 种/年的速度增加，化学品潜在风险仍然不断增加。然而，全球化学物质的危害性评估面临毒性数据严重缺乏的重大挑战，也是当前化学品风险评估与管理面临的瓶颈问题。据 REACH 统计，市场上使用的 14 万种化学品约超过 80% 缺乏危害信息。化学物质的危害性评估是风险评估的重要组成，即确定环境生物个体或人体暴露于化学物质时引起潜在危害的过程，包括危害识别与危害表征。化学品测试及其结果是进行新化学物质的危害性鉴别、分类、标签和现有化学物质风险与安全评价的基础，也是对化学品进行风险管理的科学依据。例如经济合作与发展组织（Organization for Economic Co-operation and Development，OECD）发布的一系列的《化学品测试准则》（Test Guidelines），是由政府管理部门、企业和测试机构用于化学品安全性评价的试验方法，也是全球广泛使用的化学物质测试的指导性文件，覆盖了化学品的理化特性、降解与蓄积、环境行为、人体健康毒性和生态毒性等测试内容。

1.1.2 化学物质毒性测试需求

化学物质毒性测试正在经历一次技术革新。传统的化学品风险评估依赖于以动物实验为主的毒性测试，其周期长、通量低、成本高，仅对一个化学品进行完整的毒性评估，就要花费数百万美元和 2~3 年的时间。与此同时，全球提倡减少、优化和替代（3R）动物实验，越来越多的国家和地区将 3R 原则列入法规要求或技术导则，如 2020 年欧盟委员会（European Commission）发布《实现无毒环境可持续发展的化学战略》，大力支持开发非动物测试方法，以减少对实验动物的依赖。因此，传统以动物实验为主毒性测试与危害性评估已不能满足现阶段化学品风险评估的需求，亟须更经济有效、符合 3R 原则和新的法规要求的毒性测试方法和策略。

生物技术和计算建模的迅速发展为解决这一挑战提供了重要的支持。2007 年，美国国家研究委员会（National research council，NRC）发表报告《21 世纪毒性测试：愿景与策略》（Toxicity Testing in the 21st Century: A Vision and a Strategy，TT21C），概述了 21 世纪毒性测试的未来方向和发展战略，提出将由以动物个体为基础的毒性测试体系转为基于人体细胞为主的体外测试体系，关注化学物质与特定分子靶点间相互作用，通过探究化学品对生物学基本过程影响的"毒性通路"，从而预测化学品对生物的影响、评估化学品的安全[6]。该报告支持从基于动物实验终点的化学安全决策向更广泛地应用体外试验和预测毒理学方法的根本性转变。预测毒理学综合了计算化学、生物信息学和系统生物学，通过建立化学品暴露与生物体有害结局之间的定性和定量关系预测模型，为筛选和评价化学品的环境暴露、危害性和风险提供高通量的决策支持工具，如高通量体外筛选、基因芯片和新一代测序技术。预测毒理学研究的关键在于从基本生命活动的分子生物学通路上识别出化学物质的干扰效应，预测化学物质对生命不同阶段、不同生物组织、器官可能存在的短期和长期毒性效应。在上述背景和基础上，2010 年 Ankley 等提出了有害结局路径（adverse outcome pathway，AOP）的概念框架。一个 AOP 代表了化学物质干扰下各种生物水平上的联系，化学物质进入生物体内，首先和特定靶向分子发生相互作用，即激活分子启动事件（molecular initiating event，MIE），进而通过关键事件（key event，KE）等诱导生理变化，最终导致与风险评估相关的有害结局（adverse outcome，AO）[7]。AOP 基于化学品的性质，从系统生物学的角度概括了化学品所诱导的分子水平响应，以及在该分子响应水平上细胞、组织、器官的毒性效应，进而推导出在个体、种群上的有害结局。近十年来，AOP 框架逐渐发展成熟，被认为是将生物信息组织成一种可用于评估化学品人体健康和生态环境生物毒性的新方法，其开发的目的是用于化学品的评估和监管工作，包括优先级评估和危害性预测，最终实现风险评估并应用于管理决策。

1.1.3 机制毒理学与新技术方法

掌握化学品毒理学机制是开展生态及人类健康风险评估的重要基础。机制毒理学描述了化学物质在生物体中产生毒性作用的过程，旨在确定毒害物质是如何产生有害效应的分子和细胞机制。机制毒理学不仅能确定某种化学物质的危害，并能比较同一类化合物的毒性，还能确定从最初暴露于化学物质到生物体最终出现毒性损伤的分子事件。例如 ToxCast 项目使用体外高通量筛选（high-throughput screening，HTS）技术来识别被化学物质破坏的潜在细胞途径和过程，评价化学品对生物学通路的扰动情况，并通过生物信息学及计算模型，将生物学通路扰动的分子事件与有害效应建立联系，外推化学品在生物个体水平的安全性。欧盟委员会科学委员会（European Commission Scientific Committee）发表的指导文件《应对风险评估的新挑战》（Addressing the New Challenges for Risk Assessment），强调了利用分子和细胞生物学过程的数据进行风险评估的优势和挑战[8]，但还缺乏统一的将分子水平的毒性测试方法纳入到生态或人类健康风险评估中的方法[9]。

发展新技术方法（new approach methodologies，NAMs），使用符合 3R 原则的毒性测试，同时提高测试通量，是改进危害评估策略和支持环境污染物生态风险管控决策的重大需求。2016 年，欧洲化学品管理局（European Chemicals Agency，ECHA）讨论了欧洲如何加强新技术方法数据和信息的使用，以更好地评估化学物质及相关产品的监管决策。NAMs 是一种更宽泛的方法学概念，是指任何可用于化学物质危害识别、毒性测试和风险评估的新测试方法或方法组合，涵盖了如HTS、基因组学、蛋白质组学、计算毒理学、PBTK 模型等非动物模型和计算模型等技术[10]。NAMs 的重点是建立基于人体生物学和机制的毒性测试与评估方法，揭示生物体分子、细胞、器官等不同层面对外源化学物质的反应，以及基于特定靶标/MOA/毒作用机制开展测试或评估。为了推动 NAMs 的发展，欧盟和美国等多个国家和地区开展了 EU-ToxRisk、ToxCast 和 Tox21 等多个重大项目。例如在EU-ToxRisk 项目中，主要应用体外与预测毒理学方法开展包括基于机制导向的风险评估、交叉参照和分子启动事件的识别等研究。尽管 HTS 等体外测试方法极大丰富了化学品的生物学通路扰动信息，可用于筛查高生物活性化学品、分类相似分子作用机制化学品、构建体外-体内数据外推模型，极大促进了预测毒理学与毒性测试的发展，但仍然存在应用瓶颈。例如现有的体外测试方法局限于检测已知的生物学靶点，无法捕捉所有生物学通路上的分子信号，导致 HTS 数据的生物学内涵有限，ToxCast 也仅包含 300 余种生物分子靶点，远远低于人类基因组约 20000个基因的数目。基因组学的发展为化学品毒理学机制研究提供了新工具、新视野。生物体的基因组基因数目庞大（如人类有约 20000 个基因，老鼠有约 21000 个基因），利用基因组学技术同时检测数万个基因的表达谱变化，可以描述化学品影响分子生物学通路的全景图。基因组学技术可在基因组水平上全面分析"动态的"基因生物学功能，使生物学研究从对单一生物分子靶点转为同时对批量生物分子靶点的研究。

1.2　毒理基因组学的发展

1.2.1　毒理基因组学概念

毒理基因组学（toxicogenomics）是利用基因组学技术获取有毒化学品暴露生物体后在基因组水平的分子响应（如 mRNA、蛋白质、代谢产物等），并通过生物信息学手段对这些分子响应进行统计分析和功能注释，进而解释化学品的毒性机制的新兴技术。毒理基因组学技术主要包括转录组学（transcriptomics）、蛋白质组学（proteomics）和代谢组学（metabolomics）。转录组技术包括基因芯片（microarray）和转录组测序技术（RNA-Seq，RNAsequencing）。此外，随着高通量测序技术的进步，单细胞转录组测序和空间转录组测序也逐渐应用于毒理基因组学研究。单细胞测序技术基于对单个细胞的分选和建库，可以获取不同亚型的细胞群的基因表达情况。空间转录组技术则基于组织芯片技术，对组织切片的不同空间位置的细胞进行取样，利用芯片上的探针捕获 mRNA，并且每个探针都带有特异的地址序列，然后以 mRNA 为模板进行 cDNA 合成，构建文库后再通过测序，获得基因表达信息的同时，每一条测序 reads 因带有地址序列，从而能够获得基因表达的位置信息。代谢组和蛋白质组一般依赖于质谱和核磁共振技术来对代谢产物和蛋白质分子进行解析和定量。蛋白质组学和代谢组学因为检测的目标物更靠近表型变化，因此蛋白质组学和代谢组学更容易获取介导环境化学品毒性效应的分子事件信息。由于目前蛋白质组学和代谢组学技术无法穷尽人类的所有蛋白质和代谢产物，并且蛋白质组学和代谢组学的数据解析往往依赖于较强的结构生物学和化学结构解析的能力，因此蛋白质组学和代谢组学的适用范围远不及转录组学。

毒理基因组学研究还面临一个重要难题，即如何建立分子水平的证据与化学品表型毒性效应的直接关联（表型锚定）。传统毒理基因组学研究依赖于基因表达组技术（转录组、蛋白质组、代谢组等），只能反映细胞内基因产物（mRNA、蛋白质、代谢产物）在化学品暴露后的被动表达情况，无法反映化学品与基因的直接关联。而功能基因组筛选方法能够建立直接的"基因-化学品"联系。功能基因组筛选利用基因编辑技术，敲除基因或降低其表达产物水平，探究基因功能缺失所导致的细胞对毒物的抵抗力增强或减弱效应，从而确定基因功能与化学品毒性之间的直接联系。

1.2.2 毒理基因组学研究方法

1. 转录组学方法

转录组是开展最早也是较为成熟的毒理基因组学研究技术，主要包括基因芯片和转录组测序技术。基因芯片依赖于已知的物种基因组序列，通过设计相应的核酸靶位点，检测全基因组的 mRNA 表达量。RNA-Seq 则直接使用新一代测序技术（next generation sequencing，NGS）检测总 mRNA 样品，不仅能获得 mRNA 的表达量，还可以提供 mRNA 的序列信息。相比 RNA-Seq，基因芯片发展较早，对一些常规的模式物种（如人类、大鼠等）有成熟的商业化和标准化平台。但是对于基因组研究信息尚不完整的物种，基因芯片无法设计覆盖全基因组的核酸靶位点，而 RNA-Seq 可以凭借测得的 RNA 序列信息从头组装（de novo）参照转录组，用来注释和量化 mRNA 表达。此外，基因芯片通过"连续型"荧光信号强度反映 mRNA 表达量，不能准确检测易受背景干扰的低表达基因的荧光信号；相反，

RNA-Seq 的计数原理是从样本中取样，通过"离散型"读数来计量 mRNA 表达量，不存在背景干扰及检测下限。美国 FDA 领导的测序质量控制联盟，专门比较了 RNA-Seq 和基因芯片的化学品测试表现，认为 RNA-Seq 测序优势更大，主要是因为其对低表达基因有更高的敏感性和准确性。蛋白质组和代谢组技术主要依赖质谱（mass spectrometry，MS）与核磁共振（nuclear magnetic resonance，NMR）技术来分析蛋白质组成和代谢产物。相比转录组，蛋白质组和代谢组能更加直观反映生物学表型的特点。然而，蛋白质和代谢产物的表达随空间和时间不断变化，目前的蛋白质组和代谢组技术还难以穷尽地分析生物体内所有的蛋白质和代谢产物，其应用范围远不及转录组技术。

2. 代谢组学方法

代谢组旨在测定生物系统的代谢产物，通过测定细胞、组织、器官或生物体液数以千计的小分子，采用信息技术定义代谢标志物，从而捕捉全局的生物化学事件。通常代谢组依赖于靶向或非靶向技术（或代谢谱图），靶向代谢组学侧重于定量已知化合物，而非靶向的方法旨在筛选未知代谢物的模式。目前，代谢组能够揭示疾病机制，识别新诊断或预后标志物和加强对药物响应表型的理解。而众所周知，代谢物及其浓度源于多种代谢途径，使得生物系统中观测到的代谢表型变化的起源可能是模糊的。因此，代谢组学能够揭示毒性效应的生物标志物，但是无法提供潜在生物过程的确切信息。科学家们建议通过多组学技术联用，如基因表达谱（转录组）以及蛋白质合成与表达（蛋白质组），可以阐明控制代谢组的生物过程，并进一步识别某些代谢物是疾病生物标志物。

3. 蛋白质组学方法

蛋白质组涉及鉴定和定量细胞、组织或生物体总蛋白质含量的技术。蛋白质组分析常用的技术包括传统的酶联免疫吸附实验（enzyme-linked immunosorbent assay, ELISA）和蛋白质免疫印迹法，这些技术只能分析少量单一蛋白质，且无法定量蛋白质表达水平。聚丙烯酰胺凝胶电泳（sodium dodecyl sulfatepolyacrylamide gel electrophoresis, SDS-PAGE）、双向凝胶电泳（two-dimensional gel electrophoresis, 2-DE）和双向荧光差异凝胶电泳（two-dimensional differential gel electrophoresis, 2D-DIGE）技术被用于复杂蛋白样品的分离。蛋白质微阵列或芯片已经应用于高通量和快速表达分析，然而，蛋白质微阵列技术的进展还不足以探索完整基因组的蛋白质。不同的蛋白质方法（如质谱）可以高灵敏度地分析复杂蛋白质。此外，Edman 降解确定特定蛋白质氨基酸序列、同位素亲和标签技术（isotope-coded affinity tag, ICAT）、细胞培养中氨基酸稳定同位素标记（SILAC）和等重标签标记用于蛋白质相对和绝对定量技术（isobarictag for relative and absolute quantitation，iTRAQ）技术已开发用于定量分析蛋白质。X 射线晶体衍射分析和核磁共振波谱分析是提供 3D 蛋白质结构的两种主要高通量技术，帮助理解蛋白质的生物功能。蛋白质组技术的发展促进其在环境污染风险评估中应用，通过表征化学品干扰引起蛋白质与肽的反应和蛋白质间相互作用，直接捕捉基因功能表达，能够准确可靠地评估生物体对环境污染物的响应，但是存在测试样本量大，分析困难的缺陷。

4. 功能基因组学方法

功能基因组学通过检测化学品暴露后的表型，筛选出与生物表型直接关联的基因。其中所检测的表型既可以是细胞活性，也可以是特定的细胞毒性终点，如氧化应激、内质网应激等。通过分析筛选出的基因，可以获取与特定生物表型或毒性终点直接关联的生物学通路，进而获取介导化学品有害效应的关键基因和分子通路。目前，功能基因组学的筛选介质已经从传统的酵母细胞发展至活体动物，但活体动物的筛选目前仅用于癌症药物研发，尚未应用于环境化学品的毒性测试。而功能基因组学所仰仗的基因编辑技术，已经从传统的 RNA 干扰（RNAi，RNA interference）发展至当前主流的 CRISPR 技术。依靠基因编辑技术，在细胞中敲除（knockout）或者敲降（knockdown）全基因组或者特定的基因集，并且实现一个细胞中只敲除或敲降一个基因。与环境化学品有害效应关联的基因，它们的功能缺失会使细胞对化学品的有害效应更加敏感或者更加抗性，通过检测化学品暴露后细胞的表型，可以将这些敏感性变化的细胞筛选出来。因为每个细胞内均有一个特定的标签序列（barcode），可以通过高通量测序的方法，识别筛选出的细胞中被敲除或者敲降的基因，进而将与环境化学品有害效应关联的基因筛选出来（图 1-1）。

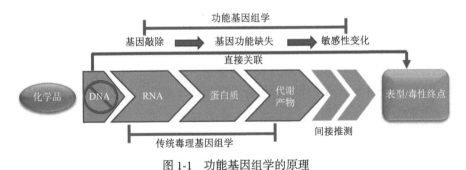

图 1-1　功能基因组学的原理

1.3　基于毒理基因组学的化学物质毒性筛查与风险评估

基于毒理基因组学能够在分子水平上更详细、更精确地了解生物体对化学物质暴露的反应，其在化学物质毒性筛查与风险评估研究中的应用主要包括以下三方面：

（1）获取化学品的全基因组表达谱"分子指纹"。全基因组表达谱可以提供前所未有的"分辨率"，全面地表征化学品的分子生物学通路影响。这一"全景图"蕴含了全基因组基因之间复杂的调控、网络关系，是化学品在生物学层面信息极致丰富的"分子指纹"。例如通过比较全基因组表达谱，能够有效地区分不同毒性机制的化学品。

（2）鉴别化学品新的生物标志物。获得批量化学品全基因组表达谱后，可以根据其分类特征鉴定化学品的生物标志物。生物标志物的鉴别，通常使用生物信息学手段，从全基因组表达谱中筛选出某个或某一类标志基因，其表达图谱在同类化学品中规律相似。这些生物标志物能够帮助优化或简化化学品的分类。例如，Williams 等[11]比较 14 种遗传毒性和 14 种非遗传毒性化学品的转录组图谱，筛选出 65 个能够准确区分遗传毒性化学品的标志基因。

（3）阐释化学品的分子致毒作用机制。筛选出的生物标志物可以帮助"诊断"未知毒性化学品的潜在分子生物机制。例如，化学品全基因组表达谱可以从分子生物学通路水平，间接地解释化学品的致毒机理。通常根据已有的基因功能数据库，如京都基因与基因组百科全书（Kyoto Encyclopedia of Genes and Genomes，KEGG）和基因本体（Gene Ontology，GO），将全基因组表达谱识别的基因进行功能注释。这些"基因-功能"的注释信息能够一定程度上反映化学品对分子生物学通路的影响，帮助间接地解释化学品的致毒作用。相比传统基于生物个体或临床水平的生物标志物，基于毒理基因组学的生物标志物更加敏感。然而，必须谨慎对待的是，化学品对生物学通路的影响并不一定等同于对表现型的终点毒性，全基因组表达谱只能作为化学品致毒机制证据链的一环。因此，仅仅依赖毒理基因组学的生物标志物还不足以准确评判化学品的毒性效应，往往还需要结合传统表型实验进一步验证。

尽管毒理基因组学技术具有全基因组覆盖、通路高、支持大数据分析等优势，在化学物质毒性筛查与风险评估的研究中应用越来越广泛，但其在方法学研究和相关应用中还存在许多瓶颈和理论空白，本节将对此展开系统论述。

1.3.1 方法学研究

首先，亟须建立标准化的基于组学数据的化学品生物学通路量化评估方法。尽管以往的全转录组研究已经报道了使用多种方法量化评估化学品的生物学通路影响，但采用的生物信息学分析方法常常不一致，包括从原始数据过滤到基因的基准剂量（benchmark dose，BMD）和生物学通路的 BMD 计算，导致不同研究之间的结果难以进行比较。此外，由于组学技术的成本限制，传统的全基因组表达谱技术难以对批量化学品的剂量-效应或时间范围进行测试。简化转录组可通过检测少量关键基因的转录表达，提高测试通量并尽量"妥协式地"保留全转录组图谱信息，但是目前的简化转录组测试尚未拓展至化学品生物学通路影响的量化评估。例如 LINCS 简化转录组测试项目追求化学品测试种类的广度，而难以捕捉化学品在剂量-效应或时间-反应关系的生物活性信息。美国 Tox21 计划创建了一个 TempO-Seq（BioSpyder Technologies, Inc., Carlsbad, CA）平台来测量人类 S1500+ 基因集的基因表达，并随后将人类 S1500+基因集扩展到大鼠、小鼠以及斑马鱼测试体系中。S1500 更聚焦对化学品的生物响应相关通路的简化转录组测试，但是目前还在优化设计中，且没有建立化学品生物学通路影响的量化评估方法。

其次，缺乏基于生物学通路的化学品分类方法。根据生物活性对化学品分类是一种有效的化学品风险管理手段。传统动物实验只能提供少数的终点毒性指标。体外高通量测试可对靶向的生物标志物活性进行快速筛查，但无法覆盖完整的生物学通路。组学方法虽然能够检测出全基因组变化，但目前基于组学数据的化学品分类研究主要关注基因水平的变化，缺乏从更高生物层次的通路角度对化学品的生物活性进行分类。生物潜力（potency）作为反映化学品生物活性的量化指标，由于技术限制在之前的化学品分类研究中被忽略，传统动物实验昂贵且费时费力，难以同时评估大量化学品的生物潜力。利用基于剂量-效应的组学数据推导化学品在分子水平的生物潜力是当前毒理学的研究热点，但基于组学数据的化学品生物潜力值是否能够帮助准确地进行化学品分类，尚未得到评估。一方面是因为组学测试花费昂贵，基于组学的化学品生物学通路量化评估数据稀少；另一方面则是数据的缺乏导致研究理论的滞后，采用何种分析方法及基于组学数据推导的生物潜力开展化学品分类，仍是当前研究领域的理论空白。

另外值得注意的是，无论是基于基因组表达谱还是生物活性的化学品分类，它们均依赖于标准化的全基因组表达谱数据库，否则无法准确地进行化学品全基因组表达谱的比较。然而，由于化学品种类繁多，组学测试昂贵，尚无研究机构或研究组能独立测试所有化学品的全基因组表达谱。尽管目前有少数公共数据库搜集整合了已发表的全基因组表达谱测试数据，如美国国立生物技术信息中心（National Center for Biotechnology Information, NCBI）的 Gene Expression Omnibus（GEO）数据库，但是这些数据通常来源于不同实验室，其实验设计、测序平台、数据处理方法各不相同，导致收录的数据之间缺乏可比性。

此外，功能基因组筛选能够从全基因组水平筛选与化学品毒性具有直接关联的靶标基因，但已有的功能基因组筛选方法缺乏与人类基因的直接关联性（如单细胞生物功能基因组筛选），或者技术本身存在较高的假阳性率（如 RNAi 功能基因组筛选存在严重的脱靶效应）。尽管 CRISPR-Cas9 功能基因组筛选方法提供了一种基于基因永久性删除的化学品人类基因靶标筛选方法，但是其目前的应用主要局限于对已知设计靶点的药物进行基因靶标验证。而环境化学品在设计过程中往往考虑其物化特性（如塑化剂、阻燃剂等）或对非人类物种的作用（如杀虫剂、除草剂等），因此不具有明确的人体基因靶标。CRISPR-Cas9 功能基因组是否能在环境化学物质的基因靶标筛选中发挥关键作用，还需要深入研究。

1.3.2　分子靶标与受干扰生物学通路识别

基于组学的生物测试大幅度增加了受试靶点数量。据估计人类基因中有 3000~5000 个可以作为化学物质的分子靶标。传统的毒性方法可通过检测这些分子靶标（蛋白质受体结合、酶活性、信号转导等）的激活情况来预测污染物的毒性，以高通量测试计划 ToxCast 为例，该项目（始于 2007 年）涵盖了 700 余个细胞及以下生物水平的靶点与 300 多个信号通路，远低于毒理基因组学能够检测的分子靶标。毒理基因组学测试可通过批量检测受污染物不同剂量暴露后生物体内基因、蛋白质、代谢物的变化情况来研究污染物的潜在毒性，测试涉及的基因、蛋白质或者代谢物数量可以包括几乎所有的该生物体内的基因、蛋白质以及代谢物。以人源细胞为受试体的转录组学测试为例，可以实现对将近 2 万个基因的转录本进行测试及分析，Li 等[12]基于转录组研究双酚 A（bisphenol A，BPA）和壬基酚（nonyl phenol，NP）暴露下雌激素（estrogen receptor，ER）促进人类子宫平滑肌瘤细胞增殖的潜在分子靶点和信号通路，试验结果表明 BPA 和 NP 可以引起 739 个基因表达异常，且与 ER 信号通路有关，表明酚类环境雌激素可能通过 ER 信号通路促进子宫平滑肌瘤细胞增殖和细胞周期发展，导致细胞周期调控紊乱。除此之外，基因组、转录组、蛋白质组和代谢组可以从不同功能水平增加数据分析的维度。Wang 等[13]使用转录组学、蛋白质组学和代谢组学分析了磷酸三苯酯（triphenyl phosphate，TPP）引发的肝毒机制，揭示了 TPP 肝毒性对不同生物功能的影响。

剂量-效应依赖的简化转录组学测试可高通量定量分析受污染物干扰的生物学通路信息。污染物对基因表达的影响，往往表现在生物学通路受到干扰，生物学通路受干扰情况可通过对少量能够代表整个生物学通路的关键基因进行检测。基于这一原理，简化转录组测试可以获取大量样品在转录组表达水平的剂量-效应关系。Reardon 等[14]利用 TempO-Seq 平台比较了全氟或多氟烷基化合物（per- and polyfluoroalkyl substances，PFAS）在人肝微组织中的生物效力。L1000 平台是美国国立卫生研究院 NIH 的基因组简化实验方案，大幅度加快了药物开发的研发周期。加拿大提出 EcoToxChip 项目通过设计 EcoTox 芯片（包含大约 370 个基因集）完成高通量的化学品优先排序工作，提高了测试效率并减少了动物的使用量。在简化转录组测试方面，我国也开展了大量的研究。Zhang 和 Zhao 开发了一种简化转录组图谱的方法，基因集涵盖了斑马鱼的神经发生和早期神经元发育，可有效评估环境化学物质的潜在神经发育毒性。作者的研究团队也分别构建了基于人源细胞系和斑马鱼的剂量-效应简化转录组测试方法，基于人源细胞系的剂量-效应转录组测试可识别更广泛的分子靶标或生物学通路，与使用 103 种靶向体外生物测试得到生物活性图谱相似，大幅提高了有毒化学物质的生物测试通量和效率；基于斑马鱼的简化转录组和基于表型的高内涵筛选，对 5 种毒作用模式（mode of action，MoA）共 12 种有毒化学物质的发育毒性进行评估，简化转录组捕捉了生命早期暴露于有毒化学物质的综合生物活性，提供了一种比高内涵筛选方法敏感 1~3 个数量级的生物效应识别方法，并可有效地对不同 MoAs 的有毒化学物质分类，显著提高有毒化学物质发育毒性的评估能力。

1.3.3 多生物层次的系统毒理学评估

组学测试数据可联合毒理学通路为评估有毒化学物质的环境风险提供新策略。基于分子靶标的组学测试可以提供化学物质的毒理学通路与机制信息，这对于预测有毒污染物的毒性效应（或有害结局）、减少对动物实验的依赖至关重要。AOP 梳理了化学物质暴露生物体后，从分子启动事件到不同生物水平上的毒性机制信息，可以实现组织、个体水平上的毒性预测。AOP-wiki（有害结局路径数据库，https://aopwiki.org/）汇编了已知的 MIE、KE 和 AO，目前该数据库包含 364 条 AOP 路径，涉及 363 条分子启动事件（如芳香烃受体的激活、DNA 烷基化等），1666 条关键事件（如细胞死亡、DNA 修复受损等），436 条有害结局（如繁殖能力受损、种群数量下降等）。随着化学品毒性机制数据的增加，如何将 AOP 与高通量测试相结合并开展毒性预测是亟待解决的重要科学问题。Martens 等[15]探索了 Wiki-Pathways 工具，使组学数据与 AOP-Wiki 实现了关联，发现关键事件 67%可能与分子途径相关联，但由于 AOP-Wiki 中目前使用的基因本体尚未能与 Wiki-Pathways 分子本体直接连接，因此需要手动进行匹配。

多组学技术可从不同生物层次识别与有害结局相关的生物学通路，构建 AOP 关键事件与组学测试结果之间的关联是解析有害污染物毒性效应的关键。毒理基因组学数据的解析需要生物学数据库的支持，常用的生物学数据库包括 GO（Gene Ontology，http://geneontology.org/）数据库，描述生物学中的分子功能、生物过程和细胞成分；KEGG（京都基因与基因组百科全书，https://www.kegg.jp/kegg/）数据库，包含核酸分子、蛋白质序列、基因表达、基因组图谱、代谢通路图等；Hallmark 特征基因集（http://www.gsea-msigdb.org/gsea/msigdb），由 50 组常用的特征基因组成，包括细胞凋亡、雌激素效应、信号通路、脂肪酸代谢等。Li 等[16]使用代谢组和转录组，并通过 KEGG 数据库与 GO 数据库的解析，发现手性杀虫剂咪唑莫克斯（imazamox，R-IM）干扰了浮萍在光合作用过程中碳固定、谷胱甘肽代谢、磷酸戊糖代谢、玉米蛋白质生物合成以及卟啉和叶绿素代谢过程的基因表达。S-IM则主要影响苯丙氨酸代谢、苯丙类化合物生物合成、玉米蛋白质生物合成和二次代谢物生物合成。毒理基因组学测试结果可以在不同生物组织水平和不同分类群中为污染物的毒性筛查提供支持性证据。在 AOP 框架下，组学数据还可以匹配到相应的分子启动事件和关键事件。以乙酰胆碱酯酶抑制为例，转录组学数据支持建立以其为 MIE 的 AOP 网络（AOP network）。相关的关键事件包括神经突触中乙酰胆碱的积聚以及肌肉连接内不受控制的兴奋。暴露于毒死蜱与二嗪农的秀丽隐杆线虫的微阵列数据揭示扰动离子载体活性和脂质代谢是两种农药引发秀丽隐杆线虫死亡的关键生物事件，该生物机制具有跨物种性质，在小鼠与斑马鱼的研究中也得到证实。因此，高通量毒理基因组学测试可通过识别与挖掘 AOP 网络中各生物水平的关键事件，使得构建有毒污染物全面的机制网络成为可能。

从单一组学到多组学联用，再到 AOP 网络，生物学过程复杂度逐渐提升（图1-2）。单一组学测试可以通过剂量-效应关系定性和定量地分析有毒污染物扰动下生物学通路的响应。高通量转录组学与基准浓度（benchmark concentration，BMC）模型的结合可用于识别有毒污染物导致分子变化的阈值，并提供定量的毒物基因组学信息。使用该方法，基于人肝细胞球状模型和斑马鱼胚胎模型评估了 PFAS和 SCCPs 的生物效力，发现长链的 PFAS 和 SCCPs 更有可能诱导基因表达的变化，并且具有较低的转录效力。多组学联用可以实现多尺度、综合性的生物网络分析。细胞的调节途径涉及一系列不同的生物分子，这些分子包含不同的物理化学性质，并表现出复杂的非线性相互作用，单组学技术测量特定类型的生物分子，例如，转录组学测定的是核糖核酸（RNA），多组学可以检测到有毒化学物质暴露扰动的更多生物信息（RNA 和蛋白质等）。目前已有基于多组学的毒理学研究，尤其是双组学研究。例如，Lee 等[17]通过蛋白质组学和代谢组学的组合分析，发现全氟辛烷磺酸暴露对斑马鱼幼鱼的神经系统的影响主要是轴突变形、神经炎症刺激和钙离子信号传导失调导致的，而单组学仅能显示全氟辛烷磺酸暴露对神经功能、氧化应激和能量代谢等途径的干扰。AOP 网络将有毒污染物从分子到个体及以上生物学水平引发的有害结局联系起来，有助于更加系统地识别有毒污染物的生物效应机制以及开展生态和人类健康风险评估。有研究提出了针对人类的女性生殖毒性 AOP 网络，该网络由 15 个单独的 AOP 构建，绘制了邻苯二甲酸二酯诱导的人类女性生殖毒性的三种不同途径。第一条途径与雌二醇产生有关，第二条途径与细胞凋亡有关，第三条途径包括属于"卵巢雌二醇减少"和"细胞凋亡"的关键事件，这为更好地理解人类女性生殖功能障碍扰动背后的机制复杂性提供了基础信息。

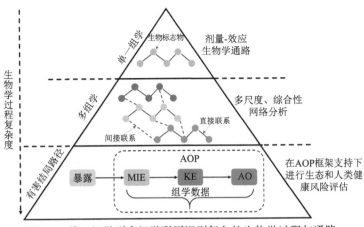

图 1-2 单一组学到多组学联用识别复杂的生物学过程与通路

1.3.4 针对个体易感性的精准毒理学研究

人群存在易感性差异，易感人群面临着更大的有毒化学物质引发的健康风险。易感性指由遗传因素决定的个体患病风险。例如，存在于人类基因组中的变异序列可能会改变一个人对心脏病和癌症等复杂疾病的倾向，具有这类疾病倾向的人群称为易感人群。单核苷酸多态性数据库（The Single Nucleotide Polymorphism Database）是人类遗传变异的权威且可信的中央存储库（https://ncbi.nlm.nih.gov/snp/）。据统计，该数据库收录了超过 5 亿条单核苷酸多态性（single nucleotide polymorphism，SNP）。掌握化学物质毒性效应的遗传易感性机制是开展精准的健康风险评估的前提。有研究通过暴露组学和内部多组学之间的潜在动态相互作用揭示了在高度多样化和动态的个人暴露中，农用化学品和真菌占主导地位，提出了依据个人基因组信息进行精准健康评估的设想。如何针对个体易感性进行精准毒理学研究是当前的瓶颈问题。

全基因组-环境关联分析研究在基因组学研究不断发展的情况下，被用于鉴定与复杂性状相关联的遗传变异，可建立遗传变异与疾病之间的关联。全基因组关联研究（genome-wide association study，GWAS）是利用全基因组范围内筛选出高密度的分子标记对所研究的群体进行扫描，分析扫描所得的分子标记数据与表型性状之间关联关系的方法。Lind 等[18]采用 GWAS 方法，对 1016 名老年人中血液中的甲基化位点进行检测，发现 *CYP2B6* 基因的遗传变异程度与血液循环中的滴滴涕（dichlorodiphenyltrichloroethane，DDT）代谢产物（dichlorodiphenyldichloroethylene，*p,p*′-DDE）有关，并阐述了该遗传变异介导的心血管疾病机制。Traglia 等[19]的一项孕妇和胎儿遗传学研究阐明了多溴联苯醚（polybrominated diphenyl ethers，

PBDE）和多氯联苯（polychlorinated biphenyl，PCB）暴露影响母体和胎儿代谢功能障碍的遗传分子机制，全基因组关联分析确定了与异物和脂质代谢相关的基因 *CYP2B6*、*PRKCDBP*、*SUMF1* 和 *NDUFS4* 是有机卤素暴露下母体和胎儿患代谢性疾病(肥胖、2 型糖尿病)的遗传决定性因素。为了探究多环芳烃（polycyclic aromatic hydrocarbons，PAHs）造成的遗传损伤与 SNPs 的关系，Dai 等[20]利用 GWAS 研究了 1557 名高 PAHs 暴露人群焦炉工人血液的基因变异情况,阐明了与 DNA 损伤修复相关的基因 *ANRIL* 的 SNPs 可能是 PAHs 促进肺癌发生的关键事件。Zeng 等[21]为了研究呼吸系统症状（咳嗽、呼吸困难、咯痰）的不同职业暴露（粉尘、气体、烟雾、农药和溶剂）与 SNPs 之间的相互作用关系，通过基因分型和 Meta 分析确定了 *TMPRSS9*、*SERPINH1*、*TOX3* 和 *ARHGAP18* 为呼吸系统疾病的易感基因。

　　功能基因组学技术通过建立有毒化学物质与基因、有害结局的直接关联，揭示化学物质毒性效应的分子机制，并与分子流行病学相结合识别影响有毒化学物质暴露的疾病易感性差异的因素（图 1-3）。Huang 等[22]使用 CRISPR/Cas9 基因敲除技术小鼠研究了 *CPRC5A* 基因与苯并[a]芘（benzo[a]pyrene，BaP）暴露下引发的特发性肺纤维化(idiopathic pulmonary fibrosis,IPF)存在潜在联系,发现 *CPRC5A* 的低表达引发的维生素代谢失衡和有丝分裂融合 2（Mitofusion2，Mfn2）调节的动力学紊乱是导致 BaP 引发肺纤维化的重要机制，表明 *GPRC5A* 基因可作为有毒化学物质损伤和肺纤维化的新治疗靶点。为了明晰 BaP 引发神经毒性机制，Yang 等[23]利用 CRISPR/Cas9 质粒转染的 PC-12 细胞发现了基因 *SNAP-25* 的显著下调能够降低多巴胺受体表达，验证了 BaP 可通过促进多巴胺水平上升而引发的大鼠大脑皮层的超微结构病理变化。Tian 等[24]开发了一种人体细胞 CRISPR 筛查和流行病学分析的结合的方法,通过对人肺癌细胞 A549 进行 CRISPR 筛选,发现了 *HTR4* 基因的过表达与慢性阻塞性肺病发生间的关联。

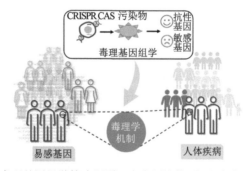

图 1-3　毒理基因组学策略识别"有毒污染物-基因-疾病"的关联

1.3.5 环境复合污染的毒性鉴别研究

在实际环境中，人类或环境生物面临化学物质混合物的复合暴露风险，常规研究只能识别其中一小部分毒害化学物质，而毒性贡献较大的绝大多数为未知化学物质。如一项关于化学物质污染负担的研究指出，研究者检测到的 290 种化学物质仅能解释混合物整体生物效应的一小部分（<8%）。如何评估环境复合污染的生物效应与鉴别其中的关键毒害化学物质是亟待解决的重要科学问题。早期研究中监测环境复合污染中毒害污染物的主要依靠生物急性毒性测试，如美国 EPA 建立的毒性鉴别评估法（toxicity identification evaluation，TIE）通过使用生物急性毒性测试开展工业废水的毒性检测。随着毒性测试技术的发展，基于生物体外测试的污染物毒性筛查可用于识别复合污染中的风险驱动因素，并分离可能被基质效应（由于样品提取物不纯导致的）掩盖的生物活性化学物质。效应导向分析（effect-directed analysis，EDA）按分子量、疏水性等物化特性，将环境复合污染样品通过色谱或物理法分馏，对分离的组分进行生物效应测试，每个生物活性组分被进一步分馏，直到鉴定出一个或多个生物活性亚组分，这些亚组分含有解释大多数观察到的效应的物质，从而识别出关键致毒物质（图 1-4）。已有研究人员利用不同生物体外测试与 EDA 策略开展环境复合污染的毒性鉴别研究。例如 Guo 等[25]基于 EDA 策略和剂量-效应转录组对水源水和自来水进行了全面的生物效应评估和关键生物效应识别研究，发现长江中下游水体污染严重，其雌激素效应最为普遍，并通过报告基因法确定了己烯雌酚是该效应的主要贡献者。Xiao 等[26]基于 EDA，使用荧光蛋白的方法检测环境污染物胁迫下 RTL-W1 细胞中脱乙基酶（ethoxyresorufin-O-deethylase，EROD）的活性，识别了三峡大坝沉积物激活芳香烃受体（aryl hydrocarbon recepter，AHR）的关键致毒组分为 4~5 环的 PAHs、苯并噻唑等，并发现其关键致毒物质存在区域差异性。Kim 等[27]通过检测 H4IIE-luc 荧光信号，识别出韩国蔚山湾沉积物中激活 AHR 的关键致毒组分为苯并[j]荧蒽等 7 种新 PAHs，共可解释环境样品 0.07%~16%的 AHR 激活效应，并发现研究区域的新 PAHs 的 AHR 风险强于传统 PAHs 物质 BaP。Qi 等[28]基于 EDA，使用荧光蛋白、钼酸铵法等方法，检测 10 天内摇蚊 5 种酶的效应，综合评价中国珠江沉积物的毒性。最后发现氯氰菊酯、烯酰吗啉、小珠螨和苯基氯的氧化应激效应是沉积物引发摇蚊死亡的重要原因。Yue 等[29]基于 EDA，使用酵母雌激素筛选测试（吸光光度法），发现加拿大某地的废水雌激素活性的关键致毒物质结构为双键当量在 6~10 之间的化合物。沈艳红[30]对长江流域水厂的进水与出水使用人体细胞 MCF7 进行剂量效应转录组的测试，发现水源水对激素、DNA 损伤与增殖的干扰效力较强，而水厂处理能有效降低水样品的 DNA 损伤与增殖干扰效力。结合 EDA，发

现三苯基氧化膦、邻苯二甲酸二(2-乙基己)酯等是长江流域水厂的雌激素受体活性的主要贡献者。但是基于传统靶向生物活性测试方法的 EDA 存在一些不足之处，如致毒通路覆盖度低不能对样品进行综合活性评估，所识别的高活性物质类型具有偏向性，以及难以应用于致毒模式未知或复杂的混合物样品中。

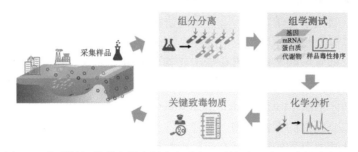

图 1-4　高通量组学联合效应导向性分析识别复合污染中关键致毒物质

　　在上述案例中，相比其他生物体外测试，基于剂量依赖的组学测试可建立更多化学物质结构与分子、生物学通路的机制关联，提供新的分子毒性鉴别评估（molecular toxicity identification and evaluation，mTIE）策略。组学测试通过探明生物整体基因网络对混合物中关键致毒物质结构的响应关系，从而评估化学复合污染整体效应和阐释化学复合污染潜在机理，并鉴别关键致毒物质类型。Biales 等[31]基于 TIE，使用微阵列检测伊丽莎白河沉积物暴露下的基因变化情况，发现 PAHs 是研究区域沉积物影响钩虾（Ampelisca abdita）的基因表达水平变化的主要致毒物质，该方法能显著地将稀释 10%~40% 的沉积物样品与空白对照的毒性效应区分开来，证明了检测基因水平的变化比传统急性毒性方法识别有毒污染物的灵敏度高出至少 1 个数量级。Antczak 等[32]基于 mTIE，使用微阵列检测有毒污染物胁迫下大型溞（Daphnia magna）基因表达变化，并基于基因表达变化数据结合机器学习，成功将不同结构的化学物质进行区分。

　　本节我们系统综述了毒理基因组学技术在化学物质的毒性筛查与风险评估中的方法学研究与应用优势，其中应有优势主要包括：①识别分子靶标与受干扰的生物学通路，实现高通量获取生物学通路机制信息；②系统获取有毒化学物质在不同生物层次上的毒性信息并进行机制解释；③构建遗传变异-环境暴露-人群疾病之间的直接关系，实现精准的人体健康评估；④从分子水平评价环境样品的整体毒性以及识别关键致毒物质（表 1-1）。

表 1-1　高通量组学技术在不同生物学水平上的应用以及不足

应用	研究特色	优势	不足
有害健康结局的分子事件获取	识别分子靶标与受干扰的生物学通路，高通量获取机制信息	通量高	信息多，成本高，技术要求高

应用	研究特色	优势	不足
关键事件的系统生物通路分析	可以系统获取有毒化学物质在不同生物层次上的毒性信息	机制信息解释性和逻辑性强	对研究者的分析能力要求高
基于毒理学的人群疾病遗传特征筛查	构建遗传变异-环境暴露-人群疾病之间的直接关系	精准	脱靶效应
基于分子效应的复合污染分析	突破了化学分析仪器检测限的限制，以及单一生物测试靶点覆盖度低的问题	从分子水平评价真实环境的毒性以及识别出关键致毒物质	缺少参考化学物质数据库；测试平台局限于模式物种

1.4 展 望

随着化学品种类和使用量的不断增加，开展基于毒理基因组学的化学物质毒性筛查与风险评估对保护人体健康以及环境安全极为重要。毒理基因组学技术具有全基因组覆盖、支持大数据分析等优势，可以克服传统化学物质毒性筛查与风险评估方法在从源头到有害健康结局路径上存在的技术瓶颈问题。例如在分子事件上，毒理基因组学测试可以实现对整个基因组分子事件的检测，并通过生物信息学分析和构建分子事件之间的关联。在生物学通路方面，多组学联用可从不同生物层级对有毒污染物毒性机制信息进行系统分析。在人群疾病方面，功能基因组学助力搭建有毒污染物-基因-疾病之间的直接关系，这是开展精准健康风险评估的前提。针对环境复合污染，联合毒理基因组学的化学分析可以从整体效应出发评估样品的毒性效应并识别关键致毒物质。

同时，基于毒理基因组学的毒性测试所产生的大量的生物学信息数据尚未被充分利用，如何解析这些数据是未来研究的巨大挑战。随着组学数据分析工具在不断地被开发，针对多组学数据的网络分析工具可为有害化学物质的毒性筛查与风险评估提供更高效的手段。值得注意的是，现有的毒理基因组学测试也存在一些不足，例如功能基因组学中使用的 CRISPR-CAS9 全基因敲除技术存在脱靶现象，且测试对象仅局限于模式物种等，需要进一步的优化。

参 考 文 献

[1] Union Nations Environment Programme. Global Chemicals Outlook Ⅱ from Legacies to innovative solutions: Implementing the 2030 Agenda for sustainable development. Geneva: Union Nations Environment Programme, 2019.

[2] 赵静, 王燕飞, 蒋京呈, 等. 化学品环境风险管理需求与战略思考. 生态毒理学报, 2020, 15(1):72-78.

[3] ECHA. Guidance for identification and naming of substances under REACH and CLP. Version 2.1, May 2017.

https://echa.europa.eu/documents/10162/23036412/substance_id_en.pdf/ee696bad-49f6-4fec-b8b7-2c370611 3c7d. Accessed June 7, 2017.

[4] USEPA. Endocrine disruptor screening program. http://www.epa.gov/endo/. Accessed September15, 2020.

[5] 环境保护部. 中国现有化学物质名录. 2013.

[6] National Research Council of the National Academies. Toxicity Testing in the 21st Century: A Vision and a Strategy. 2007. Washington, DC 20001: National Academies Press.

[7] Ankley G T, Bennett R S, Erickson R J, et al. Adverse outcome pathways: A conceptual framework to support ecotoxicology research and risk assessment. Environmental Toxicology and Chemistry, 2010, 29(3): 730-741.

[8] SCENIHR (Scientific Committee on Emerging and Newly Identified Health Risks). Addressing the New Challenges for Risk Assessment: Discussion paper approved for public consultation in view of receiving feedback from stakeholders for its further development, October 8, 2012. Available at: http://ec.europa.eu/health/scientific_committees/emerging/docs/scenihr_o_037.pdf. Accessed August 17, 2016.

[9] Brockmeier E K, Hodges G, Hutchinson T H, et al. The role of omics in the application of adverse outcome pathways for chemical risk assessment [J]. Toxicological Sciences, 2017, 158(2): 252-262.

[10] Schmeisser S, Miccoli A, von Bergen M, et al. New approach methodologies in human regulatory toxicology—Not if, but how and when! Environment International, 2023, 178: 108082.

[11] Williams A, Buick J K, Moffat I, et al. A predictive toxicogenomics signature to classify genotoxic versus non-genotoxic chemicals in human TK6 cells. Data in brief, 2015, 5: 77-83.

[12] Li Z, Yin H, Shen Y, et al. The influence of phenolic environmental estrogen on the transcriptome of uterine leiomyoma cells: A whole transcriptome profiling-based analysis. Ecotoxicology and Environmental Safety, 2021, 211: 111945.

[13] Wang X Q, Li F, Liu J L, et al. Transcriptomic, proteomic and metabolomic profiling unravel the mechanisms of hepatotoxicity pathway induced by triphenyl phosphate (TPP). Ecotoxicology and Environmental Safety, 2020: 205.

[14] Reardon A J F, Rowan-Carroll A, Ferguson S S, et al. Potency Ranking of Per- and Polyfluoroalkyl Substances Using High-Throughput Transcriptomic Analysis of Human Liver Spheroids. Toxicological Sciences, 2021, 184(1): 154-169.

[15] Martens M, Verbruggen T, Nymark P, et al. Introducing WikiPathways as a data-source to support adverse outcome pathways for regulatory risk assessment of chemicals and nanomaterials. Frontiers in Genetics, 2018, 9: 661.

[16] Li R, Luo C X, Qiu J S, et al. Metabolomic and transcriptomic investigation of the mechanism involved in enantioselective toxicity of imazamox in Lemna minor. Journal of Hazardous Materials, 2022: 425.

[17] Lee H, Sung E J, Seo S, et al. Integrated multi-omics analysis reveals the underlying molecular mechanism for developmental neurotoxicity of perfluorooctanesulfonic acid in zebrafish. Environment International, 2021, 157: 106802.

[18] Lind L, Ng E, Ingelsson E, et al. Genetic and methylation variation in the *CYP2B6* gene is related to circulating *p,p'*-DDE levels in a population-based sample. Environment International, 2017, 98: 212-218.

[19] Traglia M, Croen L A, Lyall K, et al. Independent maternal and fetal genetic effects on midgestational circulating levels of environmental pollutants. G3-Genes Genomes Genetics, 2017, 7(4): 1287-1299.

[20] Dai X Y, Deng S Y, Wang T, et al. Associations between 25 lung cancer risk-related SNPs and polycyclic aromatic hydrocarbon-induced genetic damage in coke oven workers. Cancer Epidemiology Biomarkers & Prevention, 2014, 23(6): 986-996.

[21] Zeng X, Vonk J M, van der Plaat D A, et al. Genome-wide interaction study of gene-by-occupational exposures on respiratory symptoms. Environment International, 2019, 122: 263-269.

[22] Huang Z L, Wang S Q, Liu Y T, et al. GPRC5A reduction contributes to pollutant benzo a pyrene injury *via*

aggravating murine fibrosis, leading to poor prognosis of IIP patients. Science of the Total Environment, 2020: 739.

[23] Yang K, Jiang X J, Cheng S Q, et al. Synaptic dopamine release is positively regulated by SNAP-25 that involves in benzo a pyrene-induced neurotoxicity. Chemosphere, 2019: 237.

[24] Tian M, Xia P, Yan L, et al. Toxicological mechanism of individual susceptibility to formaldehyde-induced respiratory effects. Environmental Science & Technology, 2022.

[25] Guo J, Shen Y, Zhang X, et al. Effect-directed analysis based on the reduced human transcriptome (RHT) to identify organic contaminants in source and tap waters along the Yangtze River. Environmental Science & Technology, 2022.

[26] Xiao H, Krauss M, Floehr T, et al. Effect-directed analysis of aryl hydrocarbon receptor agonists in sediments from the Three Gorges Reservoir, China. Environmental Science & Technology, 2016, 50(20): 11319-11328.

[27] Kim J, Hong S, Cha J, et al. Newly identified AhR-active compounds in the sediments of an industrial area using effect-directed analysis. Environmental Science & Technology, 2019, 53(17): 10043-10052.

[28] Qi H, Li H, Wei Y, et al. Effect-directed analysis of toxicants in sediment with combined passive dosing and *in vivo* toxicity testing. Environmental Science & Technology, 2017, 51(11): 6414-6421.

[29] Yue S, Ramsay B A, Brown R S, et al. Identification of estrogenic compounds in oil sands process waters by effect directed analysis. Environmental Science & Technology, 2015, 49(1): 570-577.

[30] 沈艳红. 基于分子 EDA 的水厂水中关键活性物质鉴别技术研究. 南京: 南京大学环境学院, 2019.

[31] Biales A D, Kostich M, Burgess R M, et al. Linkage of genomic biomarkers to whole organism end points in a Toxicity Identification Evaluation (TIE). Environmental Science & Technology, 2013, 47(3): 1306-1312.

[32] Antczak P, Jo H J, Woo S, et al. Molecular toxicity identification evaluation (mTIE) approach predicts chemical exposure in *Daphnia magna*. Environmental Science & Technology, 2013, 47(20): 11747-11756.

第 2 章 高通量转录组测试的方法学研究

高通量地获取剂量-效应关系基因表达图谱，是实现快速、高效地量化评估化学物质对生物学通路影响的关键。然而，传统的全转录组测试技术成本高昂，通常不允许在多"浓度"或"时间"点暴露下对批量化学品进行测试分析。简化转录组测试方法通过对少量的关键基因进行转录表达检测，能够实现获取大量样品的转录表达剂量-效应关系。该方法的原理在于：基因之间存在共表达、共调控等网络关系，关键基因能够代表整个网络的表达特征。美国国立卫生研究院 NIH 设立大规模 LINCS 简化转录组测试项目，着力于获取批量化学品在单个浓度水平下的转录表达图谱。基于上述原理，本章建立了人类简化转录组（reduced human transcriptomics，RHT）和斑马鱼简化转录组（reduced zebrafish transcriptomics，RZT）测试方法，并且就基因表达数据质控、剂量-效应模型计算、通路量化评估、数据的生物学意义解释等方面，进行生物信息学分析方法的标准化的探讨。

2.1 剂量依赖 RHT/RZT 方法构建

2.1.1 基因集设计

1. 人类简化转录组基因集设计

简化转录组基因集的候选基因采用数据驱动和知识驱动两种方法选择。数据驱动方法基于 Zhang 等[1]的研究，分析全基因组基因的网络关系，利用中心性分析计算各个基因位于网络结点的中心性（centrality）分值，挑选高中心性分值基因作为候选基因集 1。知识驱动方法参考化学品测试数据库（如 ToxCast）和生物学通路数据库（如 KEGG，GO），挑选所有已知的化学品生物测试关键分子生物靶位点（例如与遗传毒性相关的基因，与内分泌干扰或性相关的基因，AOP 中收录的所有 MIE 和 KE 等），作为候选基因集 2。将候选基因集 1 和 2 合并为候选基因集，使用 Ion Ampliseq Designer（Life Technologies，Thermo，USA）在线设计软件，去除人类基因组本底表达过高或过低的基因，生成最终的人类简化转录组基因集（简化基因集）。

经由数据驱动和知识驱动策略，共搜集 1207 个人类基因，其中 4 个基因（*TUBA1A*，*MYC*，*TIMP2*，*COX5A*）的基因组本底表达量过高，3 个基因（*ADRB3*，*C5AR1*，*HRH1*）难以设计多重 PCR 引物，最终确定 1200 个人类基因组成简化基因集（表 2-1）。

表 2-1　人类简化转录组 1200 个基因的来源

基因来源	挑选策略	基因功能属性分类	数量	参考文献/网站
通路报告基因	数据驱动	信号传导与代谢通路	917	[1]
有害结局路径	知识驱动	分子启动事件；关键事件	42	http://aopwiki.org
Graphical model	知识驱动	内分泌干扰相关	143	[2]
KEGG 通路	知识驱动	基因毒性相关	67	http://www.kegg.jp
ToxCast	知识驱动	ToxCast 的所有基因测试终点	329	http://www.epa.gov/ncct/toxcast/
总数			1200	

2. 斑马鱼简化转录组基因集构建

构建斑马鱼简化转录组（RZT）基因集代表斑马鱼的关键生物通路和毒性相关的生物过程。首先，从三个数据库，包括京都基因和基因组的百科全书（KEGG），L1000 landmark 基因和通路报告基因的斑马鱼基因或者同源到斑马鱼的基因列表（Entrez ID 格式）进行中心性分析，选取生物学通路的关键基因（中心性得分值越高代表基因在生物学通路网络中越关键）。具体操作如下：利用 Cytoscape 软件 CentiScaPe 计算三个数据库整合基因的中心性值。中心性值是节点参数，表示节点在整个网络中的关键位置。较高的中心性值表明基因在生物通路中起着更重要的作用。基因列表按照基因中心值由高到低排序，利用 ClusterProfiler 计算逐次增加 100 个基因后显著富集的 KEGG 通路和 GO 通路的数量（$P<0.05$）。选取能够最大限度覆盖生物学通路的最小数目的高中心性得分值基因，纳入简化转录组基因集。其次，与化学品毒性相关的基因也纳入简化转录组基因集。化学品毒性相关基因包括（表 2-2）：①ToxCast 体外测试的靶点基因；②AOP-wiki 中有害结局路径中分子启动事件（MIE）和关键事件（KE）中的基因（https://aopwiki.org/wiki/index.php/Main_Page）；③鱼的下丘脑-垂体-性腺轴内分泌相关基因；④基于文献检索的环境污染物影响发育毒性的相关基因。最后，避免定量 mRNA 过程中引物扩增的偏好性，高转录或低转录丰度的基因从 RZT 基因集中剔除，利用 Ion Ampliseq Designer 在线进行多重引物设计。

表 2-2　简化转录组基因集来源和筛选标准

基因来源类型	斑马鱼基因数目	来源
公共数据库	4260	KEGG 数据库
	1022	L1000 标志基因
	1019	通路报告基因
核心基因	1000	基因网络中的核心作用基因
毒理学相关基因	326	ToxCast
	173	AOP wiki
	176	图形基因模型[3]
	152	文献[4-10]
RZT 基因总数	1637	核心基因+毒理学相关基因

注：公共数据库基因根据基因在网络中心性大小的排序获取 1000 个核心基因。最终基因集包括 1000 个核心基因和毒理相关的基因

　　斑马鱼简化转录组（RZT）基因集仅包含 1000 个通路中心性基因，但可覆盖最多的生物学通路（KEGG 和 GO BP），且继续增加基因数目所覆盖的生物学通路数目增加不多（图 2-1）。因此，选取基因网络互作分析中心性得分由高到低排序前 1000 的核心基因。

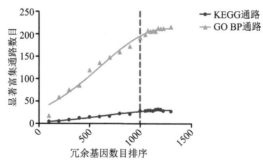

图 2-1　最大限度覆盖生物学通路（KEGG 和 GO BP）的最小基因数目

候选基因根据中心性得分由高到低排序，显著富集生物学通路数目根据对应不同候选基因数目富集分析获取。基因数目与显著富集生物学通路数目的对应关系采用高斯模型拟合。虚线表示阈值 1000，表示 1000 个基因足够最大限度覆盖生物学通路

　　此外，RZT 基因集还包含毒理学相关基因（$n=724$）提供分子机制与有害结局之间的关联（表 2-1）。避免 mRNA 定量过程引物扩增的偏好性，过高或过低转录丰度的 44 个基因从 RZT 基因集中剔除（表 2-3）。最终，由 1637 个斑马鱼基因构成 RZT 基因集。

表 2-3　RZT 引物在线设计过程剔除的基因信息

NCBI 基因 ID	基因组背景表达
100000034	引物不能被设计
100008088	引物不能被设计
100073339	表达过高
100148225	表达过低
100329657	引物不能被设计
100536860	引物不能被设计
103910006	表达过低
114439	表达过低
171585	表达过高
30282	表达过高
30593	表达过高
322206	表达过高
323856	表达过高
334488	表达过高
368993	表达过高
378478	表达过低
407712	表达过低
449802	表达过高
561898	引物不能被设计
641415	引物不能被设计
641421	表达过高
791723	表达过高
792137	表达过高
21803	表达过低
22196	表达过高
30459	表达过低
30755	表达过低
393813	表达过高
402918	引物不能被设计
406435	表达过高

NCBI 基因 ID	基因组背景表达
406659	表达过高
565324	引物不能被设计
566868	引物不能被设计
641291	表达过低
664700	表达过低
790959	表达过高
792506	引物不能被设计
100033542	引物不能被设计
100033543	引物不能被设计
100330299	表达过高
100384892	表达过高
100384895	表达过高
100384898	表达过高
101882927	引物不能被设计

2.1.2　计算机模拟验证

1. 人类简化转录组基因集验证

1）对已有生物学通路数据库的覆盖程度

考察简化基因集对 KEGG 和 GOBP 生物学通路数据库中各个通路的基因覆盖数量。从人类全基因组随机选择一千组基因集（随机基因集），其基因数量与简化基因集相同，比较随机基因集与简化基因集的生物学通路富集差异情况。生物通路富集分析选用 R 语言软件的 clusterProfiler 包。

结果显示 1200 个 RHT 基因能够覆盖 90%的 KEGG 通路（至少有一个基因覆盖通路）[图 2-2（a）]和 97%的 GO BP 通路[图 2-2（b）]。未覆盖的通路主要是一些细胞基础过程相关通路，例如多糖合成等非特异生物功能相关通路。

1200 个 RHT 基因能够显著（校正 P 值<0.05）富集于 169 个 KEGG 通路和 4063 个 GO BP 通路，而 1200 个随机选择基因无法显著富集于任何 KEGG 通路[图 2-3（a）]或 GO BP 通路[图 2-3（b）]。该结果表明 1200 个 RHT 基因相比随机选择的 1200 个人类基因，能够更加特异地覆盖已知生物学通路。

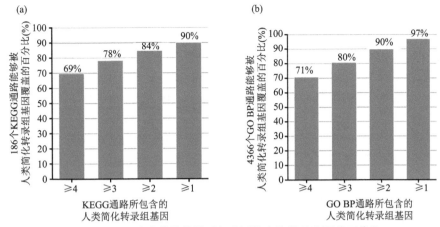

图 2-2　1200 个人类简化转录组基因的生物学通路覆盖百分比

（a）KEGG 通路；（b）GO BP 通路

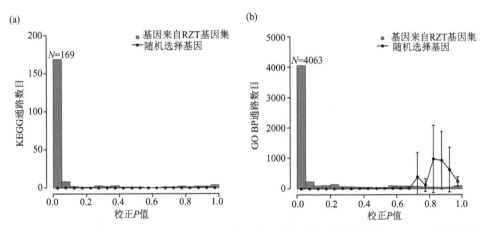

图 2-3　1200 个人类简化转录组基因与 1200 个人类基因组随机选择基因（N=1000，随机选择
1000 次 12000 个基因）的生物学通路统计学富集情况比较

（a）KEGG 通路；（b）GO BP 通路

黑色圆点代表随机选择了 1000 次 1200 个人类基因所富集的生物学通路（在该校正 P 值范围内）个数的平均值。
黑点上下的误差棒代表随机选择基因富集通路（在该校正 P 值范围内）个数的平均值±标准误差

2）RHT 对全转录组基因表达图谱的定性代表程度

分别用全基因组和简化基因集的基因，对 NCBI GEO 数据库
（https://www.ncbi.nlm.nih.gov/gds/）中收录的转录组测试数据集进行主成分分析
（PCA），PCA 分析采用 R 语言软件的 edgeR 包。比较基于全基因组和简化基因集
的 PCA 结果对样品的分类情况是否一致。

选取 4 个 NCBI 收录的人类全转录组测试数据集，数据集编号分别为
GSE71625、GSE6878、GSE17828 和 PRJNA308268。其中 GSE71625、GSE6878 和

GSE17828 来源于基因芯片测试平台：GSE71625 检测不同癌细胞系（MCF7、MDA-MB-231、HepG2 和 SKHep1）的全转录组基因表达谱；GSE6878 检测多氯联苯（polychlorinated biphenyls，PCBs）及其同系物暴露于 HepG2 细胞的全转录组表达谱；GSE17828 检测 microRNA-24 （miR-24）基因编辑后的 HepG2 细胞的全转录组表达谱。PRJNA308268 数据集来源于 Ion AmpliSeq 半导体高通量测序平台，检测了纳米氧化镍（nickel oxide nanoparticles，NiO NPs）在系列浓度下（0、5 µmol/L，10 µmol/L 和 100 µmol/L）暴露于 HepG2 细胞的全转录组表达谱。

基于 1200 个 RHT 基因表达的 PCA 分析，能够有效地区分不同细胞类型[图 2-4（a）]，不同化学品及不同时间梯度暴露[图 2-4（b）]，不同遗传背景修饰[图 2-4（c）]，同一化学品的不同浓度梯度[图 2-4（d）]，且其分类图谱与基于全基因组基因表达的 PCA 分析分类图谱一致（图 2-4）。该结果说明在定性地区分样品转录组图谱方面，1200 个 RHT 基因与全基因组基因具有一致的区分效果。RHT 能够定性地代表全基因组基因的转录组图谱。

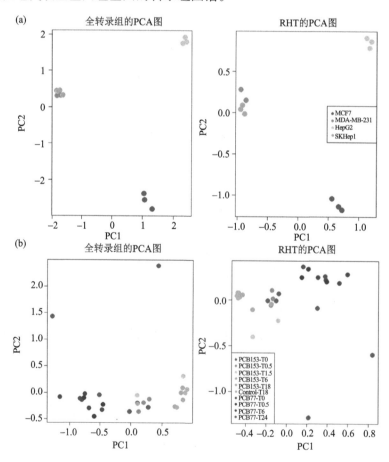

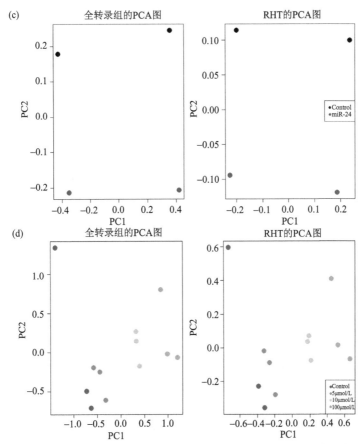

图 2-4　基于全基因组基因（左图）和基于 1200 个人类简化转录组基因（右图）的人类转录组表达谱数据主成分分析

（a）四种不同癌细胞系的转录组表达谱；（b）不同 PCB 同系物及不同暴露时间（T_0 = 0h）的转录组表达谱；（c）microRNA-24 基因编辑后的 HepG2 细胞转录组表达谱；（d）纳米氧化镍不同浓度梯度暴露 HepG2 细胞 24 h 后的转录组表达谱

3）RHT 对全转录组基因表达的定量代表程度

分别基于全基因组和简化基因集的基因，针对 NCBI GEO 数据库收录的基于剂量-效应关系的化学品转录组测试数据集，计算毒性起始浓度（POD），比较基于全基因组和简化基因集所得的 POD 值。

选择 GSE34249 和 GSE8917 两个基于剂量-效应关系人类全转录组表达谱测试数据集。GSE34249 检测了 11 个梯度稀释浓度（0.00001~100 nmol/L）的 2,3,7,8-四氯二苯并对二噁英（TCDD）在人类原代肝细胞的全转录组图谱；GSE8917 检测了 4 种不同辐射剂量（0.5 Gy，2 Gy，5 Gy 和 8 Gy）对健康人外周血的全转录组图谱。

POD 的计算基于 Farmahin 等[11]报道的 10 种 POD 计算方法（表 2-4）。首先，使用美国 EPA 开发的 BMDExpress 软件，获取各个基因的剂量-效应关系，识别具有显著剂量-效应关系的基因（dose-responsive genes，DRG），计算各 DRG 的效应起始浓度（point of departure，POD_{gene}）。然后将 DRG 与通路的基因列表进行比对，计算各个通路所比对到的 DRG 的 POD_{gene} 的几何平均值，作为该通路的效应起始浓度（POD_{path}）。根据 Thomas 等[12]的研究报道，若某通路比对到的 DRG 数量 < 3，则在后续分析中将该通路剔除。最后，分别使用 10 种 POD 计算方法推导 POD 值（表 2-4）。

表 2-4　10 种毒性起始浓度推导方法

方法序号	用于推导 POD 的策略
1	显著富集通路中的 POD_{path} 最低值
2	显著富集的 P 值最低的前 20 个通路的 POD_{path} 的平均值
3	POD_{path} 值最低的前 20 个通路的 POD_{path} 的平均值
4	共同基因最多的 20 个通路的 POD_{path} 的平均值
5	POD_{path} 值最低的前 20 个显著富集通路的 POD_{path} 的平均值
6	所有基因的 POD_{gene} 值的平均值
7	所有基因的 POD_{gene} 值的中位值
8	20 个比对到最多通路的基因的 POD_{gene} 的平均值
9	表达变化倍数最大的 20 个基因的 POD_{gene} 的平均值
10	POD_{gene} 值排序在 25th 至 75th 的基因的 POD_{gene} 的平均值

基于 1200 个 RHT 基因与基于全基因组基因计算所得 POD，相差几乎都在一个数量级以内[图 2-5（a）（b）]。该结果表明 RHT 能够用于定量地表征与全基因组基因表达图谱相似的 POD 值。

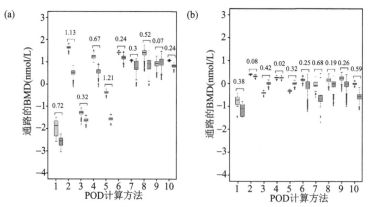

图 2-5　基于全基因组基因（黄色）和基于 1200 个人类简化转录组基因（蓝色）的人类转录组表达谱数据 POD 分析

（a）GSE34249；（b）GSE8917

每列箱线图中间的黑色线代表该 POD 方法计算所得 POD，每组箱线图上方数字代表全基因组基因计算所得 POD 与简化转录组基因计算所得 POD 的比值的 $\log_{10}$ 转化值。X 轴标示的数字对应于表 2-4 中的 POD 计算方法

2. 斑马鱼简化转录组基因集验证

1）RZT 对已有生物学通路数据库的覆盖程度

计算 RZT 基因集中 1637 个基因覆盖 KEGG 和 GO 通路的生物学通路情况。利用 ClusterProfiler 包比较 RZT 基因集与斑马鱼全基因组中随机抽取 1000 次同等数目基因（1637 个基因）对 KEGG 通路和 GO 通路富集显著性情况。

RZT 基因集能覆盖广泛的生物学通路，95% KEGG 通路和 94% GO BP 通路（至少有一个基因覆盖）（图 2-6）。此外，1637 个 RZT 基因显著覆盖 29 个 KEGG 通路和 839 个 GO BP 通路（校正 P 值< 0.05），是斑马鱼基因组随机抽取 1637 个斑马鱼基因的平均显著覆盖 KEGG 通路数目的 48 倍和 GO BP 通路数目的 17 倍（图 2-7）。

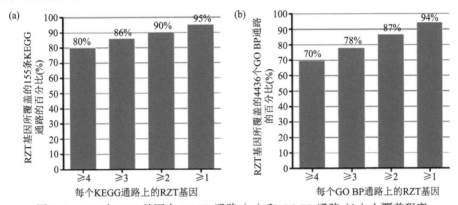

图 2-6　1637 个 RZT 基因在 KEGG 通路（a）和 GO BP 通路（b）上覆盖程度

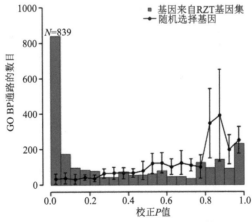

图 2-7　比较 RZT 基因集的 1637 个基因和斑马鱼基因组随机筛选 1637 个基因的生物学通路（GO BP）功能富集分析

黑点是斑马鱼基因组随机选取的显著富集生物学过程数目均值。黑点上方/下方误差线是随机选取基因富集通路（在该校正 P 值范围内）个数的均值±标准差

2）RZT 对全转录组基因表达图谱的代表程度

A. RZT 对全转录组基因表达图谱的定性代表程度

斑马鱼 5 个不同的生命阶段的微阵列数据集（表 2-5）进行 *In Silico* 模拟分析，比较斑马鱼全转录组基因与 RZT 基因表达的主成分分析图谱。对 24 hpf、48 hpf、96 hpf 幼虫，成鱼不同时期的基于 RZT 基因和全基因组的 PCA 图谱均呈现一致性，表明 RZT 基因集能够定性代表全转录组 PCA 图谱（图 2-8）。

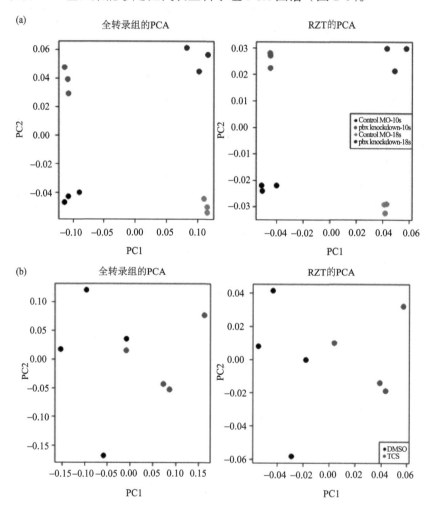

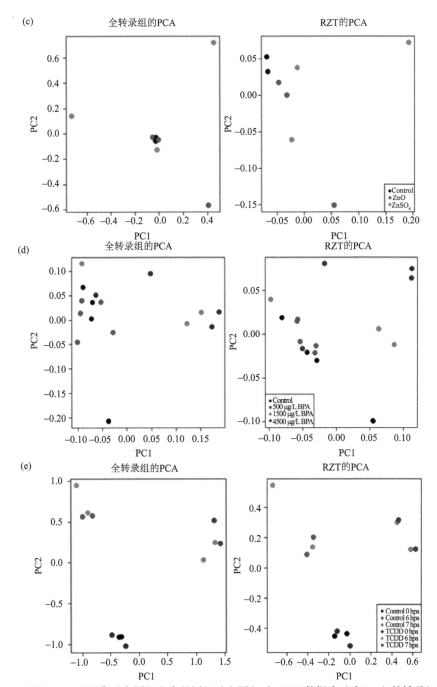

图 2-8　基于 RZT 基因集（右图）和全基因组（左图）对 NCBI 数据库（表 2-5）的转录组信息
进行主成分分析

（a）GSE8428 数据库；（b）GSE80955 数据库；（c）GSE77148 数据库；（d）GSE22634 数据库；（e）GSE33981
数据库

B. RZT 对全转录组基因表达的定量代表程度

对已有数据库收录的基于浓度效应关系的化学品转录组测试数据集（EMTAB-832 和 GSE55618）用 10 种不同方法计算转录组的浓度起始点（point of departure，POD）（表 2-4），比较仅基于 RZT 基因计算的 POD 值与基于全转录组计算的 POD 值（参考 2.1.4 小节），并与毒性效应终点的最低效应浓度（LOEC）进行比较，评估 RZT 对全转录组的代表性。

RZT 基因定量地代表全转录组评估化学品响应的转录组效应起始浓度（POD 值）的灵敏性。基于 RZT 基因集的 POD 值与基于全转录组计算的 POD 值基本呈现一致性，80%情况下 POD 差异值在 1.5 倍以内[图 2-9（a）（b）]。RZT 基因集计算的 POD 值与已报道的相同实验室获取毒性终点（如心包囊肿、心脏畸形）的 LOEC 值差距在 3 倍以内[图 2-9（a）]。对于无毒性终点 LOEC 记录的转录组数据集，仅基于 RZT 基因集计算的 POD 值与其他实验室报道的毒性终点的 LOEC 值的差值在一个数量级以内[图 2-9（b）]。基于生物学通路方法计算的 RZT 基因集的 POD 值和全转录组基因集的 POD 值呈现稳健的一致性，因此基于生物学通路的方法更适合 RZT 基因集计算转录 POD 值。

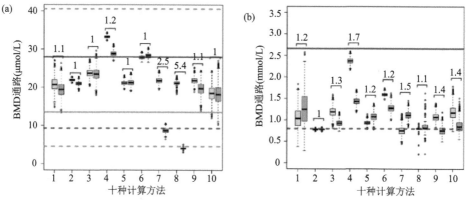

图 2-9　比较文献报道全转录组与仅包含 RZT 基因的效应起始浓度值（PODt）

（a）E-MTAB-832；（b）GSE55618

箱线图表示利用 10 种不同方法计算 PODt 值的分布，RZT 基因集（蓝色）和全斑马鱼基因组（黄色）。黑色线代表 PODt。数值代表 RZT 和全转录组计算的 PODt 的比值（较大值/较小值）。（a）图中长实线代表毒性终点的最低效应浓度（LOEC），绿色代表氟西拉唑引起 24 hpf 胚胎心包囊肿（LOEC，13.5 μmol/L），红色代表氟西拉唑引起 24 hpf 胚胎心脏畸形（LOEC，28 μmol/L）。虚线代表颜色相对应的毒性终点的 LOEC 值的三倍范围。（b）图红色实线和虚线分别表示文献报道的异烟肼诱导斑马鱼胚胎肝损伤的 LOEC（8 mmol/L）的 1/3 和 1/10 值

2.1.3　建立基于 RNA-Ampliseq 测试

RNA 样品浓度用酶标仪 Synergy H4 Hybrid Take3 reader（BioTek Instruments）

检测；RNA 样品质量用 Agilent 2100 Bioanalyzer（Agilent Technologies）检测。每个样本取 10 ng 总 RNA，使用 Ion AmpliSeq Library Kit 2.0 和 Ion AmpliSeq custom panels（Thermo Fisher Scientific，Waltham，MA）构建人类简化转录组测序文库。测序文库的构建原理，是通过 Ion AmpliSeq 特制的 1200 对人类简化转录组基因的混合引物，对总 RNA 样品中的 1200 个目的基因进行超多重 PCR 扩增。测序文库构建完成后，使用 Ion Torrent Proton（Life Technologies，USA）进行高通量测序。利用 Ion Torrent 服务器的 coverageAnalysis 插件分析 1200 个基因的转录表达量。

随后，计算 RHT 所能检测的背景基因个数，即在 DMSO 溶剂对照组下，基因表达量读数≥5 的基因个数。然后，使用蒙特卡罗模拟（Monte Carlo simulation），对 DMSO 溶剂对照组进行各个测序深度的重复抽样（N=100），计算在各个测序深度下可检测基因（读数≥5）的数量，评估达到多少的测序深度时，其可检测基因的数量超过背景基因数量，且再增加测序深度不会明显增加可检测基因的数量，则判定该测序深度为测序深度标准线。即样品测序数据量需要达到测序深度标准线，才认为具有足够的数据量用于后续生物信息学分析。

2.1.4　建立剂量依赖转录组通路分析方法

1. 基因剂量-效应模型分析

首先，去除在任一浓度处理组或溶剂对照组的转录表达量小于 5 个读数的基因，剩余的基因使用 R 语言软件 edgeR 包的"TMM"算法进行样品间转录表达量的标准化。随后，将基因在各浓度暴露下的表达量除以对照组的表达量，计算得到各基因 8 个浓度下的 $\log_2$ 转化的表达倍数变化（$\log_2$ fold change，$\log_2$FC）。然后使用 R 语言软件的 drc 和 DoseFinding 包，对每个基因逐个用 9 种剂量-效应模型（表 2-6）进行拟合，选择赤池信息量准则（Akaike's Information Criterion，AIC）值最低的剂量-效应模型，作为该基因的最佳拟合模型。选择最佳拟合模型为显著拟合（P 值）的基因作为剂量-响应基因（DRG），计算基因水平的效应起始浓度（POD_{gene}）[图 2-10（a）]。对于最佳拟合模型为 S 形的 DRG，其剂量-效应关系为单调上升或单调下降的 S 形曲线，选择 S 形曲线对应 50%最高反应的浓度作为该基因的 POD_{gene}；对于最佳拟合模型为 L 形的 DRG，其剂量-效应关系为单调上升或单调下降的直线，选择直线对应 1.5 倍表达量变化的浓度作为该基因的 POD_{gene}；对于最佳拟合模型为 U 形的 DRG，其剂量-效应关系为非单调曲线（先上升后下降，或先下降后上升），选择非单调曲线的单调上升或下降部分对应 1.5 倍表达量变化的浓度作为该基因的 POD_{gene}。

表 2-5　RZT 基因集计算机验证中采用斑马鱼转录组信息

斑马鱼生长阶段	处理方式	浓度区间	浓度单位	登记号	计算分析使用类型
24 hpf (10-体节和 18-体节)	Pbx 基因敲降 [a]			GSE8428 [d]	PCA
48 hpf	三氯生 [b]	7.37	μmol/L	GSE80955 [d]	PCA
96 hpf	ZnO 纳米颗粒 [b]	2.64	mg/L	GSE77148 [d]	PCA
	ZnSO₄ [b]	7.75	mg/L		
幼鱼	双酚 A [b]	500, 1500 和 4500	μg/L	GSE22634 [d]	PCA
成鱼	心室切断 [c]			GSE33981 [d]	PCA
24 hpf	氟硅唑 [b]	0.28, 0.6, 1.35, 2.8, 6, 13.5, 28 和 60	μmol/L	E-MTAB-832 [e]	POD
72 hpf	异烟肼 [b]	0.5, 1.67 和 5	mmol/L	GSE55618 [d]	POD

a. 基因处理；b. 化学处理；c. 生理处理；d. GEO 编号；e. ArrayExpress 编号；PCA 代表主成分分析；POD 指转录组起始效应浓度

表 2-6　用于拟合人类简化转录组识别的基因表达量变化倍数的剂量-效应模型

曲线类型	模型名称	公式	参数
S 形	三参数对数逻辑	$y = \dfrac{d}{1 + \exp\left(b\left(\log x - \log e\right)\right)}$	d=上限；e=拐点；b=斜率
	四参数对数逻辑	$y = c + \dfrac{d - c}{1 + \exp\left(b\left(\log x - \log e\right)\right)}$	c=下限；d=上限；e=拐点；b=斜率
	正米氏	$y = c + \dfrac{d - c}{1 + e/x}$	c=下限；d=上限；e=在 c 和 d 之间产生一半反应的剂量
	威布尔 I	$y = c + (d - c)\exp\left(-\exp\left(b\left(\log x - \log e\right)\right)\right)$	c=下限；d=上限；e=拐点；b=斜率
	威布尔 II	$y = c + (d - c)\left(1 - \exp\left(-\exp\left(b\left(\log x - \log e\right)\right)\right)\right)$	c=下限；d=上限；e=拐点；b=斜率
线形	线性	$y = E_0 + \delta x$	E_0=截距；δ=斜率
	对数线性	$y = E_0 + \delta \log\left(x + \text{off}\right)$	E_0=截距；δ=斜率；off =固定偏移量参数
U 形	高斯	$y = c + (d - c)\exp\left(-0.5\left(\dfrac{\log x - \log e}{b}\right)^2\right)$	c=背景效应；d=峰值效应；e=峰位；b=高斯宽度
	对数高斯	$y = c(d - c)\exp\left(-0.5\left(\dfrac{x - e}{b}\right)^2\right)$	c=背景效应；d=峰值效应；e=峰位；b=高斯宽度

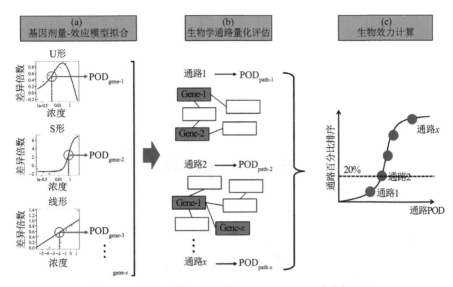

图 2-10　剂量-效应人类简化转录组生物学通路分析流程

2. 生物学通路量化评估

将 DRG 比对到各个生物学通路的基因列表,如某通路比对到的 DRG 数量< 3,则在后续分析中将该通路去除。然后计算通路所比对到的 DRG 的 POD_{gene} 的几何平均值,作为该通路的效应起始浓度(POD_{path})[图 2-10(b)]。通路比对选用 Hallmark 基因集,该基因集包含专家整编的 50 个生物学通路,且分为九大类生物学过程:免疫响应、普通信号传导、激素信号传导、发育过程、细胞组成、应激响应、代谢过程、DNA 损伤、增殖过程。

最后,对各个通路的 POD_{path} 进行排序,并转化为百分比排序:

$$通路i百分比排序 = \frac{通路i排序}{所有通路排序的最大值} \times 100\%$$

绘制各通路 POD_{path} 值的百分比排序曲线,使用四参数 Sigmoidal 模型进行曲线拟合,计算 20%排序所对应的浓度水平,得到生物潜力值[图 2-10(c)]。

2.2　案例 1:基于剂量依赖 RHT 方法评估三氯生

1. 测序数据表现

DMSO 溶剂对照组中的"背景基因"个数接近 700 个基因[图 2-11(a)]。不同测序深度下的蒙特卡罗模拟抽样显示，在 200000 读数的测序深度下，可检测基因（读数≥5）的数量≥750 个，且在该测序深度下，可检测基因数量的增长进入平台期[图 2-11（b）]，因此设置 200000 为测序深度标准线。

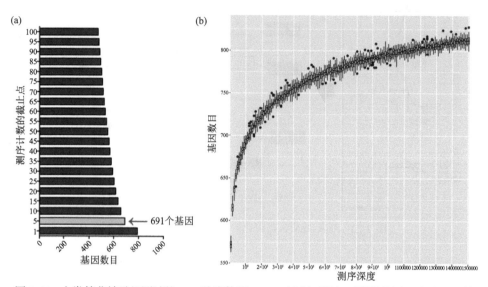

图 2-11　人类简化转录组测试的 0.1%浓度体积 DMSO 溶剂对照组"背景基因"表达量评估
（a）不同表达量下的基因个数；（b）蒙特卡罗模拟得到的 200000 测序读数下，可检测（读数≥5）超过 750 个基因

　　考察 3 个批次 HepG2 细胞暴露的 TCS 剂量-效应 RHT 测试（共 33 个测序样品），其测序深度范围为 304229~1797925（图 2-12），均超过 200000 的测序深度标准，因此所测试样品拥有足够的测序深度用于后续生物信息学分析。

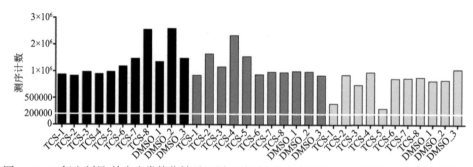

图 2-12　三氯生剂量-效应人类简化转录组测试分别在第 9（黑色）、10（灰色）和 11（浅灰色）代 HepG2 细胞的测序计数
"DMSO"的数字后缀分别代表 DMSO 溶剂对照组的三个生物重复；"TCS"的数字后缀 1~8 分别代表 TCS 从 10 至 1×10^{-6} μmol/L 的连续 10 倍梯度稀释浓度。白色横线代表 200000 的测序深度，在该深度下可以检测到至少 750 个基因信号

2. TCS 剂量-效应 RHT 的生物学通路图谱及其可重复性

1）剂量-响应基因

第 9，10 和 11 代 HepG2 细胞的 TCS 剂量-效应 RHT 分别识别了 188、120 和 107 个 DRG。只有 21 个 DRG 在三个批次被共同识别到[图 2-13（a）]，三个批次间的 21 个共同基因的 POD_{gene} 的两两之间的线性相关系数 $R^2 \approx 0.7$[图 2-13（b）]。这 21 个共同基因的功能主要与外源刺激响应相关，暗示不同批次的 RHT 测试对于检测次生性细胞响应（例如外源化合物刺激响应）具有较好的可重复性。

各个批次识别的 DRG 的剂量-效应关系以线性模型为主[图 2-14（a）~（c）]，且线性模型相关 DRG 的 POD_{gene} 主要出现在 TCS 暴露的高浓度范围（1~100 μmol/L）。

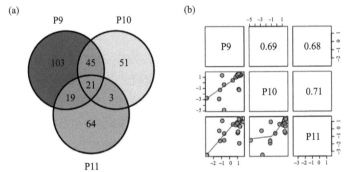

图 2-13　三个批次 HepG2 细胞 TCS 剂量-效应 RHT 识别的 DRG 图谱比较

（a）三个批次识别的 DRG 维恩图；（b）21 个共同 DRG 的 POD_{gene} 批次间相关性分析

图中每个浅蓝色的圆点代表一个基因。右上方数字（0.68、0.69 和 0.71）代表线性回归分析的 R^2 值。P9、P10 和 P11 分别代表第 9，10 和 11 代 HepG2 细胞

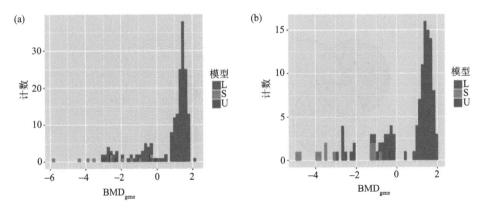

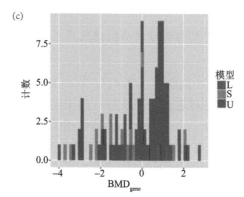

图 2-14　三个批次 HepG2 细胞 TCS 剂量-效应 RHT 识别的 DRGs 的 POD_{gene} 与其相关剂量-效应
关系模型分布图

图例中 "L"、"S" 和 "U" 分别代表线形模型、S 形模型和 U 形模型。X 轴为 POD_{gene} 的 $\log_{10}$ 转化结果。Y 轴为频率计数
(a)第 9 代；(b)第 10 代；(c)第 11 代

2）生物学通路量化评估

第 9，10 和 11 代 HepG2 细胞的 TCS 剂量-效应 RHT 分别识别了 41、31 和 34 个 Hallmark 通路。其中有 27 个通路在三个批次被共同识别到[图 2-15（a）]，三个批次间的 27 个共同通路的 POD_{path} 的两两之间线性相关系数 $R^2 \approx 0.6$[图 2-15（b）]。

三个批次实验一致识别出敏感生物学通路：免疫响应相关通路（图 2-16）。排名前 4 的通路均与免疫响应相关，如 Arrogant rejection 等。排名 5 和 6 的通路均与代谢过程相关。高浓度响应的生物学通路主要与应激响应和细胞增殖相关。

三个批次实验识别的 POD 相一致（图 2-17）。根据各个批次的所有通路 POD_{path} 值排序绘制得到通路水平的剂量-排序曲线，得到在第 9、10 和 11 代 HepG2 细胞批次的 TCS 暴露的 POD 分别为 0.73 μmol/L、0.57 μmol/L 和 0.54 μmol/L，各批次之间的 POD 相差在 2 倍以内。

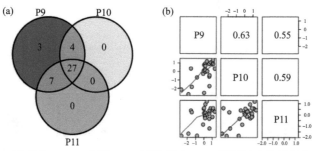

图 2-15　三个批次 HepG2 细胞 TCS 剂量-效应 RHT 识别的生物学通路图谱比较

（a）三个批次识别的 Hallmark 通路维恩图；（b）21 个共同 DRG 的 POD_{gene} 批次间相关性分析
图中每个浅蓝色的圆点代表一个通路。右上方数字（0.55、0.63 和 0.59）代表线性回归分析的 R^2 值。P9，P10 和
P11 分别代表第 9、10 和 11 代 HepG2 细胞

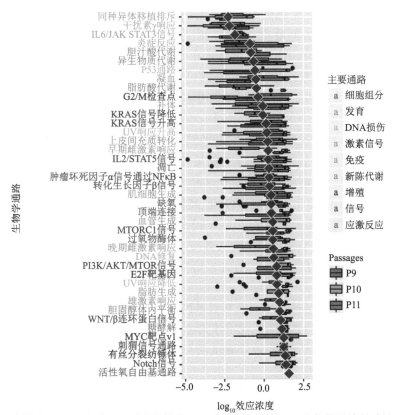

图 2-16　三个批次 HepG2 细胞 TCS 剂量-效应 RHT 识别的 Hallmark 生物学通路敏感性比较

图中蓝色菱形代表该行对应的生物学通路在三个批次中的 POD_{path} 的平均值。P9，P10 和 P11 分别代表第 9、10 和 11 代 HepG2 细胞

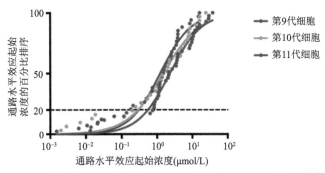

图 2-17　三个批次 TCS 剂量-效应 RHT 的生物学通路剂量-效应曲线

每个圆点代表一个通路。P9，P10 和 P11 分别代表第 9、10 和 11 代 HepG2 细胞。黑色虚线代表 TCS 生物潜力所对应的 20%通路排序

　　以上结果表明，TCS 的 RHT 剂量-效应分析，在定性及定量地评价生物学通路方面，具有很高的可重复性。

3）剂量依赖 RHT 测试的可重复性：通路水平高于基因水平

不同批次的 TCS 剂量-效应 RHT 测试可重复识别的生物学通路比例超过 65%，而其能够重复识别的 DRG 比例低于很少 20%，表明 RHT 的化学品剂量-效应测试在通路水平比基因水平有更高的可重复性。原因可能有两点：①尽管不同批次的 RHT 识别到的基因不同，但是这些基因可能存在相互作用和网络关系，在复杂的生物系统中可能作用于同一条生物学通路。在本研究中，只要各批次实验识别到的受干扰基因隶属同一通路，在后续的通路分析中依然能够识别相同的受干扰通路。②RHT 实验的剂量-效应测试为低剂量水平，而生物内在的稳态系统会调节削弱某些低剂量化学品诱导的微小分子扰动。本研究中，不同批次识别到的共同 DRG 主要是 TCS 在高剂量下与次生反应相关的基因，而低剂量水平 DRG 在不同批次实验间存在较大差异和波动。尽管存在稳态弥补效应，但是在整个通路水平，RHT 剂量-效应测试能够灵敏地捕捉到干扰信号，尤其是早期低剂量的免疫响应。这与许多研究报道的 TCS 低剂量水平诱导的免疫响应结果相一致。

本研究只选用了一种不具有特异基因靶位点的环境化学品 TCS 为测试对象，而对于具有特异生物作用靶位点的化学品，例如特异激活芳香烃受体（AHR）的 TCDD，RHT 化学品剂量-效应测试是否具有上述基因和通路水平的可重复性差异，值得进一步探究。

4）剂量依赖 RHT 测试能够敏感地定量评估化学品转录水平生物潜力

同批次 TCS 剂量-效应 RHT 测试推导所得 POD 均在一个数量级范围内（0.1~1 μmol/L），且比 ToxCast 数据推导所得 POD 值低一个数量级，反映了剂量-效应 RHT 测试能够在更低剂量水平可重复地提供化学品的转录组水平 POD。这主要得益于 RHT 测试本身的宽广低浓度水平设置，即从低于细胞表观毒性（IC_{10}）7~8 个数量级的浓度水平，检测化学品的生物学通路影响。Thomas 等[13]报道转录组水平 POD 的浓度范围与所设置的化学品暴露浓度范围相关。已有的化学品剂量-效应转录组研究多基于动物实验，其转录组测试浓度设置通常在个体表观效应（如癌变等）浓度的 2~3 个数量级范围内，推导所得转录组 POD 与表观毒性 POD 在一个数量级内。而细胞实验中，浓度设置范围通常更加宽广。Black 等[14]检测了 0.00001~100 nmol/L 的 TCDD 在人类原代肝细胞的转录组，推导出 TCDD 对某些敏感性通路的 POD 能够低至 0.0053 nmol/L。

尽管 RHT 测试能够敏感地反映化学品转录水平 POD，但是该转录水平 POD 是否能够与体内终点水平 POD 建立量化预测关系，值得进一步研究。根据人体尿液中 TCS 浓度，估算 TCS 对成人和儿童的健康相关基准值（health-related guidance values）分别为 3.2 mg/L（11.05 μmol/L）和 2.2 mg/L（7.60 μmol/L），这比本研究 RHT 推导所得 TCS 的三个批次 POD 均值 0.61 μmol/L 高出约一个数量级。后续的研究值得探究该数量级的差异关系是否同样存在于其他 TCS 的同类型化学品（如其他抗菌剂），这将能够帮助开发基于 RHT 测试方法的化学品毒性定量预测模型，用于（新）化学品毒性的快速预测与筛选。此外，对于不同类型的化学品，RHT 转录组 POD 与表观 POD 间的数量级差异，是否存在特异性，需要用 RHT 测试更多种类的化学品加以探究。

3. 氯生剂量依赖 RHT 的生物学通路图谱与 ToxCast 结果

剂量-效应 RHT 与 ToxCast 在识别 TCS 的生物学通路的敏感性方面相一致（图 2-18）。对于 TCS 的早期低剂量反应，ToxCast 与 RHT 都一致地识别为免疫响应相关的通路；随着 TCS 浓度水平升高，ToxCast 与 RHT 一致地依次识别到 Apoptosis，Angiogenesis，Hypoxia 等 TCS 诱导的潜在次生反应。

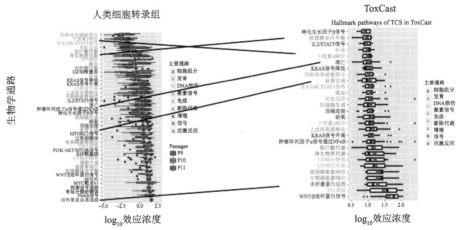

图 2-18　TCS 剂量-效应 RHT 测试（左图）与 ToxCast 测试（右图）的
通路定量评估结果比较

黑色连线标示 RHT 与 ToxCast 所识别到 TCS 共同类型的通路。右图红色点代表比对到通路的基因的 POD_{gene} 的平均值

基于 ToxCast 数据推导得到 TCS 的 POD 值为 9.52 μmol/L，比 RHT 三个批次测试得到的 POD 值（0.73 μmol/L、0.57 μmol/L 和 0.54 μmol/L）高一个数量级（图 2-19）。ToxCast 识别的 TCS 生物学通路 POD_{path} 基本在一个数量级内（10~100 μmol/L），导致其通路水平剂量-效应曲线相比 RHT 过于"陡峭"。ToxCast 的测试数据来源于多种不同类型测试平台，包括来自不同的物种、组织、器官的不同细胞类型，导致其通路水平剂量-排序曲线的构建受物种/细胞敏感性差异的影响。而 RHT 剂量-效应测试在同一细胞体系内检测所有基因表达，其通路水平剂量-效应曲线覆盖 5 个数量级（10^{-3}~100 μmol/L），相比 ToxCast 的通路定量评估结果更具区分度。

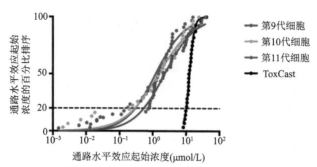

图 2-19 TCS 剂量-效应 RHT 测试与 ToxCast 测试推导的生物潜力 POD 比较

黑色虚线代表 TCS 生物潜力所对应的 20%通路排序

2.3 案例 2：基于剂量依赖 RZT 方法评估双酚 A

1. BPA 的 RZT 测试结果及重复性

RZT-ampliseq 测序平台识别化学品的斑马鱼胚胎转录响应有高重复性。0.1% DMSO 处理转录组样品的变异系数 CV 值为 13%（批次内，3 个平行）（图 2-20）。与其他 RNA 技术相比，例如 qPCR(CV 值，1%~15%)，microarray（ CV 值，5%~15% ）或 RNA-seq（ CV 值，10%~15% ），RZT-ampliseq 测序结果重复性好，测序结果稳定。此外，两个不同批次的 3 个重复的 10 µmol/L BPA 8~32 hpf 暴露组基于 RZT-ampliseq 识别 67 和 45 个差异表达基因（ DEGs ）（ ANOVA， $P < 0.05$ ），包括共有的 26 个 DEGs。此外，批次间差异表达基因表达量呈现正相关性（ $R^2 = 0.62$ ），且差异表达基因表达量的批次间差异在 2 倍以内（图 2-21）。

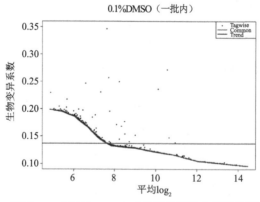

图 2-20 RZT-ampliseq 测试 0.1% DMSO 8~32 hpf 暴露的斑马鱼胚胎检测基因数目在 1 个批次 3 个平行间的生物变异系数（BCV）的分布

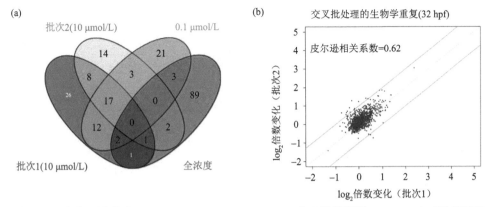

图 2-21　（a）两个批次 10 μmol/L BPA、0.1 μmol/L BPA 和全浓度剂量 BPA 8~32 hpf 暴露斑马鱼 RZT-ampliseq 测试识别差异表达基因；（b）两个批次 10 μmol/L BPA 暴露获取的基因表达的相关性

红色指示批次间共同差异表达基因。绿色线（$y=x\pm1$）内区域的点表示两个批次基因表达的差异在 2 倍之间

2. BPA 单浓度测序与全浓度测序结果比较

8~32 hpf 0.1 μmol/L 或者 10 μmol/L BPA 暴露后，RZT-ampliseq 分别识别 67 个和 58 个差异表达基因（DEGs），包括 31 个共有基因[图 2-21（a）]。10 μmol/L 和 0.1 μmol/L BPA 共同干扰 8 个 GO BP 通路和 5 个 KEGG 通路[图 2-21（a）]。DNA 损伤（DNA 修复，DNA 损伤刺激的细胞响应）和中枢神经发育过程只在 0.1 μmol/L 暴露组响应。卵细胞发育过程只在 10 μmol/L 暴露组响应。此外，RZT-ampliseq 识别基因表达与已发表的 8~32 hpf 0.1 μmol/LBPA 的 microarray 结果相比，没有共有的 DEGs，3 个共有 KEGG 通路包括凋亡过程（FoxO 信号通路，P53 信号通路）和肌动蛋白细胞骨架调节（图 2-22）。7 个 10 倍逐级稀释浓度 BPA 暴露后，RZT-ampliseq 识别 98 个 DEGs，与单剂量暴露（10 μmol/L 和 0.1 μmol/L）分别有 3 个和 5 个 DEGs。

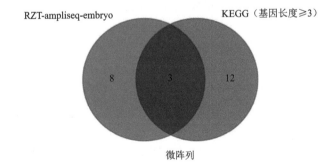

斑马鱼胚胎简化转录组			微阵列芯片[15]		
KEGG ID	KEGG 描述	基因数目	KEGG ID	KEGG 描述	基因数目
dre04068	*FoxO* 信号通路	4	dre04068	*FoxO* 信号通路	5
dre04115	*p53* 信号通路	3	dre04115	*p53* 信号通路	3
dre04810	肌动蛋白细胞骨架的调节	3	dre04810	肌动蛋白细胞骨架的调节	3
dre04510	焦点粘连	4	dre04340	Hedgehog 信号通路	3
dre03050	蛋白酶体	3	dre04020	钙信号通路	6
dre04150	*mTOR* 信号通路	3	dre04080	神经活性配体-受体相互作用	9
dre03013	RNA 转运	4	dre04110	细胞周期	4
dre04141	内质网中的蛋白质加工	3	dre04520	黏合体结	3
dre03010	核糖体	3	dre04260	心肌收缩	3
dre01100	代谢途径	10	dre04350	*TGF-beta* 信号通路	3
dre04530	紧密连接	4	dre05168	单纯疱疹感染	3
			dre04261	心肌细胞中的肾上腺素能信号	3
			dre04137	有丝分裂-动物	4
			dre04010	*MAPK* 信号通路	3
			dre04144	内吞作用	3

图 2-22 0.1 μmol/L BPA 暴露后 RZT-ampliseq-embryo 和微阵列识别差异表达基因富集 KEGG 生物学通路 (基因个数≥ 3)的维恩图。两种测序平台识别的共有 KEGG ID 位于表格顶端

3. BPA 全浓度响应基因及通路

RZT-ampliseq 的全浓度响应分析帮助识别早期生物学响应,推断潜在的表型毒性特征。识别的 BPA 响应基因最佳拟合模型是 U 形 (图 2-23),暗示早期低剂量响应主要为毒物兴奋效应,或许存在其他解释。例如时序干扰,高剂量下响应基因在 32 hpf 前达到表达平台期,后面时间出现下降,因此呈现 U 形。双酚 A 在低浓度范围(POD_{gene} < 0.001 μmol/L)有 *foxa3*、*dhrs3a*、*src*、*rpa3*、*myb*、*csf1ra* 和 *flt4* 基因,这些基因最佳拟合模型是高斯模型,基因富集的生物学通路是细胞基础过程,包括外部刺激响应、免疫系统和神经发生(图 2-24)。其中低剂量基因(POD_{gene} < 0.001 μmol/L)富集神经发生相关过程被 120 hpf 斑马鱼极度活跃行为(0.0068 μmol/L)和增加的神经元发育过程证实。此外,极度活跃运动行为呈现非单调浓度响应,并且仅在低浓度下响应,这与相应的神经发育相关基因非单调响

应呈现一致性。0.001 μmol/L< POD$_{gene}$ < 0.01 μmol/L 范围，仅有凋亡相关 FOXO 信号过程（有 4 个基因，校正 P 值= 0.057）被富集。已有研究报道 BPA 能够引起雄鼠精母细胞和斑马鱼胚胎凋亡。在 0.01 μmol/L < POD$_{gene}$ < 0.1 μmol/L 范围响应的基因可以富集多个生物过程，包括肝脏发育、调控含核酸酶的复合代谢过程、感觉器官发育和 DNA 结合等。POD$_{gene}$ 值接近胚胎毒性最低效应浓度（LOEC，10 μmol/L），0.1~10 μmol/L 范围基因相关的主要过程是碳水化合物代谢过程和心血管发育过程。这些结果表明不同起始浓度范围基因富集生物过程能帮助推断表型毒性效应及最低效应浓度。

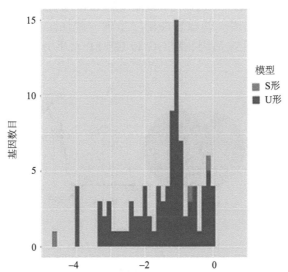

图 2-23　双酚 A 全剂量暴露识别的差异表达基因效应浓度的 log$_{10}$ 转化值的分布直方图

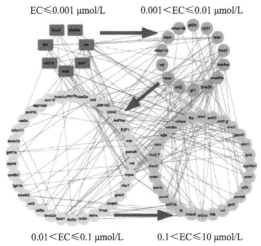

图 2-24　BPA 暴露 32 hpf 斑马鱼胚胎的浓度依赖的差异基因（DEGs，$P<0.05$）的网络分析

4. BPA 的 RZT 测试结果与 ToxCast 结果比较

RZT 与 ToxCast 测试结果在生物学通路响应性和敏感性方面进行比较。RZT-ampliseq 识别的 BPA 干扰的生物学过程与 ToxCast 体外测试结果呈现一致性，但是 RZT-ampliseq 敏感性更高（图 2-25）。BPA 开展 821 个 ToxCast 实验测试，其中 390 个体外测试对应 96 个基因。96 个基因中 78 个基因有斑马鱼同源基因。虽然 ToxCast 和 RZT-ampliseq 仅识别 5 个共有基因，但是 5 个 KEGG 通路和 15 GO BP 通路均被两个平台识别。并且两个平台共有识别的基因（*ptgre2a*、*tcf7l1b*、*src*、*xbpl*、*tfap2b*）和 KEGG 通路（代谢通路，*MAPK* 信号通路，黏附斑，内吞作用，黏附连接）的敏感性排序呈现一致性。但是 RZT-ampliseq 比 Toxcast 体外测试敏感性在基因，KEGG 和 GO BP 水平分别高 2.3，2.9 和 2.8 个数量级（图 2-25）。

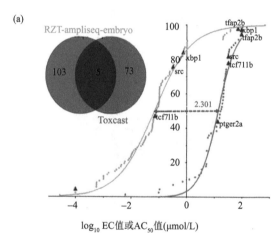

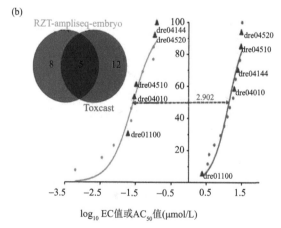

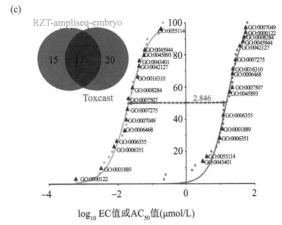

图 2-25　RZT-ampliseq-embryo 方法（蓝色，$\log_{10}$ EC）与 ToxCast 体外测试（红色，$\log_{10}$ AC_{50}）识别 BPA 暴露后基因水平（a），生物学通路水平（KEGG，b 和 GO BP，c）的覆盖性和灵敏性比较

对于 KEGG 和 GO BP 富集分析仅保留匹配基因数≥3 的生物学通路。两种测试平台共有的效应终点用三角标注。生物学通路的得分值（EC 或 AC_{50} 值）是匹配基因的效应值（RZT-ampliseq-embryo，EC 值；ToxCast，AC_{50} 值）的几何算数平均值。虚线和数字标注两种测试平台 50%生物学通路响应的浓度值的差异

2.4　案例 3：基于剂量依赖 RZT 方法评估复合污染物

1. 生物通路活性判别水质

RZT-ampliseq 能通过识别基因和通路水平响应效能区别干净的和污染的水体。DEGs 响应在低剂量范围（ECs≤0.1REF）最佳拟合模型主要是 U 形（图 2-26）。例如，MF 样品的 DEGs 主要与改变代谢过程（*ar*、*smad1*、*prpf40a*、*ak2*、*uqcrc2b*、*polr2gl*、*smc3*、*gtf2b*、*psmc1a*、*rpl7a*、*gars*、*ndufv2*、*htatsf1*、*rps24*、*u2af2b*、*cwc15*、*zgc:86599*、*nup85*、*psmc5*、*tcf7*、*hnrnpm*、*ikbkap*、*nup107*）、发育过程（如 *kif1bp*、*atp6v1e1b*、*flt4*、*sema3d*、*ctnnb1*、*smad1*、*raf1a*、*tgfbr2*、*ak2*、*rpl6*、*tgfb3*、*rps24*、*sumo1*、*tcf7*、*cyp26c1*、*plod3*、*ikbkap*、*hdac6*）和刺激的细胞响应（如 *ar*、*flt4*、*sema3d*、*smad1*、*raf1a*、*tgfbr2*、*smc3*、*ssr4*、*psmc1a*、*tgfb3*、*psmc5*、*tcf7*、*ephb2b*）有关。基于 9 种模型拟合识别 4 个水样的 DEGs 数目范围是 78~300 个（图 2-26）。虽然识别 DEGs 数目大小与污染水平降低无相关性，但水样的生物学通路的潜力排序分布曲线（BDC）能指示污染水平降低（Eff2 > MF > RW > DW）。DW 样品（饮用水）最敏感的 KEGG 和 GO BP 通路的 POD_{path} 比其他样品的 POD_{path} 高 1~2 个数量级，表明 DW（饮用水）生物活性较弱，相对比较干净（图 2-27 和图 2-28）。

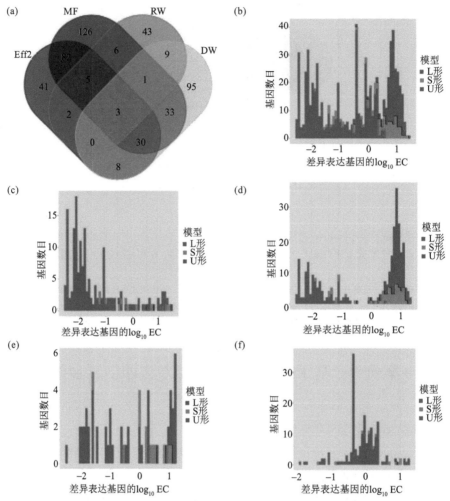

图 2-26 （a）RZT-ampliseq-embryo 识别四种样品暴露后 32 hpf 胚胎引起差异表达基因的维恩图。样品暴露后 RZT-ampliseq-embryo 识别的差异表达基因效应浓度的 $\log_{10}$ 转化值的分布直方图：（b）四种水样；（c）Eff2 样品；（d）MF 样品；（e）RW 样品；（f）DW 样品

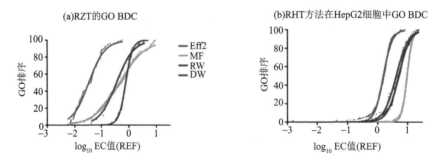

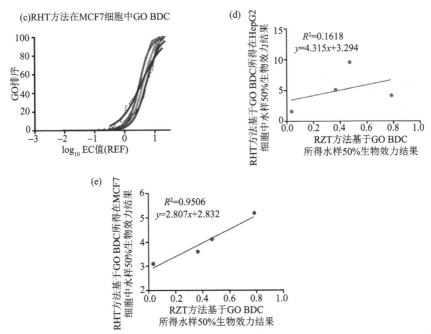

图 2-27　RZT 识别四种水样的生物学通路（GO）响应的敏感分布曲线（a）；人类简化转录组（RHT）识别同样的四种水样在 HepG2（b）和 MCF7（c）细胞系上 GO 通路响应的敏感分布曲线。（d）和（e）分别显示 RZT 识别水样的 50% GO 通路响应的浓度值与 HepG2（d）和 MCF7（e）细胞系的 RHT 识别的 50% GO 通路响应浓度值的线性相关性

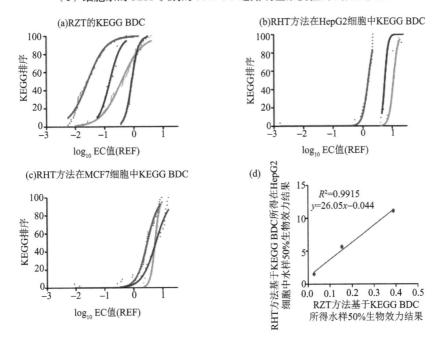

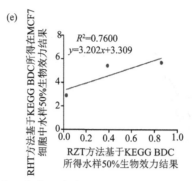

图 2-28　RZT 识别四种水样的生物学通路（KEGG）响应的敏感分布曲线（a）；人类简化转录组（RHT）识别同样的四种水样在 HepG2（b）和 MCF7（c）细胞系上 KEGG 通路响应的敏感分布曲线。（d）和（e）分别显示 RZT 识别水样的 50%KEGG 通路响应的浓度值与 HepG2（d）和 MCF7（e）细胞系的 RHT 识别的 50%KEGG 通路响应浓度值的线性相关性

2. 敏感生物学通路推断毒性终点指标

浓度依赖 RZT 测试能够识别敏感生物过程，帮助推断敏感毒性终点，为进一步水质监测提供测试指标。具体来说，最敏感的 KEGG 或 GO BP 通路可能与有害结局相关。例如，污染最严重的水样 Eff2 敏感性排序前 20% 的生物学过程主要是生殖、基因毒性和发育过程（图 2-29）。MF 样品主要是内分泌系统干扰和发育。DW 样品主要是基因毒性相关，这可能与饮用水中含有消毒副产物有关。此外，通过干扰的全部生物过程活性判断，Eff2 和 MF 样品诱导高的发育过程生物活性，具有潜在斑马鱼胚胎毒性，而 RW 和 DW 样品无类似效应与毒性（图 2-30）。

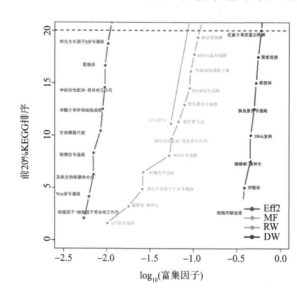

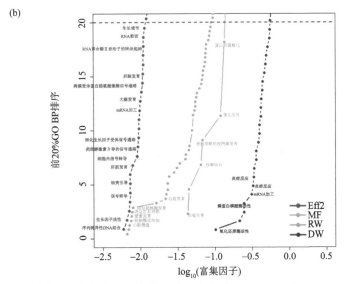

图 2-29　4 种水样引起的前 20% 生物学通路响应（KEGG，a）和（GO BP，b）

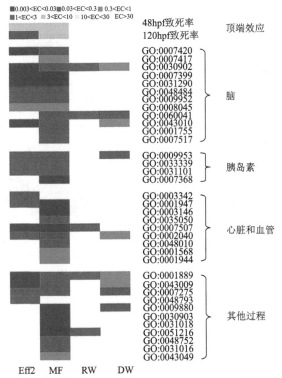

图 2-30　RZT-ampliseq-embryo 识别四种样品暴露的 32hpf 斑马鱼胚胎的发育相关的生物学过程

填充颜色代表 REF（相对富集系数）的 $\log_{10}$ 转换值

3. 浓度依赖 RZT 测试与体外测试结果比较

浓度依赖 RZT 与体外生物测试集相比，识别水样活性方面灵敏度更高（图 2-31）。首先，4 个水样的 RZT 图谱与 103 个体外生物测试集图谱相似，生物响应主要集中于污染水样，有效区分污染水样（Eff2，MF）和相对干净样品（DW，RW）（图 2-31）。基因毒性、氧化应激、内源物质代谢、PR 和 RAR / RXR 过程响应在两种测试体系均有识别。而 RZT 还识别弱的甲状腺信号通路和低氧相关的响应（RPE:0~10），体外测试未能检出。RZT 检测到甲状腺信号通路可能与甲状腺通路参与斑马鱼胚胎发育过程有关。然而，32hpf RZT 对雌激素受体（estrogen receptor，ER）和糖皮质激素受体（glucocorticoid receptors，GR）敏感性很低，这与选取测试阶段有关。48 hpf 或后期斑马鱼胚胎对 ER 和 GR 灵敏度高[16]。

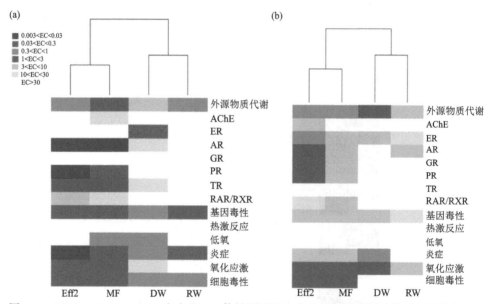

图 2-31 RZT-ampliseq-embryo（a）和 103 体外测试试验（b）识别的共同生物过程的效应浓度热图。生物学通路效应浓度值为相匹配基因效应浓度值（ampliseq 技术，EC$_{50}$，EC$_{1.5}$；体外测试集，EC$_{10}$，EC$_{1.5}$[17]）的几何平均值

ER，雌激素受体；AR，雄激素受体；GR，糖皮质激素受体；PR，孕激素受体；TR，甲状腺激素受体；RAR/RXR，生殖和发育通路

体外生物测试集往往关注少量分子标靶，而 RZT 方法与体外生物测试集相比能够提供更广泛的生物学通路覆盖。除了体外测试集响应终点，RZT 能识别其他生物通路响应（例如发育毒性和生殖相关通路），这些被体外测试遗漏的生物过程中有与环境监测部门关注的毒性终点（例如生殖与发育）相应的 AOP 相关。例如，RZT 识别 Eff2 和 MF 样品发育毒性相关通路（VEGF 信号通路，Hedgehog 信号通

路和血管平滑肌收缩）（图 2-32）。已有 AOP "VEGF 信号干扰导致发育缺陷" 帮助已有分子事件推断发育毒性风险（https://aopwiki.org/wiki/index.php /Aop:43）。Hedgehog 信号通路在模式动物（老鼠和斑马鱼）的心肌细胞分化和心脏形态发生起关键作用。此外，Eff2 和 MF 样品被识别有显著的生殖相关生物学通路响应，包括卵母细胞减数分裂、TGF-beta 信号通路、孕酮介导的卵母细胞成熟、GnRH 信号通路和 ErbB 信号通路。而相对干净的水样（RW 和 DW）呈现弱生殖效应。

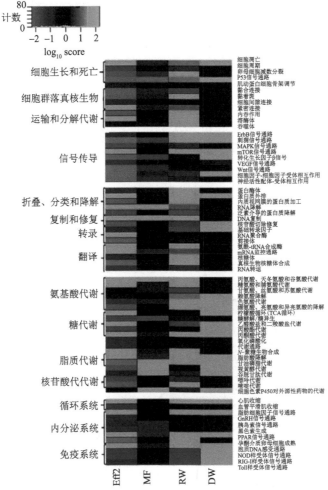

图 2-32　RZT-ampliseq-embryo 识别 4 个水样 KEGG 通路效应热图

颜色填充表示对应生物学通路的效应浓度值

4. RZT 胚胎响应与 RHT 细胞响应结果比较

四个水样采用 RZT 与 RHT 平台共同测试，RZT 识别的水样水质生物活性排序与 RHT 平台识别排序结果基本一致（图 2-27 和图 2-28）。RZT 胚胎测试识别的 50% GO BP 通路响应对应浓度值（EC_{50}）与 RHT 识别的 MCF7 细胞的 EC_{50} 呈正相关（R^2=0.95）（图 2-27）。RZT 胚胎测试识别的 50% KEGG 响应对应浓度值（EC_{50}）与 RHT 识别的 HepG2 细胞的 EC_{50} 正相关（R^2=0.99）（图 2-28）。

　　四个水样的斑马鱼胚胎 RZT 的基因和通路的响应图谱与细胞 RHT 的图谱结果不同，可能与斑马鱼胚胎完整生物体比单细胞体系复杂有关。RZT 的胚胎测试与 HepG2 和 MCF7 细胞的 RHT 测试识别水样的敏感生物学通路不同。以 Eff2 为例（图 2-33），测试体系中响应的最敏感 20 个生物学通路中，仅有 4 个 KEGG 通路在 3 个测试体系中共同响应。最敏感的 20 个生物学通路中 9 个通路仅在 RZT 胚胎测试体系下响应，这些过程与基本生物学过程相关，这可能表明快速发育和分化的斑马鱼胚胎比体外单个细胞对氧化磷酸化等基本过程的改变更敏感。此外，HepG2 和 MCF7 的 RHT 测试体系敏感 KEGG 通路中细胞类型的响应，如免疫反应和细胞通信，均不是斑马鱼胚胎 RZT 测试体系的敏感通路响应。但是，一些细胞类型特异的响应，包括 MCF7 内分泌干扰响应和 HepG2 代谢响应，属于斑马鱼胚胎 RZT 识别的敏感 KEGG 通路。

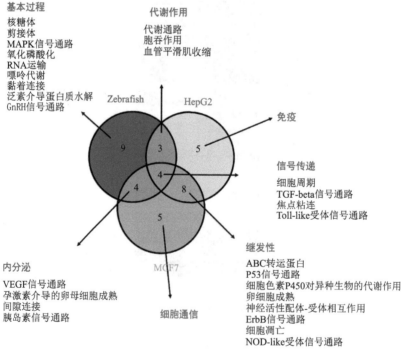

图 2-33　斑马鱼胚胎的 RZT、HepG2 和 MCF7 两个细胞系的 RHT 识别 Eff2 水样引起的前 20 敏感 KEGG 通路响应的维恩图

蓝色：斑马鱼；黄色：HepG2 细胞；绿色：MCF7 细胞。红字加粗标注主要 KEGG 生物过程

　　斑马鱼胚胎 RZT 测试体系比 HepG2 和 MCF7 细胞测试体系识别水样生物活性（比较 EC_{50} 值）更敏感。RZT 获取的水样的 EC_{50} 值比 RHT 的两个细胞系测试结果低一个数量级（图 2-27、图 2-28 和表 2-7）。此外，MF 样品 RZT 与 HepG2 和 MCF7 细胞的 RHT 识别的生物学通路敏感分布曲线不同。RZT 测试获取的 MF 样品中敏感生物学通路的效能（50%生物效能）比 RW 和 DW 低，但 MF 敏感生物学通路的效能要高于 RW 和 DW 样品（图 2-27 和图 2-28）。MF 引起的斑马鱼胚胎敏感生物学通路主要与发育过程相关（如心脏、胚胎分化、脊索发育、左右对称分化）（图 2-30），这与 MF 样品中存在发育毒性污染物有关。MF 样品是污水回收厂氯化消毒过滤器过滤后的样品，来避免微生物污染，其中最高检测浓度的卡马西平（$1.9\ \mu g/L$）是一种致畸剂。卡马西平在 $1\ \mu g/L$ 能够干扰胚胎发育，如加快心跳速率、体长、游囊和卵黄吸收速率。然而，水样中存在的未知化学品与它们的复合效应尚不清楚。效应介导分析（effect-directed analysis，EDA）采用样品提取组分分离，仪器分析和敏感的 RZT 技术有望识别观察到复合污染有害结局的化学品响应。

表 2-7　斑马鱼胚胎 RZT 和 HepG2，MCF7 两个细胞系 RHT 识别的四个水样 50%生物学通路（GO BP 通路或 KEGG 通路）响应的效应浓度值的 $\log_{10}$ 转换值

GO BP 生物通路			
	$\log_{10}$（50%生物效力）		
	Eff2	MF	RW	DW
RZT-胚胎	−1.46	−0.33	−0.44	−0.11
HepG2 细胞的 RHT	0.20	0.98	0.70	0.62
HepG2 的 RHT 与胚胎 RZT 相关性	1.66	1.31	1.14	0.72
MCF7 细胞的 RHT	0.49	0.61	0.56	0.71
MCF7 的 RHT 与胚胎 RZT 相关性	1.95	0.94	0.99	0.82
KEGG 生物学通路			
	$\log_{10}$（50%生物效力）		
	Eff2	MF	RW	DW
RZT-胚胎	−1.58	−0.41	−0.81	−0.06
HepG2 细胞的 RHT	0.18	1.05	0.75	NA
HepG2 的 RHT 与胚胎 RZT 相关性	1.76	1.46	1.57	NA
MCF7 细胞的 RHT	0.46	0.73	NA	0.76
MCF7 的 RHT 与胚胎 RZT 相关性	2.04	1.14	NA	0.82

　　注：NA 代表相应方法无法计算对应水样的效应值

2.5　小　　结

相比传统昂贵的全转录组测试方法，简化转录组测试方法只检测少量关键基因，降低了测试成本，为实现高通量地从化学品多剂量水平获取生物学通路信息提供有效手段。然而，简化转录组从多剂量水平评估生物学通路的测试方法尚未实现标准化，且缺乏标准化的生物信息学流程用于简化转录组数据的生物学通路量化评估。本章节的研究从制定基因集开始，使用一系列计算模型验证了 RHT 和 RZT 的生物学通路覆盖程度达到 90% 以上，且能够定性及定量地分别反映全转录组图谱的分类特征和生物潜力。随后通过 Ampliseq 靶向测序技术，用实验验证了三个批次 HepG2 的 TCS 剂量-效应 RHT 图谱，在次生反应相关基因，敏感响应生物学通路，以及生物潜力 POD 的推导上具有很高的可重复性。相比体外高通量筛选如 ToxCast 推导的 POD，RHT 可以更灵敏地推导出在低浓度水平的 POD。

浓度依赖的 RZT 同样能够捕捉 BPA 早期分子响应和分子机制，推断毒性效应（如 BPA 在低剂量下神经系统发育通路的扰乱是诱导过度活性的运动行为和神经细胞增殖原因）。另外，浓度依赖 RZT 能够基于识别的转录组水平的生物活性有效区分相对干净的水质和污染水质，且识别的敏感生物学通路响应能帮助推断后期环境监测时选取的毒性终点。因此，开发的 RHT 和 RZT 方法能够降低成本，提高测试通量，允许批量化学品的宽浓度测试，为化学品和复合污染物评价提供一种新的技术手段。

不过，目前所开发的简化转录组测试依然存在值得优化之处。首先，简化转录组会忽略未检测的基因或者通路的转录表达信号。有研究开发计算方法推测这些未检测基因的表达，但是目前只能有效地推测一小部分共表达调控信息已知的基因。此外，简化转录组只能针对基因组信息完整的物种进行设计，随着将来能获取更多物种的基因组信息，简化转录组将可以拓展至更多物种的应用。最后，简化转录组所测试的基因集需要继续优化，因为目前所参考的生物通路数据库还在不断更新，例如 AOP-wiki 数据库。当有新的 AOP 被建立或新的 MIE 和 KE 被识别，还需要将这些关键分子事件相关的基因添入简化转录组的测试基因集。

参 考 文 献

[1] Zhang J D, Küng E, Boess F, et al. Pathway reporter genes define molecular phenotypes of human cells. BMC Genomics, 2015, 16(1): 1-10.

[2] Villeneuve D L, Larkin P, Knoebl I, et al. A graphical systems model to facilitate hypothesis-driven ecotoxicogenomics research on the teleost brain-pituitary-gonadal axis. Environmental Science & Technology, 2007, 41(1): 321-330.

[3] Villeneuve D L, Garcia-Reyero N, Martinovic-Weigelt D, et al. A graphical systems model and tissue-specific functional gene sets to aid transcriptomic analysis of chemical impacts on the female teleost reproductive axis. Mutation Research-Genetic Toxicology and Environmental Mutagenesis, 2012, 746(2): 151-162.

[4] Jiang J, Wu S, Wu C, et al. Embryonic exposure to carbendazim induces the transcription of genes related to apoptosis, immunotoxicity and endocrine disruption in zebrafish (*Danio rerio*). Fish & Shellfish Immunology, 2014, 41(2): 493-500.

[5] Li Y, Qi X, Yang Y-W, et al. Toxic effects of strychnine and strychnine *N*-oxide on zebrafish embryos. Chinese Journal of Natural Medicines, 2014, 12(10): 760-767.

[6] Guiu J, Bergen D J M, De Pater E, et al. Identification of *CDCA7* as a novel Notch transcriptional target involved in hematopoietic stem cell emergence. Journal of Experimental Medicine, 2014, 211(12): 2411-2423.

[7] Verleyen D, Luyten F P, Tylzanowski P. Orphan G-protein coupled receptor 22 (Gpr22) regulates cilia length and structure in the Zebrafish Kupffer's Vesicle. PlosOne, 2014, 9(10).

[8] Wanglar C, Takahashi J, Yabe T, et al. *TBX* protein level critical for clock-mediated somite positioning is regulated through interaction between *TBX* and ripply. PlosOne, 2014, 9(9).

[9] Xu M, Liu D, Dong Z, et al. Kinesin-12 influences axonal growth during zebrafish neural development. Cytoskeleton, 2014, 71(10): 555-563.

[10] Bluhm K, Otte J C, Yang L, et al. Impacts of different exposure scenarios on transcript abundances in *Danio rerio* embryos when investigating the toxicological burden of riverine sediments. PlosOne, 2014, 9(9).

[11] Farmahin R, Williams A, Kuo B, et al. Recommended approaches in the application of toxicogenomics to derive points of departure for chemical risk assessment. Arch Toxicol, 2017, 91(5): 1-21.

[12] Thomas R S, Allen B C, Nong A, et al. A method to integrate benchmark dose estimates with genomic data to assess the functional effects of chemical exposure. Toxicological Sciences An Official Journal of the Society of Toxicology, 2007, 98(1): 240.

[13] Thomas R S, Iii H J C, Allen B C, et al. Application of transcriptional benchmark dose values in quantitative cancer and noncancer risk assessment. Toxicological Sciences An Official Journal of the Society of Toxicology, 2011, 120(1): 194.

[14] Black M B, Budinsky R A, Dombkowski A, et al. Cross-species comparisons of transcriptomic alterations in human and rat primary hepatocytes exposed to 2,3,7,8-tetrachlorodibenzo-*p*-dioxin. Toxicological Sciences, 2012, 127(1): 199-215.

[15] Saili K S, Tilton S C, Waters K M, et al. Global gene expression analysis reveals pathway differences between teratogenic and non-teratogenic exposure concentrations of bisphenol A and 17 beta-estradiol in embryonic zebrafish. Reproductive Toxicology, 2013, 38: 89-101.

[16] Schiller V, Wichmann A, Kriehuber R, et al. Transcriptome alterations in zebrafish embryos after exposure to environmental estrogens and anti-androgens can reveal endocrine disruption. Reproductive Toxicology, 2013, 42: 210-223.

[17] Escher B I, Allinson M, Altenburger R, et al. Benchmarking organic micropollutants in wastewater, recycled water and drinking water with *in vitro* bioassays. Environmental Science & Technology, 2014, 48(3): 1940-1956.

第 3 章 基于受干扰生物学通路的
化学物质分类方法

高通量体外测试能够对化学品的致毒机制进行快速靶向筛选（如受体活性、酶活性等），大量研究也表明高通量体外测试数据可以应用于化学品筛选、化学品分类和化学品毒性预测模型构建等方面。然而，现有高通量体外测试方法只能对特定靶分子进行测试，这些测试获得的靶分子结果往往是孤立的，而环境化学物质不同于药物，毒性特征复杂，往往具有多分子靶点，因此难以通过简单的分子靶点效应对未知毒性的环境化学物质进行有效分类。而毒理基因组学可以同时检测多靶点，为化学物质分类方法的开发提供新可能。毒理基因组学所提供的前所未有的"分辨率"，可以全面地表征化学品的分子生物学通路影响，为有效地区分不同毒性机制的化学物质提供线索。然而，现有的毒理基因组方法虽然能够对全基因组变化进行检测，但是目前的基于组学数据的化学品分类主要关注基因水平的变化，缺乏从更高生物层次的通路角度对化学品的生物活性进行分类。本章引入生物潜力（potency）指标，将化学物质生物活性进行量化指标，并结合基因集富集分析（GSEA）等分析方法，对 17 种遗传毒性和非遗传毒性化学品进行分类分析。

3.1 传统化学物质分类方法

化学品数量成千上万且不断增长，然而其毒性数据的大量欠缺，是当前化学品风险管理面临的主要挑战。交互比对（read-across，RA）是一种填补化学品毒性数据空缺的主要手段。

传统的 RA 方法依赖化学结构的相似性（chemical similarity），以此作为化学品安全性的分类依据。众所周知，化学物质的结构和物理化学参数往往决定化学物质毒性，结构和性质相似的化学品往往具有类似的毒性特征，因此，许多方法试图通过结构和物理化学描述符将化学物质关联起来，并通过毒性信息充足的化学物质预测毒性信息匮乏的结构相似物质，这样可以避免费时费力的传统毒性测试。在管理毒理学研究中，传统的交叉参照法（read-across）是根据两种或多种化学物质之间化学结构的相似性归为一组（group），或一"类"（category），根据组内参考物质现有的数据，通过交互参照的方式，预测其他物质缺失的生态毒性和健康风险数据，避免每种物质每个毒性终点进行测试。在欧盟法规《化学品的注册、评估、授权和限制》(Regulation concerning the Registration, Evaluation, Authorization and Restriction of Chemicals，REACH)推出后，Read-across 方法以快速简单的优势成为企业频繁使用填补毒性数据空白的方法。虽然这种方法是目前欧洲最常用的动物实验替代方法，但微小结构变化往往引起毒性巨大差异。因此，Read-across 方法预测风险的低准确性，往往导致欧洲化学品管理局(ECHA)拒绝基于 Read-across 方法的毒性风险评估纳入档案。Read-across 方法准确性提高除利用化学结构相似性外，需要更多科学的证据。一些生物活性信息可以提供更多科学证据，例如利用啮齿类代谢组学数据相似性、体外生物活性(分子靶标活性数据或/和高内涵生物活性表型数据)数据。然而，仅仅依赖化学结构而忽略化学品引发的复杂生物机制干扰，难以区分化学结构相似而毒性不同的化学品。

3.2 基于剂量依赖转录组的化学物质分类方法

利用生物相似性(biological similarity)能够提升 RA 方法对化学品分类的准确性。体外高通量筛选(HTS)如 ToxCast 和 Tox21 项目，提供了丰富的化学品生物活性图谱，并且已经被用于支撑基于生物相似性的化学品 RA 分析。然而，当前的 HTS 测试方法局限于检测少量的分子生物靶位点(如雌激素受体、雄激素受体和甲状腺受体等)，不能全面地反映生物体的所有生物学通路变化。

组学技术能够检测化学品诱导的全基因组范围的分子扰动，因此可以全面地覆盖化学品所干扰的生物学通路。目前基于组学数据的化学品分类，主要通过单浓度(例如细胞半数致死浓度)化学品测试，计算处理组与对照组之间的差异表达基因(differentially expressed genes，DEGs)，然后根据化学品之间 DEGs 的相似性(如 DEGs 条目、DEGs 表达倍数、DEGs 的富集通路等)对化学品进行聚类分析。这些研究主要考察在单个相同的毒理学条件下的化学品生物活性图谱的相似性，但是忽略了化学品的生物潜力这一关键生物活性参数，并且难以反映在剂量-效应条件下完整的化学品生物活性图谱。然而，由于组学技术昂贵，难以实现获取大批量化学品的剂量-效应组学数据。

简化转录组测试技术提供了一种高通量的生物学通路水平化学品测试方法。以人类简化转录组测试技术(reduced human transcriptomics，RHT)为例，其检测 1200 个人类关键基因的转录表达，并且有一套流程化的生物信息学分析方法用于量化评估化学品通路水平的生物潜力(point of departure，POD)。简化转录组通过检测少数关键基因，实现经济高效地表征剂量-效应的转录表达图谱。但是，如何利用剂量-效应组学数据进行化学品分类，目前这一问题尚未得到解决。

POD 方法主要用于计算基于组学数据的生物潜力，而通路富集分析能够用于反映组学数据的生物学通路功能富集情况。典型的通路富集分析方法包括过代表分析（over representation analysis，ORA）和功能集打分（functional class scoring，FCS）。ORA 方法针对一组目的基因集（如 DEGs），识别这组基因在统计学上显著富集的通路。ORA 的基本步骤包括：①识别目的基因集与通路基因列表的共同基因；②利用统计检验方法如费氏精确检验（Fisher's exact test），评估观测值（共同基因）是否显著高于随机，即目的基因集在该通路中是否显著富集。FCS 方法不仅评估一组目的基因集的基因列表，还额外评估目的基因集各基因的表达状态（例如基因表达倍数变化等）。FCS 根据处理组和对照组的各个基因表达水平的差异先对基因进行排序，然后将排序的基因集与通路基因列表进行比对，评估排序基因集是否显著地位于该通路基因列表的顶端或底端。FCS 方法中最知名的方法是基因集富集分析（GSEA）。GSEA 根据排序基因列表，从上至下地"游走"比对目标通路的基因列表，当顶端或底端富集达到最大限度时，可以给出一个标准化富集分值（normalized enrichment score，NES），用于表征排序基因列表在该通路的富集情况。最近，Dean 等[1]将 GSEA 方法应用于化学品剂量-效应的全转录组数据分析。本章将简化转录组与 ORA 和 GSEA 通路分析方法结合应用于化学品分类中。

3.3　案例 1：基于 RHT 对遗传毒性模式化学品分类

这里用于剂量-效应 RHT 测试和分类的化学品共 17 种（表 3-1），根据其各自的 MOA 共分为 4 类：①5 个遗传毒性模式化学品；②7 个具有遗传毒性的环境化学品；③2 个遗传毒性具有争议（部分研究）的化学品；④3 个无遗传毒性化学品作为阴性对照。

表 3-1　17 种用于剂量-效应 RHT 测试的化学品信息

中文名称	英文名称	缩写	CAS 号	暴露浓度范围（μmol/L）	致毒模式（MOA）	是否具有遗传毒性
双氧水	Hydrogen peroxide	H_2O_2	7722-84-1	$1.47 \times 10^{-6} \sim 14.7$	引起 DNA 氧化损伤	是
顺铂	Cisplatin	CIS	15663-27-1	$3.93 \times 10^{-8} \sim 3.93 \times 10^{-1}$	与 DNA 上的嘌呤碱基交联	是
4-硝基喹啉 N-氧化物	4-nitroquinoline-N-oxide	4-NQO	56-57-5	$1.41 \times 10^{-9} \sim 1.41 \times 10^{-2}$	与 DNA 共价结合并通过产生活性氧（ROS）对 DNA 产生氧化损伤	是

续表

中文名称	英文名称	缩写	CAS 号	暴露浓度范围（μmol/L）	致毒模式（MOA）	是否具有遗传毒性
苯并[a]芘	Benzo (a) pyrene	BaP	50-32-8	$3.96 \times 10^{-8} \sim 3.96 \times 10^{-1}$	经酶催化的代谢产物与 DNA 形成加和物，产生的 ROS 对 DNA 氧化损伤	是
丝裂霉素	Mitomycin C	MMC	50-07-7	$9.87 \times 10^{-9} \sim 9.87 \times 10^{-2}$	与 DNA 交联使 DNA 烷基化	是
染料木黄酮	Genistein	GES	446-72-0	$3.7 \times 10^{-7} \sim 3.7$	拓扑异构酶抑制剂	是
双酚 F	Bisphenol F	BPF	620-92-8	$8 \times 10^{-6} \sim 80$	代谢产物引起 DNA 的氧化损伤	是
双酚 B	Bisphenol B	BPB	77-40-7	$2 \times 10^{-6} \sim 20$	机制不是很明确，激活 $P53$ 通路	是
阿特拉津	Atrazine	ATZ	1912-24-9	$3.88 \times 10^{-6} \sim 38.8$	DNA 氧化损伤	是
异丙甲草胺	Metolachlor	MTC	51218-45-2	$4.36 \times 10^{-6} \sim 43.6$	染色体损伤	是
多菌灵	Carbendazim	CDZ	10605-21-7	$2.42 \times 10^{-7} \sim 2.42$	非整倍体毒剂	是
二氯乙酸	Dichloroacetic acid	DCA	79-43-6	$5 \times 10^{-6} \sim 50$	机制不是很明确	是
双酚 A	Bisphenol A	BPA	80-05-7	$1 \times 10^{-6} \sim 10$	氧化胁迫引起 DNA 损伤和染色体非整倍形成	有争议
三氯生	Triclosan	TCS	3380-34-5	$1 \times 10^{-6} \sim 10$	染色体断裂	有争议
2,4-二氯苯氧乙酸	2,4-dichlorophenoxyacetic acid	2,4-D	94-75-7	$8.79 \times 10^{-6} \sim 87.9$	非遗传毒性机制	否
全氟辛酸	Perfluorooctanoic acid	PFOA	335-67-1	$9.39 \times 10^{-6} \sim 93.9$	适度产生活性氧但与 DNA 损伤无关	否
双酚 S	Bisphenol S	BPS	80-09-1	$8 \times 10^{-6} \sim 80$	无致突变性可能会引起很小的 DNA 损伤	否

通过上述化学品，我们将探究一种基于剂量-效应 RHT 数据的化学品分类方法。分别使用 POD、ORA 和 GSEA 三种方法，对具有不同毒作用模式（modes of action，MOA）的 17 种化学品的剂量-效应 RHT 数据进行通路分析（图 3-1）。本研究的目的在于：

（1）评估 POD、ORA 和 GSEA 三种方法的化学品分类能力。

（2）根据三种通路分析方法各自的优劣，提出整合型的化学品分类策略。

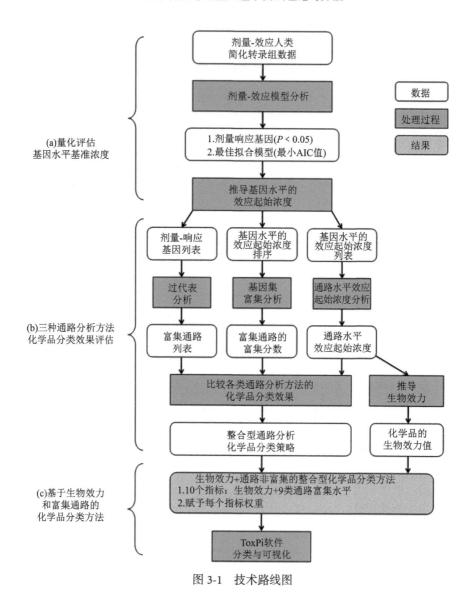

图 3-1　技术路线图

3.3.1　遗传毒性模式化学品的剂量依赖图谱

1. 测序数据表现

17 个化学品共测试了 160 个 RHT 样品，所有样品的测序读数范围为 170139~4059594，确保平均每个基因至少达到 100 个读数的深度。17 个化学品的"可检测的基因"（对照组基因读数≥5）数目范围为 652~713 个基因（平均 681 个基因）。

2. 剂量-响应基因

17 个化学品的 DRGs 数量范围为 18~205 个[图 3-2（a）]。MTC 识别的 DRGs 数量最多，次多的是三个遗传毒性模式化学品 4-NQO，BaP 和 H_2O_2，而剩余的两种遗传毒性模式化学品 CIS 和 MMC 识别的 DRGs 数量最少。

线性模型是大多数化学品 DRGs 所拟合的主导剂量-效应模型[图 3-2（b）]。拟合于线性模型的 DRGs 的 POD_{gene} 主要出现在化学品的高浓度范围，暗示这些对应化学品主要干扰次生反应相关的生物过程。CIS 和 DCA 的 DRGs 主要拟合于 U 形模型，且其 POD_{gene} 主要集中于化学品的低浓度范围，暗示 CIS 和 DCA 主要会诱导早期低浓度的毒物兴奋效应（hormesis）。

(a)

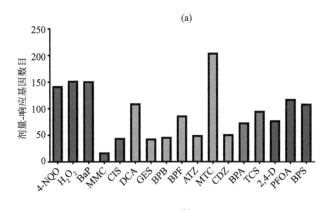

(b)

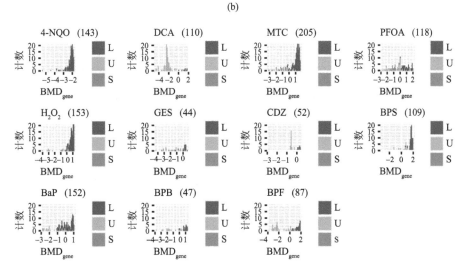

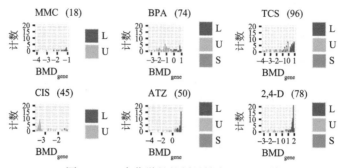

图 3-2　17 个化学品的剂量效应 RHT 图谱

（a）DRGs 数量。红色、绿色、橙色和蓝色棒分别代表遗传毒性模式化学品、环境遗传毒性化学品、有争议的遗传毒性化学品、无遗传毒性的阴性对照化学品。（b）各化学品的 DRGs 及其相关剂量-效应关系模型分布图。图例中的"L"、"S"和"U"分别代表线性模型、S 形模型和 U 形模型。括号中的数字代表对应化学品的 DRGs 数量。X 轴为 POD_{gene} 的 $\log_{10}$ 转化结果，Y 轴为频率计数

3. 通路分析

1）POD 分析

各个化学品的 POD_{path} 分布[图 3-3（a）]以及生物潜力分布排序[图 3-3（b）]呈现相似的图谱规律。除了 H_2O_2，其余 4 个遗传毒性模式化学品都在生物潜力最高的浓度范围。此外，两个阴性对照化学品 2,4-D 和 BPS 都在生物潜力最低的浓度范围。然而，另一个阴性对照 PFOA 的生物潜力分布在中等浓度范围（接近 1 μmol/L）。

对于遗传毒性环境化学品的 DNA 损伤相关通路，DCA 的 POD_{path} 分布在最敏感的浓度范围（<0.1 μmol/L），其次是 GES、BPB、BPF 和 CDZ。然而，对于 MTC 和 ATZ 这两种除草剂，它们 DNA 损伤相关通路的 POD_{path} 分布在最不敏感的浓度范围（接近 10 μmol/L）。

对于遗传毒性有争议的环境化学品 BPA 和 TCS，它们的 POD_{path} 分布于中等浓度范围（接近 1 μmol/L）。BPA 比其同系物 BPF 和 BPB 的生物潜力低，但比另一种作为阴性对照的同系物 BPS 高。

对于未识别到的 Hallmark 通路，为其 POD_{path} 赋予"NA"标示，然后将 17 个化学品的所有 Hallmark 通路 POD_{path} 值用于化学品聚类分析。

2）ORA 分析

ORA 分析识别各化学品 Hallmark 通路的统计显著性值 Q，只有极少数的通路能通过显著性检验[图 3-4（a）~（c）]。在常用的 $Q < 0.05$ 筛选标准下，富集通路最多的化学品 MTC 只有 5 个通路通过显著性检验。即使将筛选标准放松至 $Q < 0.2$，富集通路最多的化学品 MTC 也只有 9 个通路通过显著性检验，而绝大部分化学品没有通路能通过显著性检验。因此在后续的化学品分类分析中，不预先设置显著性阈值进行通路筛选，而是将化学品所有通路的 Q 值直接用于聚类分析。

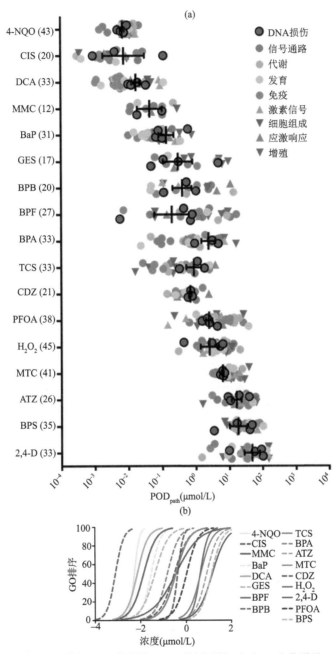

图 3-3　17 个化学品剂量-效应 RHT 数据的 POD 分析图谱。(a) 17 个化学品 Hallmark 通路的 POD_{path} 分布。每个圆点代表一个 Hallmark 通路，相同颜色圆点表示它们归属于同一个生物学过程。Y 轴上括号内的数字代表该化学品干扰的 Hallmark 通路数量。(b) 各个化学品的 POD_{path} 排序曲线，以及化学品间的通路敏感性分布比较

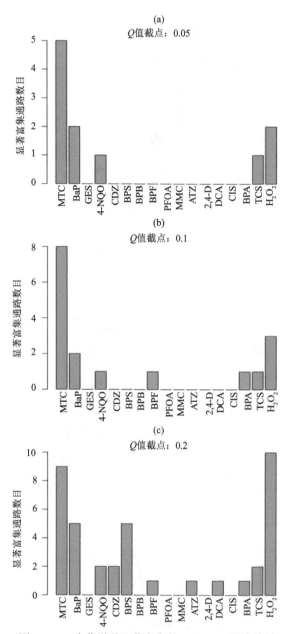

图 3-4　17 个化学品显著富集的 Hallmark 通路数量

（a）以低于 0.05 的 Q 为统计显著性筛选阈值；（b）以低于 0.1 的 Q 为统计显著性筛选阈值；（c）以低于 0.2 的 Q 为统计显著性筛选阈值

3）GSEA 分析

GSEA 分析识别了 17 种化学品的各个 Hallmark 通路的 NES 值（图 3-5）。其中，MMC 识别到最少的 Hallmark 通路（32 条），MTC、BaP、4-NQO 和 H_2O_2 识别到所有的 Hallmark 通路（50 条）。未识别到的 Hallmark 通路为其赋予"NA"标示，然后将 17 个化学品的所有 Hallmark 通路 NES 值用于化学品聚类分析。

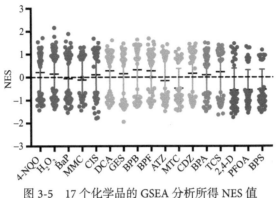

图 3-5　17 个化学品的 GSEA 分析所得 NES 值

图中每个圆点代表一个 Hallmark 通路。红色、绿色、橙色和蓝色棒分别代表遗传毒性模式化学品、环境遗传毒性化学品、有争议的遗传毒性化学品、无遗传毒性的阴性对照化学品。每个黑色短实线代表该化学品的所有 NES 的平均值。黑色虚线上方的点代表该通路为正向富集，下方的点代表该通路为负向富集

3.3.2　基于三种通路分析方法的分类效果

1. 基于 POD_{path} 的化学品分类

POD 分析着重区分化学品之间的生物潜力差异，但是难以有效地指示单个化学品内的所有富集通路的敏感性差异[图 3-6（a）]。基于化学品各通路的 POD_{path} 值，能够区分高生物潜力的遗传毒性模式化学品，但是对于低生物潜力的化学品区分效果差。3 个高生物潜力的遗传毒性模式化学品 4-NQO、CIS 和 MMC，它们与高生物潜力的遗传毒性环境化学品 DCA 聚类在一组。而对于低生物潜力的遗传毒性模式化学品 H_2O_2，它与低生物潜力的环境化学品 MTC 和 ATZ 以及低生物潜力的阴性对照 2,4-D 和 BPS 聚类在一组。该结果说明仅仅依靠生物潜力大小，难以区分低生物潜力的遗传毒性化学品与非遗传毒性化学品。此外，对于中等生物潜力水平的阴性对照 PFOA，无法依靠生物潜力将它与遗传毒性环境化学品进行区分。

对于各个化学品，其所有通路的 POD_{path} 值基本在一个数量级内，这导致通路之间的区分度不够，从而难以有效地指示该化学品的某些敏感通路。说明 POD 分析在区分化学品敏感分子通路机制方面存在缺陷。

2. 基于 ORA 所得 Q 值的化学品分类

基于化学品各通路的 Q 值无法得到有规律的化学品分类结果[图 3-6（b）]。遗传毒性化学品呈现混乱地分组，阴性对照也散乱地与其他遗传毒性化学品聚集。该结果说明 ORA 分析所得的化学品剂量效应 RHT 测试通路富集结果，不适用于遗传毒性化学品分类。

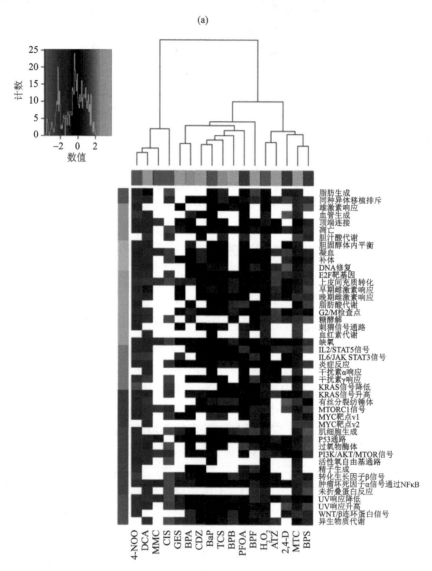

(a)

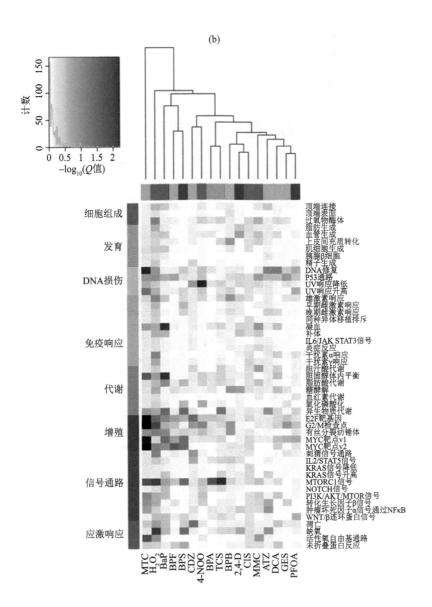

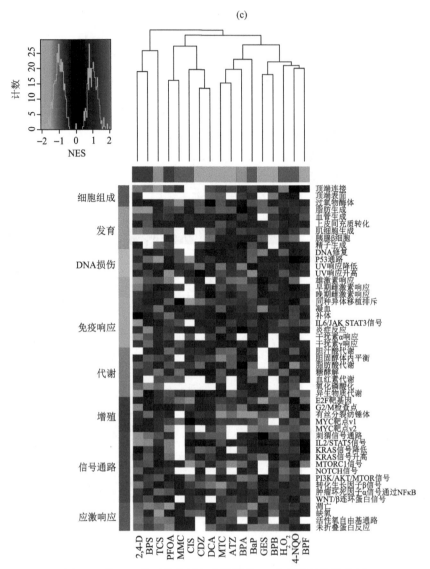

图 3-6　基于三种通路分析方法结果的 17 种化学品聚类分析

（a）POD；（b）ORA；（c）GSEA

热图上方的红色、绿色、橙色和蓝色色块分别标示遗传毒性模式化学品、环境遗传毒性化学品、有争议的遗传毒性化学品、无遗传毒性的阴性对照化学品

3. 基于 GSEA 所得 NES 的化学品分类

GSEA 方法所得的 NES 值，能够提供单个化学品内所有富集通路的敏感性，但是反映不了化学品之间的生物潜力差异[图 3-6（c）]。有意思的是，对于 POD 方法无法准确分组的遗传毒性模式化学品 H_2O_2，根据 NES 值能够将 H_2O_2 与另一

种遗传毒性模式化学品 4-NQO 聚类在一起。H_2O_2 是一种活性氧（reactive oxygen species，ROS）。而 4-NQO 被报道会产生 ROS 诱导遗传毒性。此外，对于阴性化学品 2,4-D 和 BPS，基于通路 NES 值能够准确将其进行聚类。以上结果说明，GSEA 的通路富集分值 NES 可能提供机制相关的化学品分类。然而，对于 POD 无法有效分类的阴性对照 PFOA，基于 GSEA 所得的 NES 值同样无法将其与阴性对照 2,4-D 和 BPS 聚类在一组。此外，对于遗传毒性模式化学品 MMC 和 CIS，它们与 PFOA 以及其他遗传毒性环境化学品聚类在一起。

3.3.3 "POD+GSEA" 整合型的化学品分类方法

根据上述 17 种化学品在 POD、ORA 和 GSEA 的分类效果，选择结合 POD 和 GSEA 两种方法用于化学品分类。POD 方法的优势在于能够量化地区分化学品之间的生物潜力差异，但是由于缺乏对单个化学品内的通路敏感性的区分度，难以将一些低生物潜力的遗传毒性化学品与同样低生物潜力的阴性对照对分开；GSEA 方法的优势在于能够量化地区分单个化学品内的通路干扰程度的差异，但是由于缺乏对化学品间生物潜力差异的表征，从而难以区分通路干扰程度相似的遗传毒性化学品与阴性对照。此外，对于阴性对照 PFOA，以及遗传毒性有争议的化学品 BPA 和 TCS，POD 和 GSEA 方法都难以对这些化学品作出有效的区分。因此，综合以上考虑，我们尝试将 POD 和 GSEA 两种方法结合，利用 POD 提供的生物潜力值，以及 GSEA 提供的通路富集分值，作为整合型的化学品分类策略 "POD+GSEA"。

3.3.4 基于 ToxPi 权重赋值的 "POD+GSEA" 化学品分类

为验证 "POD+GSEA" 化学品分类方法的效果，我们选取 POD 推导所得的 POD 值，以及 GSEA 通路富集所得的九大类通路的 NES 值，作为各个化学品的 10 个分类指标，交由 ToxPi 软件进行整合性聚类分析及可视化。

无论在何种权重策略下，三种阴性对照（PFOA，2,4-D 和 BPS）都一致地聚类在一组[图 3-7（a）～（c）]。PFOA 虽然生物潜力比 2,4-D 和 BPS 高 1 个数量级，但是其富集通路图谱与 2,4-D 和 BPS 相似，均由细胞组成相关通路主导。该结果说明 "POD+GSEA" 方法能够从 17 种测试化学品中，有效地区分非遗传毒性化学品。

此外，MMC 和 CIS 两种遗传毒性模式化学品在三种权重策略下也一致地聚类在一组。这可能与 MMC 和 CIS 相似的遗传毒性分子机制有关，它们都通过与 DNA 直接产生交联引发 DNA 损伤。4-NQO 作为一种 DNA 直接损伤剂，却没有与 MMC 和 CIS 聚类在一组，而是与 DCA 或 H_2O_2 这类通过次生性反应（如 ROS 生成）诱导 DNA 损伤的化学品聚类在一起。这可能是由于 4-NQO 也会通过产生 ROS，形成 8-羟基-2-脱氧鸟苷而诱导 DNA 损伤。

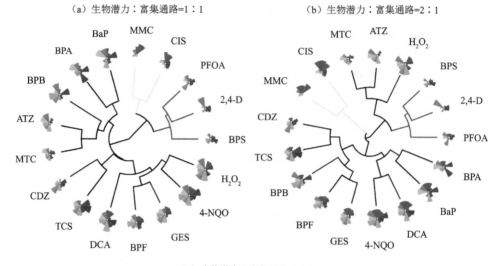

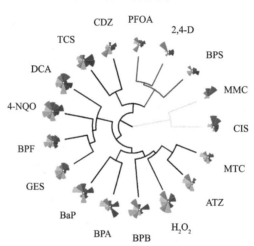

图 3-7 17个化学品基于 POD 和 GSEA 整合型分类结果的生物潜力与富集通路的三种不同权重分析比较

对于两种以往遗传毒性有争议的化学品 BPA 和 TCS，它们在三种权重策略中都明显地与遗传毒性化学品聚类在一组。BPA 与 BaP（一种需要代谢酶激活的遗传毒性模式化学品）一致地分在单独的一组。有研究报道了 BPA 在细胞内会被转化为 BPA-3,4-苯醌等 DNA 加合物，导致 DNA 损伤。BPA 可能与 BaP 具有相似的遗传毒性致毒过程机理，即都通过其代谢产物诱导 DNA 损伤。对于另一个遗传毒性有争议的化学品 TCS，它一致地与 CDZ 单独分在一组。TCS 与 CDZ 相似的聚类成分包括生物潜力和两个富集通路（应激响应和信号通路）。TCS 与 CDZ 都是广谱杀菌剂，且有研究报道 TCS 和 CDZ 都会影响人类细胞的稳态相关的上皮间质转化过程[2]。

"POD+GSEA"整合型方法优于单独依靠 POD 或 GSEA 的化学品分类效果。"POD+GSEA"方法能够使用多种不同的权重策略,考察聚类结果的稳定性。此外,对于遗传毒性有争议的化学品,"POD+GSEA"方法能够将其稳定地对其进行归类,帮助进行 MOA 类推或预测。然而,本研究只检测了 24 h 暴露下的化学品剂量-效应 RHT 图谱,没有考察时间因素的影响。后续的研究需要设计时间序列实验,考察在不同时间点,"POD+GSEA"方法是否还能准确地对遗传毒性化学品进行分类。

3.4 案例 2:应用 RZT 对高环境风险化学物质分类

化学品在早期生命阶段影响对生物体的发育和健康至关重要。高内涵自动成像的斑马鱼胚胎表型筛选(phenotype-based high content Screen,PHCS)同时测试早期生命阶段的多种敏感的毒性终点(如致死和 17 种致畸),广泛应用于快速化学品毒性测试。例如,ToxCast Ⅰ,Ⅱ测试中 PHCS 快速识别 1060 种化学品中 487 种(46%)化学品在环境相关浓度下有明显的胚胎毒性,无法识别无胚胎毒性的高生物活性化学品[3]。早期生命阶段的高生物活性响应会导致成年各种疾病,例如 PAHs 的斑马鱼胚胎暴露影响成鱼生长、生殖能力与运行行为和各种癌症、认知障碍等。化学品作用模式可以帮助预测早期暴露诱导的长期效应。有研究表明胚胎毒性特征能帮助理解作用模式,例如 AHR 化学品诱导胚胎心包与卵黄囊肿。而 PHCS 在大量化学品评估中由于缺乏毒性机制信息,不同 MOA 化学品往往呈现相同的胚胎毒性特征。

浓度依赖的组学测试(如转录组学)能全面识别受干扰的生物学通路及受影响程度,帮助理解化学品致毒机制。已有少量化学品(如 TCDD、BPA、furan 等)的多剂量转录组评估,发现干扰生物学通路的效力值与表型毒性终点(如组织学、器官重量、癌症等)效力值呈现一致性。这些测试浓度范围往往在 1~2 个数量级以内,而宽广的测试浓度设置对于识别化学品物质的起始效应浓度至关重要[4]。传统转录组技术信息冗余且成本高,通常不允许宽广的测试浓度下对批量化学品进行测试。斑马鱼简化转录组(RZT)整合 1637 个核心基因代表全转录组,覆盖 90%以上的生物学通路,降低测试成本,允许批量化学品的宽浓度范围测试 (如 7 个数量级)。浓度依赖的 RZT 从 4 种不同污水处理工艺产水中识别高毒性风险水样,揭示双酚 A 在低暴露水平(<0.001 μmol/L)下神经系统发育的生物学通路是诱导 BPA 神经发育毒性的致毒机制。然而,浓度依赖的转录组(RZT)仅测试少量化学品,对多种不同致毒机制化学品评估的有效性尚不清楚。

为探索和评估基于浓度依赖转录组学测试的化学品测试策略,本节选取代表 5 种不同致毒机制的 12 种高环境风险化学品(表 3-2)同时进行浓度依赖转录组测试（暴露浓度范围跨越 7 个数量级）及斑马鱼胚胎表型筛选。PHCS 方法设置在 120 hpf 评估斑马鱼胚胎表型毒性，包括致死和 16 种致畸效应。CRZT 方法测试 7 个数量级跨度浓度范围的基因表达捕捉早期发育响应（32 hpf）的浓度依赖的生物学通路干扰。主要从以下三个方面评估浓度依赖 RZT 技术与表型筛选相比评价化学品的有效性（图 3-8）：

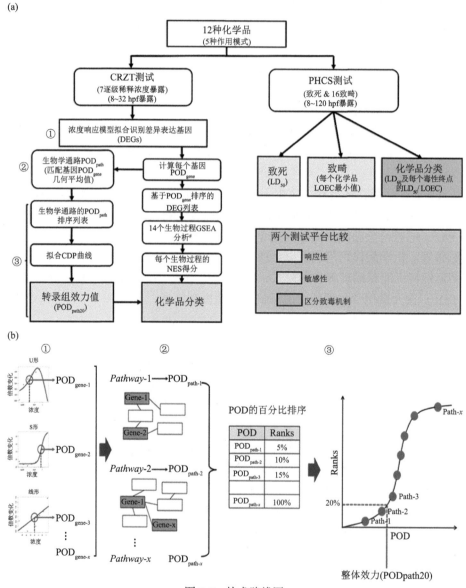

图 3-8　技术路线图

①比较 PHCS 与 CRZT 有效识别生物活性化学品的能力；

②比较 PHCS 与 CRZT 检测生物活性的灵敏度；

③比较 PHCS 与 CRZT 区分环境化学品 MOAs 的能力。

表 3-2　12 种化学物质的水生生物作用模式信息

中文名称	英文名称	缩写	作用模式
金雀异黄素	Genistein	GES	内分泌干扰
双酚 A	Bisphenol A	BPA	内分泌干扰
丙环唑	Propiconazole	PCZ	内分泌干扰
嘧菌环胺	Cyprodinil	CPD	激活芳香烃受体
苯并[a]芘	Benzo(a)pyrene	BaP	激活芳香烃受体
苯并[b]荧蒽	Benzo(b)fluoranthene	BbF	激活芳香烃受体
二嗪农	Diazinon	DAZ	神经毒性
磷酸三苯酯	Triphenylphosphate	TPP	神经毒性
三氯生	Triclosan	TCS	免疫刺激
双氯芬酸	Diclofenac	DFC	免疫刺激
敌草隆	Diuron	DIR	非特异性
苄氯酚	Chlorophene	CLP	非特异性

3.4.1　斑马鱼胚胎毒性

除激活 AHR 活性的两种 PAH（BaP 和 BbF），10 种化学品引起明显的斑马鱼胚胎毒性效应（LD_{50} 范围为 2.11~70.68 μmol/L）。致死的毒性效能排序如下：DFC > TCS > CLP > GES > CPD > DIR > DAZ > PCZ > BPA > TPP。10 种化学品的最低致畸效应浓度（LOEC）的范围为 2.5 μmol/L 到 10 μmol/L。12 种化学品引起的畸形效应主要有 PE、JAW（颌骨畸形）、YSE（卵黄囊肿）、UNHATCH（未孵化）和 AXIS（轴弯）（表 3-3 和图 3-9）。BaP 与 BbF 的胚胎毒性结果与之前报道一致，无明显毒性效应。除 DFC 效能更高，CPD 效能更低，其他 10 种单物质的胚胎毒性 LD_{50} 与文献报道的 48 hpf LD_{50} 值呈现一致性（表 3-3）。

表 3-3　表型筛选和浓度依赖 RZT 测试获取的 12 种物质效应浓度

化学品缩写	表型（μmol/L）		转录组（μmol/L）	
	畸形（LD_{50}）	畸形（最小 LOEC）	DEGs（POD_{gene20}）	通路（POD_{path20}）
GES	12.07	5	0.56	0.32
BPA	57.87	10	0.005	0.05

续表

化学品缩写	表型（µmol/L）		转录组（µmol/L）	
	畸形（LD$_{50}$）	畸形（最小 LOEC）	DEGs（POD$_{gene20}$）	通路（POD$_{path20}$）
BaP	NA	NA	0.19	0.03
BbF	NA	NA	0.001	0.002
DAZ	47.49	10	0.19	0.33
TPP	70.68	10	0.098	0.26
TCS	8.04	10	0.003	0.01
DFC	2.11	2.5	0.006	0.009
CPD	22.51	10	0.9	0.32
DIR	29.96	10	1.99	2.1
PCZ	51.23	10	0.09	0.19
CLP	9.41	10	0.0089	0.02

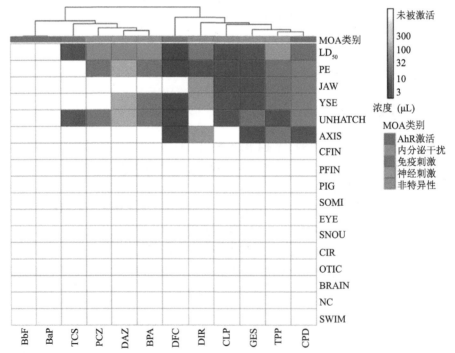

图 3-9　12 种化学物质诱导 120 hpf 斑马鱼胚胎死亡率和畸形效应。填充颜色表示相应畸形终点的死亡率 LD$_{50}$ 或最低观察到的效应浓度（LOEC）值（N=36）

白色填充表示化学暴露后无效应

3.4.2 浓度依赖斑马鱼简化转录组

1. 测序数据表现与剂量-响应基因

12 种化学品测试样品的测序深度为 363244~3735583（图 3-10），满足后续生物信息学分析需求。所有样本的可检测基因数（对照组基因读数≥20）大于 1300 个基因。通过浓度-反应模型识别 12 种化学品的差异表达基因为 35~470 个（图 3-11）。由 DIR、GES、BaP、DFC 诱导的 DEGs 最多，而 CLP 对 DEGs 的改变最少（图 3-11）。

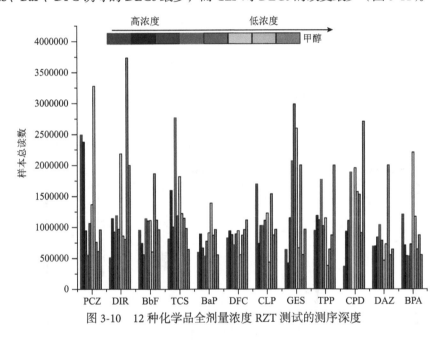

图 3-10　12 种化学品全剂量浓度 RZT 测试的测序深度

2. 生物学通路分析

转录组测试成功识别了所有 12 个物质对斑马鱼胚胎生物学通路干扰的 POD 值。整合的 57 个生物过程（sub-process）中有 52 个生物过程（sub-process）被至少一种化学品干扰，CLP 干扰了最少的 7 个生物学过程（sub-process）。基于浓度依赖斑马鱼简化转录组计算的 POD 值，其中无胚胎毒性的 BbF 是干扰转录组水平效力最强的化学品（POD 值，0.001 μmol/L），BaP 也呈现高的生物学通路响应（POD 值，0.022 μmol/L），而 DIR 是转录组水平效力最低的化学品（POD 值，2.1 μmol/L）（图 3-11）。低浓度的 BbF 扰动的敏感生物学过程主要是骨骼系统发育（$POD_{subprocess}$，0.003 μmol/L）和心血管系统发育（$POD_{subprocess}$，0.03 μmol/L）。此外，BaP，无胚胎毒性效应化学品，引起高转录组水平生物活性（POD_{path20}，0.03

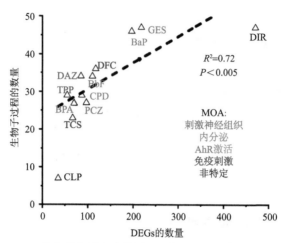

图 3-11　12 种物质差异表达基因和生物亚过程干扰的相关性回归

μmol/L）且强效干扰发育过程，特别是内分泌干扰（POD$_{subprocess}$，0.002 μmol/L），骨骼发育（POD$_{subprocess}$，0.02 μmol/L）和心血管系统发育（POD$_{subprocess}$，0.03 μmol/L）（图 3-12）。骨骼和心血管系统发育是 AHR 活性化学品（BbF、BaP 和 CPD）的敏

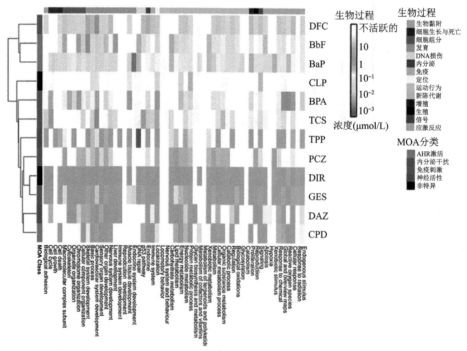

图 3-12　12 种化学物质的 56 个生物子过程响应的起始浓度值图谱填充颜色表示生物子过程响应的起始浓度值（N=36）

白色填充表示化学暴露后无效应

感生物学通路，与 AHR 活性的毒性表型（如软骨、心脏畸形和囊肿）相一致[5]。TCS 和 DFC（两种免疫刺激化学品）强效扰乱免疫过程（$POD_{process}$ 值分别是 0.023 μmol/L 和 0.014 μmol/L），且基于转录组活性是 12 种物质中最敏感的化学品（POD_{path20} 值分别是 0.01 μmol/L 和 0.009 μmol/L）。DIR 是最不敏感化学品（POD_{path20}，2.1 μmol/L），引起的敏感生物过程主要跟应激响应有关，特别是外源物质刺激和辐射刺激。

3.4.3　响应性分析

综上所述，对于 PHCS 技术尚未识别的高活性有毒物质，RZT 技术能够识别受其干扰的生物学通路，例如通过 AHR 激活诱导高生物活性的有毒化学品（BaP 和 BbF）。

3.4.4　敏感性分析

化学品转录组效能（POD_{path20}）排序与胚胎毒性效能（LD_{50}）排序不同[图 3-13（a）（b）]。12 种化学品的转录组效能值跨越 3 个数量级（POD_{path20} 范围，0.002~2.1 μmol/L），转录组效能排序如下：BbF > DFC > TCS > CLP > BaP > BPA > PCZ > TPP > GES > CPD > DAZ > DIR [图 3-13（b）]。

与表型毒性筛选相比，浓度依赖 RZT 技术对 12 种化学品测试敏感性高 1~3 个数量级。①表型筛选与浓度依赖 RZT 相比，转录组效力值与斑马鱼胚胎致死毒性效力值呈显著正相关（$R^2 = 0.64$，$P < 0.05$），但数值小 1~3 个数量级。只有 2 种内分泌干扰物 BPA 和 BPS 在相关性的 95% 置信区间以外[图 3-13（c）]，正如报道所说明的 32 hpf 转录组测试时间非内分泌干扰物的敏感窗口期[6]。②转录组效力值与斑马鱼致畸效力值（最小的 LOEC）呈现弱相关性（$P > 0.05$），这可能与 LOEC 效应值计算依赖于实验浓度设计有关[图 3-13（d）]。

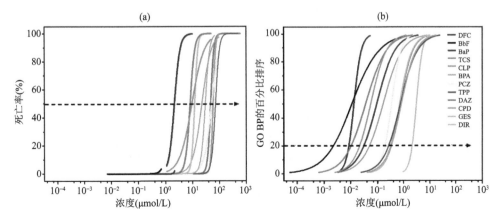

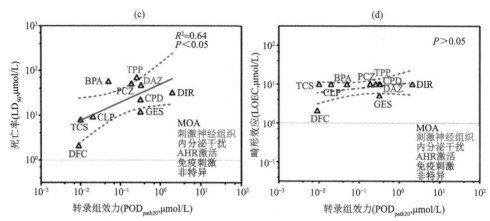

图 3-13　基于表型筛选（PHCS）和浓度依赖性斑马鱼转录组（CRZT）测试的 12 种化学物质的效力值图谱

（a）12 种化学物质的致死剂量-效应曲线；（b）生物学通路敏感性分布曲线
转录组效力值和胚胎毒性值[120 hpf 致畸（c）和畸形（d）]的比较
红线代表线性拟合曲线，虚红线代表 95% CI

综上所述，化学品的转录组效力值比表型效力值低 1~3 个数量级。

3.4.5　区分不同致毒机制

1. PHCS 测试

根据 PHCS 测试的胚胎毒性模式[致死（LD_{50}）和畸形得分（LD_{50} / LOEC）]将 12 种化学品分成 5 类[图 3-14（a）]。①DIR 和两种内分泌干扰物（BPA 和 PCZ）通过强力干扰 PE 毒性终点聚到一类。②DAZ 和两种 AHR 活性剂（BbF 和 BaP）聚到一起，这类化学品基本无胚胎毒性效应。③DFC、TCS 和 CLP 这组化学品有最高的致死效应和低的致畸得分。④GES 和 CPD 有相似的胚胎毒性表型模式(PE、JAW、YSE、UNHATCH 和 AXIS）聚到一类。⑤最高致畸效应得分化学品（TPP）单独一类。

2. RZT 测试

基于转录组效能（POD_{path20}）和干扰生物过程 NES 得分分类化学品结果与预期作用机制（MOAs）分类呈现一致性，12 种化学品被分成 5 类[图 3-14（b）]。①BaP 与 CPD、BbF 聚类到一起，主要干扰内分泌、代谢过程，特别是 DNA 损伤过程。其中 BaP 和 BbF 是经典的 AHR 受体激动剂，CPD 也被报道能够激活 AHR 受体。②内分泌干扰物 PCZ 和 BPA 聚到一类，多数生物过程的 NES 值相似，这些生物过程包括增殖、应激反应、信号、细胞组分、细胞生长死亡和发育过程。

而内分泌干扰物 GES 与相对应 MOA 化学品呈现不同生物学通路特征，这可能与 32 hpf 非内分泌干扰效应敏感时期有关。③免疫刺激化学品 TCS 和 DFC 因具有最高的转录组效能和免疫相关过程 NES 得分，聚类到一起。TCS 和 DFC 已经被广泛报道能影响免疫响应生物过程。④两种非特异性的化学品，DIR 和 CLP，因转

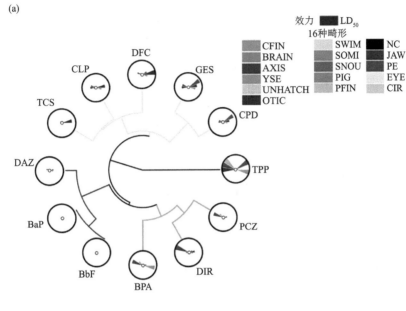

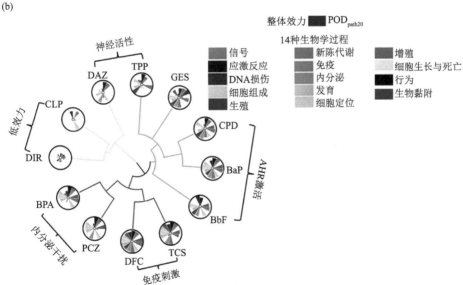

图 3-14　基于表型筛选的毒性特征（a）和浓度依赖的简化转录组特征（b）的 12 种化学品聚类分析

录组响应最低化学品聚类到一起。CLP 暴露后仅有 7 个生物亚过程响应,且 DIR 的干扰的转录组效能最低。⑤神经活性化学品(DAZ、TPP)呈现不同 DNA 损伤、代谢和内分泌生物学通路特征,不同于 DAZ,TPP 暴露的 120 hpf 斑马鱼幼鱼在黑暗刺激后异常活跃运动行为。因此,TPP 和 DAZ 在斑马鱼胚胎中不同作用机制。这些结果都表明浓度依赖的转录组识别的转录组特征(NES 值和转录组效能值)能够用于区分不同致毒机制的化学品。

因为 PHCS 测试缺乏毒性机制信息,基于毒性表型特征的分类结果与预期的毒性作用模式不一致。与 PHCS 测试不同,CRZT 方法通过识别全面生物过程,能够有效区别不同 MOA 的化学品。

3.5 小　　结

生物潜力和生物通路干扰是用于化学品分类和筛选研究的两个关键信息,但以往的研究通常难以二者兼顾。组学技术虽然能够从全基因组水平全面地检测化学品的生物学通路干扰,但是基于剂量-效应的组学测试成本高昂,通常只在一个或少数预先选定的表观效应浓度(如 EC_{50}、NOEC 等)下进行检测。本研究利用简化转录组策略,高通量地获取 17 种化学品的剂量-效应转录组数据,分别用 POD 和 GSEA 生物信息学方法识别各化学品的生物潜力和生物通路干扰信息,开发和评估了基于"生物潜力+生物通路干扰信息"的化学品分类效果,提供了基于人类简化转录组的"POD+GSEA"整合型化学品分类新方法。

本章以遗传毒性化学品为例,开发了整合化学品生物潜力与富集通路信息的化学品分类新方法。基于化学品的剂量-效应转录组数据,POD 能够提供量化区分化学品生物潜力的 POD 值,而 GSEA 能够提供与 POD 互补的化学品内各个通路的干扰程度。结合 POD 值,以及 GSEA 提供的九大类生物学过程的 NES 值,可以作为 10 个综合指标,用 ToxPi 软件进行基于权重的化学品分类。该"POD+GSEA"整合型方法能够有效地区分本研究 17 种化学品中的遗传毒性化学品和非遗传毒性化学品。在后续研究中,对于遗传毒性信息未知的化学品,可以根据"POD+GSEA"方法的聚类结果,类推其潜在的遗传毒性或非遗传毒性分子机制,帮助快速筛选具有潜在遗传毒性的化学品。

未来,对于"POD+GSEA"方法的准确性,还需要测试更多种类的遗传毒性模式和非遗传毒性化学品,进一步验证其假阳性或假阴性率。此外,还需考虑代谢因素对化学品产生遗传毒性的影响,例如添加 S9 代谢酶后的化学品转录组"POD+GSEA"聚类分析。另外,还需要评估"POD+GSEA"方法在不同细胞类型中的分类效果,以及是否需要综合多细胞类型以提供更系统的化学品分类图谱。

此外,本章还通过浓度依赖的斑马鱼简化转录组(CRZT)与表型筛选测试

（PHCS）在响应性、敏感性和区别毒性机制三方面比较，探究 CRZT 应用于化学品早期暴露效应筛选的可行性。首先，与表型筛选测试相比，CRZT 捕捉早期化学品暴露后全面生物活性。其次，CRZT 比 PHCS 在识别化学品效力值方面灵敏度高 1~3 个数量级。最后，CRZT 能够有效区分不同作用模式的化学品。研究结果表明与 PHCS 相比，CRZT 在响应性、敏感性和区别毒性机制方面呈现更好性能，推荐应用于化学品早期效应评估。目前研究仅探讨 CRZT 在 8~32 hpf 暴露化学品评估的应用性能。未来，需要进一步探究 CRZT 的多个时间序列暴露测试能否提高化学品评价性能。

参 考 文 献

[1] Dean J L, Zhao Q J, Lambert J C, et al. Editor's highlight: Application of gene set enrichment analysis for identification of chemically induced, biologically relevant transcriptomic networks and potential utilization in human health risk assessment. Toxicological Sciences, 2017, 157(1): 85-99.

[2] Peyre L, Zucchini-Pascal N, De S G, et al. Potential involvement of chemicals in liver cancer progression: An alternative toxicological approach combining biomarkers and innovative technologies. Toxicol *In Vitro*, 2014, 28(8): 1507-1520.

[3] Lisa T, Reif D M, St Mary L, et al. Multidimensional *in vivo* hazard assessment using zebrafish. Toxicological Sciences, 2014, 137(1): 212-233.

[4] Villeneuve D L, Coady K, Escher B I, et al. High-throughput screening and environmental risk assessment: State of the science and emerging applications. Environmental Toxicology and Chemistry, 2019, 38(1): 12-26.

[5] Garcia G R, Shankar P, Dunham C L, et al. Signaling events downstream of AHR activation that contribute to toxic responses: The functional role of an AHR-dependent long noncoding *RNA* (slincR) using the zebrafish model. Environmental Health Perspectives, 2018, 126(11).

[6] Schiller V, Wichmann A, Kriehuber R, et al. Transcriptome alterations in zebrafish embryos after exposure to environmental estrogens and anti-androgens can reveal endocrine disruption. Reproductive Toxicology, 2013, 42: 210-223.

第4章　短链氯化石蜡生物毒性的跨物种比较

短链氯化石蜡（SCCPs）是一个数量庞大、结构相似的氯化正构烷烃家族，其碳链长度为10~13，含氯量为质量的30%~70%，常作为阻燃剂用于塑料制品中。由于短链氯化石蜡的广泛使用，它们在水生生态系统中无处不在，并且可以通过食物网在水生生物中被积累和生物放大，这可能对高营养水平的野生生物甚至人类构成威胁。目前，化学物质一般选用模式物种进行评估，但由于物种敏感性差异，模式物种的评估结果并不能代表化学物质暴露对最敏感物种的毒害水平。因此，在化学物质评估中常常面临跨物种比较的问题，即用模式物种的毒性评估结果，如何外推至其他物种。相比传统的生物测试方法，基因组学可以提供更全面的物种间机制差异，以减少物种间毒性外推等方面的不确定性。本章同时采用浓度依赖性还原人转录组（RHT）方法和斑马鱼胚胎转录组（RZT），对 15 个短链氯化石蜡进行了评估，比较两者之间毒性机制差异。

4.1　短链氯化石蜡的毒性研究现状

短链氯化石蜡具有环境持久性、生物富集性和生物毒性，已经被斯德哥尔摩公约列为持久性有机污染物。尽管如此，在水生生态系统中依然发现大量的短链氯化石蜡混合物或同类物，并且浓度范围很广。在地表水中检测到的总短链氯化石蜡的浓度范围通常为 ng/L~μg/L，在水生生物中，浓度范围为 0.1 ng/g~24 μg/g 脂质重量。当前，SCCPs 的健康评估主要关注终点毒性（如致死、肝毒性和致癌性等）。对于 SCCPs 的潜在分子致毒机制的研究（如氧化应激和代谢干扰）已经涵盖多种生物物种，包括人体细胞、斑马鱼和老鼠等。例如，羊头小鱼（*Cyprinodon variegatus*）幼鱼在商用 SCCPs（$C_{10~13}$, 58% Cl）浓度为 620.5 μg/L 和 280 μg/L 中暴露 32 天出现了生长缓慢[1]。日本青鳉（*Oryzias latipes*）鱼卵暴露在高浓度 $C_{10}H_{15.5}Cl_{6.5}$（9.6 mg/L）和 $C_{10}H_{15.3}C_{16.7}$（7.7 mg/L）中出现 100%死亡[2]。然而，大多数有关短链氯化石蜡对鱼类的毒理学研究只集中在少数几种特定的混合物或同系物上，并且主要涉及高暴露浓度时的急性毒性，缺少在环境相关低浓度（ng/L~μg/L）下有关 SCCPs 的毒理学信息。尽管有少量研究表明，SCCPs 混合物或同系物在环境相关的低暴露浓度条件下依然会对鱼类产生各种生物学干扰，但其生物学机制基本未知。例如，三种碳链长度为 10 的短链氯化石蜡混合物在环境相关浓度（0.5 μg/L）条件下，显著降低了受精后 96 小时幼鱼的总甲状腺素（TT3）和总三碘甲状腺素（TT4）的水平[3]。SCCPs 混合物（氯含量为 56.6%）暴露浓度在 1~5 μg/L 时，斑马鱼胚胎代谢发生显著变化[4]。此外，$C_{10}H_{18}Cl_4$ 和 $C_{12}H_{22}Cl_4$ 在暴露浓度为 0.5 μg/L 时，斑马鱼下丘脑-脑垂体-甲状腺轴（HPT）相关的 mRNA 基因表达水平显著下降[3]。然而，SCCPs 所干扰的分子水平变化是否在物种间存在差异，是目前的研究空白。

组学测试技术（如转录组、蛋白组、代谢组等）能够从全基因组水平比较物种间的受干扰生物学通路。跨物种的组学分析主要通过比较有毒物质暴露后所富集的基因和通路信息。然而，由于种系距离和物种间不均等的基因组注释信息，并非所有的基因或通路都存在于不同物种中，因此会影响基于基因和通路比较的效果。此外，对于分子生物通路信息与健康相关效应的关联性，目前还是大量依赖主观的经验性解释。

有害结局路径（AOP）框架描述了跨越不同生物水平的一系列从分子启动事件（MIE）到有害结局（AO）的关键事件（KE），能够提供跨物种的化学品分子机制比较与解析。例如，可以通过比较有毒物质对不同物种的同一特定 KE 的敏感性，用来推测该 KE 所导向的 AO 的物种间敏感性差异。以往评估 KE 敏感性的测试方法主要依赖体外生物测试（如核受体报告基因活性测试）和计算机模拟（如化学物质对某一蛋白或者基因的结合强度）。近来，组学测试数据被逐渐纳入评估化学物质对 KE 的影响：通过专家注释将生物学通路（如 KEGG 和 GO 通路数据库）与 AOP 数据库现有的 KE 相关联，从而将组学数据所反映的生物学通路信息与 KE 关联。当前，组学数据对 AOP KE 的解析仅局限于少数的几条高关注度 AOP，但是组学数据对整体 AOP 数据库的解析应用效果尚未得到评估。

各个 AOP 之间可能共享相同的一个或多个 KE，从而组合而成庞大的 AOP 网络。AOP 网络能够用于捕捉及延伸在不同物种和靶向器官中的生物干扰信息的复杂度。例如，在 AOP 网络中，多个 MIE 可能最终指向同一个 AO。Pollesch 等[5]将现有 AOP 整合成一个单独的 AOP 网络，并发现有 9000 多个之前未报道的 MIE-AO 路径。此外，化学品暴露的浓度或时间-响应数据能够用于揭示随浓度或时间序列变化的 KE，从而识别潜在的关键分子机制。

在本研究中，检测了 15 种 SCCPs 同系物在人类肝癌细胞（HepG2）中的浓度-响应转录组（RHT），并比较先前在斑马鱼胚胎中的浓度-响应转录组（RZT），通过 AOP 网络分析方法，识别短链氯化石蜡在两类物种模型中的潜在分子致毒机制（图 4-1）。本研究的目的在于：①评估 15 种 SCCPs 在人类 HepG2 细胞的浓度-响应转录组图谱；②比较 15 种 SCCPs 在人类 HepG2 细胞和斑马鱼胚胎的转录组水平的相对生物潜力；③比较 15 种 SCCPs 在上述两类物种模型的分子机制（AOP 网络干扰）。

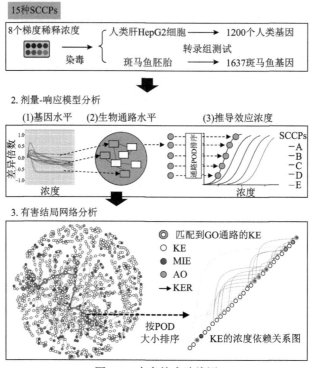

图 4-1　本章技术路线图

4.2　暴露试验设置

　　八种拥有不同碳链长度（$C_{10\sim13}$）和氯含量（44.82%~65.25%）的商用短链氯化石蜡混合物和五种同类标准化学物质（ 2,3,4,5,6,7,8,9-$C_{10}H_{14}Cl_8$，1,2,5,6,9,10-$C_{10}H_{16}Cl_6$，1,2,5,5,6,9,10-$C_{10}H_{15}Cl_7$，1,2,9,10-$C_{10}H_{18}Cl_4$，1,2,5,6,9-$C_{10}H_{17}Cl_5$）从 Dr. Ehrenstorfer GmbH（德国奥格斯堡）购买。四个同类标准化学物质 1,1,1,3,9,11,11,11-$C_{11}H_{16}Cl_8$，1,1,1,3,10,11-$C_{11}H_{18}Cl_6$，1,1,1,3,10,12,12,12-$C_{12}H_{18}Cl_8$ 和 1,1,1,3,11,13,13,13-$C_{13}H_{20}Cl_8$ 购自 Chiron（挪威特隆赫姆）。表 4-1 中提供了包括 CAS 号，所有测试的 SCCPs 的氯含量（Cl%）在内的详细信息。将所有化学物质溶解在从 Sigma-Aldrich（美国密苏里州圣路易斯）获得的二甲基亚砜（DMSO）中。在 DMSO 中制备储备溶液，并将其储存在−80℃（表 4-1），在室温下放置过夜，然后制备曝光溶液。

表 4-1　九种短链氯化石蜡同系物和八种商业混合物的暴露浓度

化学名称	化学简称	CAS 号	暴露浓度（ppb）
氯化石蜡 $C_{10\sim13}$ (51.5% Cl)	$C_{10\sim13}$ 51.5% Cl	85535-84-8	100, 10, 1, 0.1, 0.01, 0.001, 0.0001
氯化石蜡 $C_{10\sim13}$ (63.0% Cl)	$C_{10\sim13}$ 63.0% Cl	85535-84-8	100, 10, 1, 0.1, 0.01, 0.001, 0.0001
氯化石蜡 C_{11} 65.25% Cl	C_{11} 65.25% Cl	85422-92-0	100, 10, 1, 0.1, 0.01, 0.001, 0.0001
氯化石蜡 C_{13} 65.18% Cl	C_{13} 65.18% Cl	85422-92-0	100, 10, 1, 0.1, 0.01, 0.001, 0.0001
氯化石蜡 C_{10} 65.02% Cl	C_{10} 65.02% Cl	85422-92-0	100, 10, 1, 0.1, 0.01, 0.001, 0.0001
氯化石蜡 C_{12} 65.08% Cl	C_{12} 65.08% Cl	85422-92-0	100, 10, 1, 0.1, 0.01, 0.001, 0.0001
氯化石蜡 C_{10} 44.82% Cl	C_{10} 44.82% Cl	85422-92-0	100, 10, 1, 0.1, 0.01, 0.001, 0.0001
氯化石蜡 C_{10} 55.00% Cl	C_{10} 55.00% Cl	85422-92-0	100, 10, 1, 0.1, 0.01, 0.001, 0.0001
2,3,4,5,6,7,8,9-八氯癸烷	$C_{10}H_{14}Cl_8$	214327-66-9	10, 1, 0.1, 0.01, 0.001, 0.0001, 0.00001
1,1,1,3,10,12,12,12-八氯十二烷	$C_{12}H_{18}Cl_8$	601523-21-1	100, 10, 1, 0.1, 0.01, 0.001, 0.0001
1,1,1,3,9,11,11,11-八氯十一烷	$C_{11}H_{16}Cl_8$	601523-25-5	100, 10, 1, 0.1, 0.01, 0.001, 0.0001
1,1,1,3,11,13,13,13-八氯十三烷	$C_{13}H_{20}Cl_8$	865306-24-7	100, 10, 1, 0.1, 0.01, 0.001, 0.0001
1,2,5,6,9,10-六氯癸烷	$C_{10}H_{16}Cl_6$	189350-94-5	100, 10, 1, 0.1, 0.01, 0.001, 0.0001
1,1,1,3,10,11-六氯十一烷	$C_{11}H_{18}Cl_6$	601523-28-8	100, 10, 1, 0.1, 0.01, 0.001, 0.0001
1,2,5,5,6,9,10-七氯癸烷	$C_{10}H_{15}Cl_7$	1278446-65-3	100, 10, 1, 0.1, 0.01, 0.001, 0.0001
1,2,9,10-四氯癸烷	$C_{10}H_{18}Cl_4$	205646-11-3	100, 10, 1, 0.1, 0.01, 0.001, 0.0001
1,2,5,6,9-五氯癸烷	$C_{10}H_{17}Cl_5$	175801-37-3	100, 10, 1, 0.1, 0.01, 0.001, 0.0001

4.3　短链氯化石蜡对人类细胞的毒性评估

4.3.1　细胞毒性

仅有 5 种 SCCPs 在 24 h 暴露后对 HepG2 细胞产生显著的细胞毒性（$p<0.05$），包括 SCCP6, 8, 9, 10 和 12。对于碳链长度为 10 的 SCCPs，只有其中氯含量最高的两种 SCCPs（SCCP6 和 10）产生了显著的细胞毒性。此外，SCCP10,11,12 和 13 都有相同的氯原子数目，但是只有氯百分比最高的 SCCP10 和 12 产生了显著的细胞毒性。这可能解释为氯百分比含量越高的 SCCPs 有更高的辛醇-水分配系数，从而更多地渗入 HepG2 细胞并导致更高的细胞毒性。

4.3.2　人类细胞转录组图谱

1. 浓度依赖响应基因、GO 通路和生物潜力

浓度依赖响应基因的数目最少有 13 个（SCCP13），最多有 133 个（SCCP18）。其中 7 个基因 PARP3、AHR、SIRT3、ACAT1、FMR1、NR1H4 和 CDK1 至少在半数以上的 SCCPs 中被识别为浓度依赖响应基因，可能与 SCCPs 在 HepG2 中的关键分子机制有关。例如，AHR，NR1H4 和 ACAT1 是三个广泛参与脂质代谢功能的相关基因，暗示 SCCPs 可能干扰人类细胞的脂质代谢稳态。

GO 通路的数目最少 112 个（SCCP13），最多有 2095 个（SCCP18）。其中 82 个 GO 在 15 种 SCCPs 中都被识别出，这 82 个 GO 主要与细胞应激响应，脂质代谢过程，胞内信号传导以及细胞生物合成过程相关。

15 种 SCCPs 的转录组水平生物潜力最小值为 7.4×10^{-7} ppb（SCCP10），最大值为 14.07 ppb（SCCP18）[图 4-2（a）]。对于氯含量>60% 的 SCCPs，其生物潜力数值与氯含量具有显著正相关性[图 4-2（b）]。此外，氯含量越高的 SCCPs，普遍具有更高的生物潜力。这可能是因为高氯含量的有机化合物倾向于具有更高的亲脂性和生物活性。先前的研究也有报道，更高氯含量的 SCCPs 能够诱导更大的 HepG2 细胞毒性。

2. RHT 的 AOP 网络分析

SCCPs 的 RHT 数据所识别的 KE 对 AOP 网络的覆盖率最低为 2.35%（SCCP13），最高为 13.98%（SCCP18）。其中 11 个 KE 在 15 种 SCCPs 中都被识别出，其主要与脂质代谢，免疫响应以及核受体介导的细胞响应有关。cd-path 的数目最少为 1 条（SCCP9），最多为 25 条（SCCP14）。cd-path 中最高频识别出的 MIE 都主要与细胞对外源物质的响应相关，例如 CAR 受体抑制，PI3K 信号通路激活，AHR 受体激活，以及 NRF2 激活。这些 cd-path 可能指示 SCCPs 的潜在关键分子机制。

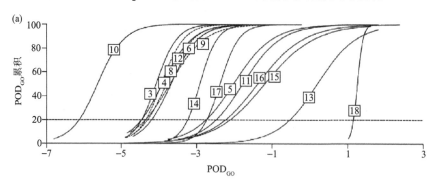

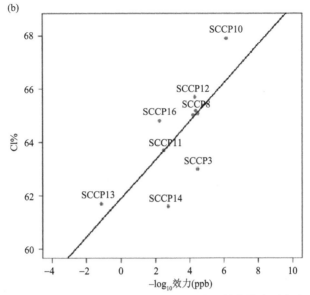

图 4-2 （a）15 种短链氯化石蜡的 POD_{GO} 分布图；方框中的数字代表对应编号的 SCCPs；各个 POD_{GO} 分布曲线与水平虚线的交叉点，对应该 SCCP 的 20% 的 GO 受干扰的浓度，以此作为该 SCCP 的转录组生物潜力值。（b）氯含量>60% 的 SCCPs 的转录组生物潜力值与氯含量的线性相关性 （ $p = 0.01$, $r^2 = 0.56$, 斜率 $= 0.72$, 截距 $= 66.24$）

4.4　短链氯化石蜡对斑马鱼胚胎的毒性评估

4.4.1　差异表达基因定量结果

17 个短链氯化石蜡在暴露浓度范围以内（<100 ppb）没有出现显著的胚胎致死效应和致畸效应，后续 RZT 测试的最高浓度采用 SCCPs 可配置的最高浓度，具体浓度梯度见表 4-1。本章共测试 135 个 RZT-Ampliseq 文库，测序深度范围为 700231~3033961 个读数，每个文库测序深度均大于 600000 个读数，可进行进一步的生物信息学分析（图 4-3）。

RZT 共包含 1637 个基因，每个样本中可检测基因的数量（reads ≥ 5）在 1269~1383 之间。分析得到每个样品的差异表达基因数量为 7~179 个，平均每个样品为 67 个差异表达基因，大多数基因的最佳拟合模型是线性拟合。在所有检测的短链氯化石蜡中，$C_{11}H_{18}Cl_6$ 拥有最多的差异表达基因，而 $C_{13}H_{20}Cl_8$ 拥有的差异表达基因最少。

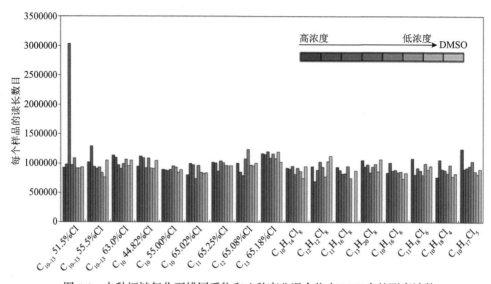

图 4-3　九种短链氯化石蜡同系物和八种商业混合物在 RZT 中的测序计数

RZT 测试所得的差异表达基因效应结果显示，对于发育阶段斑马鱼，17 种短链氯化石蜡的整体生物潜力（POD_{gene20}）范围为 0.83~67.61 ppb，相差 81.3 倍。其中，九种短链氯化石蜡同系物的 POD_{gene20} 介于 5.01~67.61 ppb 之间，相差 13.5 倍；八种短链氯化石蜡商业混合物的 POD_{gene20} 范围为 0.83~52.48 ppb，相差 63.1 倍[表 4-2 和图 4-4（a）（c）]。此外，7 种短链氯化石蜡同源物和 8 种商业混合物在暴露浓度为 1 ppb 水平上，斑马鱼胚胎已在分子水平上显示出应激反应。通过比较传统斑马鱼毒性试验得到的 EC_{50} 与 RZT 获得的 POD_{gene50}，可以发现 POD_{gene50} 比 EC_{50} 小 1~2 个数量级（表 4-2），这表明基于剂量的 RZT 生物效应测试比传统的斑马鱼毒性测试更为敏感。

此外，结果显示 prps1a，taf9，cyp26c1 和 myl6 会受大多数 SCCP 干扰。其中，prps1a 受到 $C_{10~13}$ 51.5%Cl，$C_{10~13}$ 63.0%Cl，C_{10} 44.82%Cl，C_{10} 65.02%Cl 和 $C_{10}H_{17}Cl_5$ 的干扰；taf9 被 $C_{10~13}$ 63.0%Cl，C_{10} 55.00%Cl，C_{12} 65.08%Cl，C_{13} 65.18%Cl 和 $C_{11}H_{16}Cl_8$ 影响；cyp26c1 由 C_{10} 44.82%Cl，C_{10} 65.02%Cl，$C_{10}H_{14}Cl_8$，$C_{10}H_{15}Cl_7$ 和 $C_{10}H_{18}Cl_4$ 激活；myl6 被 $C_{10~13}$ 51.5%Cl，C_{10} 65.02%Cl，$C_{12}H_{18}Cl_8$，$C_{11}H_{18}Cl_6$ 和 $C_{10}H_{18}Cl_4$ 扰动。之前有关斑马鱼胚胎发育的研究报道称，prps1a 参与了眼睛发育和虹膜色素沉着过程。cyp26c1 介导的矮小同源盒（Short Stature Homeobox，SHOX）基因表达和影响四肢长度；myl6 可调节心脏功能。此外，taf9 作为一种 RNA 聚合酶 Ⅱ 在转录抑制和/或沉默中起关键作用。

4.4.2　生物学通路定量结果

除 $C_{13}H_{20}Cl_8$ 外，16 种 SCCPs 共富集到了 80 个与斑马鱼胚胎发育相关 GO 通路，占所有分析 GO 通路的 14.3%；其中 8 种短链氯化石蜡同系物和 8 种商业混合物分别富集到 69 和 55 个 GO 通路。在所有短链氯化石蜡同系物中，$C_{10}H_{14}Cl_8$ 的生物活性最高，POD_{GO20} 值为 3.80 ppb，而斑马鱼胚胎对 $C_{13}H_{20}Cl_8$ 敏感度最低，未富集任何 GO 通路[表 4-2，图 4-4（b）]；在所有短链氯化石蜡同系物中，$C_{10}H_{16}Cl_6$，$C_{10}H_{18}Cl_4$ 和 $C_{11}H_{16}Cl_8$ 富集到最多的生物学通路。在短链氯化石蜡商业混合物中，$C_{10\sim13}$ 51.5%Cl 的 POD_{GO20} 最低，为 3.31 ppb，比 C_{10} 55.00%Cl（50.12 ppb）高 15.1 倍[表 4-2 和图 4-4（d）]；$C_{10\sim13}$ 51.50%Cl，C_{10} 55.00%Cl 和 C_{10} 65.02%Cl 富集到的 GO 最多。

表 4-2　九种短链氯化石蜡同系物和八种商业混合物的具体信息

名称	简称	CAS 号	Cl%	鱼类效应浓度（ppb）		转录组（ppb）log_{10} [POD50（POD20~80）]	
				log_{10}（EC）	ChV	DEGs	GO
短链氯化石蜡同系物							
2,3,4,5,6,7,8,9-八氯癸烷	$C_{10}H_{14}Cl_8$	214327-66-9	67.90%	1.32	0.48	1.16 (0.70~1.63)	0.82 (0.58~1.07)
1,2,5,6,9,10-六氯癸烷	$C_{10}H_{16}Cl_6$	189350-94-5	61.60%	3.45[1]	0.60	1.16 (0.15~2.17)	1.14 (0.81~1.47)
1,1,1,3,9,11,11,11-八氯十一烷	$C_{11}H_{16}Cl_8$	601523-25-5	65.70%	−0.57	−1.26	1.48 (0.38~2.58)	1.45 (1.25~1.65)
1,1,1,3,10,12,12,12-八氯十二烷	$C_{12}H_{18}Cl_8$	601523-21-1	63.70%	>4 [1]	−1.66	1.70 (0.91~2.49)	1.84 (1.23~2.45)
1,1,1,3,11,13,13,13-八氯十三烷	$C_{13}H_{20}Cl_8$	865306-24-7	61.70%	−1.42	−2.07	1.73 (1.16~2.30)	n.d.
1,1,1,3,10,11-六氯十一烷	$C_{11}H_{18}Cl_6$	601523-28-8	58.70%	0.30	−0.40	1.9 (1.05~2.76)	1.5 (1.21~1.78)
1,2,5,5,6,9,10-七氯癸烷	$C_{10}H_{15}Cl_7$	1278446-65-3	64.80%	3.86[ab][1]	−0.11	2.08 (1.80~2.36)	2.01 (1.91~2.12)
1,2,9,10-四氯癸烷	$C_{10}H_{18}Cl_4$	205646-11-3	50.70%	3.29[ab][1]	0.85	2.16 (1.87~2.45)	1.97 (1.66~2.27)
1,2,5,6,9-五氯癸烷	$C_{10}H_{17}Cl_5$	175801-37-3	56.40%	1.61	0.78	2.23 (1.83~2.63)	2.2 (2.08~2.32)

名称	简称	CAS 号	Cl%	鱼类效应浓度（ppb）		转录组（ppb） log₁₀ [POD50（POD20~80）]	
				$\log_{10}$（EC）	ChV	DEGs	GO
短链氯化石蜡商业混合物							
氯化石蜡 $C_{10\sim13}$（51.5% Cl）	$C_{10\sim13}$ 51.5% Cl	85535-84-8	51.5%	>5.70c		0.91 (−0.08~1.90)	0.95 (0.52~1.39)
氯化石蜡 $C_{10\sim13}$（63.0% Cl）	$C_{10\sim13}$ 63.0% Cl	85535-84-8	63.00%			1.12 (0.07~2.17)	1.23 (1.05~1.42)
氯化石蜡 C_{11} 65.25% Cl	C_{11} 65.25% Cl	85422-92-0	65.25%			1.36 (0.50~2.23)	1.04 (0.79~1.30)
氯化石蜡 C_{13} 65.18% Cl	C_{13} 65.18% Cl	85422-92-0	65.18%			1.50 (0.56~2.44)	1.4 (1.07~1.73)
氯化石蜡 C_{10} 65.02% Cl	C_{10} 65.02% Cl	85422-92-0	65.02%			1.59 (0.53~2.64)	1.4 (1.09~1.70)
氯化石蜡 C_{12} 65.08% Cl	C_{12} 65.08% Cl	85422-92-0	65.08%			1.67 (0.98~2.36)	1.53 (1.34~1.71)
氯化石蜡 C_{10} 44.82% Cl	C_{10} 44.82% Cl	85422-92-0	44.82%			1.86 (1.00~2.71)	1.9 (1.50~2.29)
氯化石蜡 C_{10} 55.00% Cl	C_{10} 55.00% Cl	85422-92-0	55.00%			2.10 (1.72~2.49)	1.96 (1.70~2.21)

　　注：包含了鱼类对短链氯化石蜡的效应浓度（预测和实验数据），所有实验数据均带有上标。ChV 是慢性毒性效应值，n.d.是未被检出

　　a. 斑马鱼胚胎在 96 hpf 时畸形率的 EC_{50} 预测值

　　b. 拥有相同碳氯比率的混合物

　　c. 雅罗鱼 48h 毒性阈值

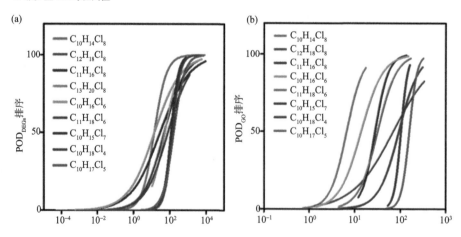

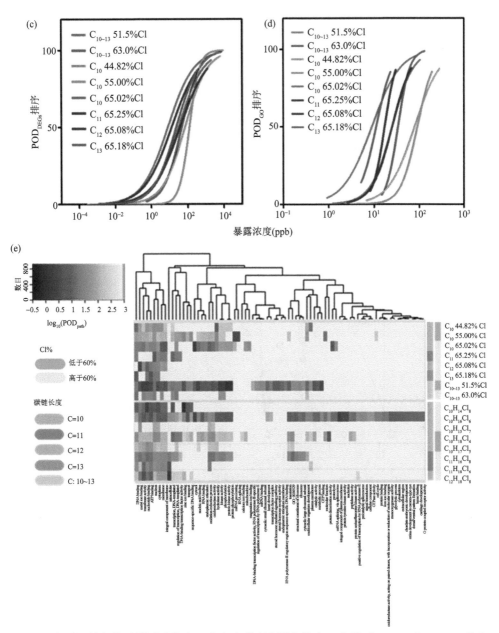

图 4-4　九种短链氯化石蜡同系物（a, b）和八种商业混合物（c, d）基于 POD_{GO} 和 POD_{gene} 的生物效价分布曲线（BDC）

（a）和（c）的曲线是根据 POD_{gene} 绘制的生物效价分布曲线，而（b）和（d）的曲线是根据 POD_{GO} 绘制的生物效价分布曲线。（e）显示了基于 GO 的 POD_{GO} 对 9 个 SCCP 同系物和 8 种商业混合物的层次聚类分析。左上角标签下方的数字表示经 log_{10} 转换的 POD_{GO}。没有生物活性的 POD 路径定义为 103 ppb

无论是短链氯化石蜡同系物还是商业混合物，它们在斑马鱼早期生命阶段主要涉及的生物学通路涵盖影响膜结构（GO：0016021，GO：0016020），引起激酶反应（GO：0016301），干扰能量代谢物（GO：0005524，GO：0055114，GO：0016310），并诱导 DNA 损伤（GO：0003677，GO：0000166，GO：0006355，GO：0006351）[图 4-4（e）]。通过研究 SCCPs 前 20%敏感 GO 通路可反映早期关键的分子事件。结果显示，短链氯化石蜡前 20%敏感性 GO BP&MF 通路与遗传物质损害（GO：0000166，GO：0003676，GO：0003677，GO：0043565），能量代谢物（GO：0005525，GO：0005524），金属相关离子结合干扰（GO：0486872，GO：0008270，GO：0005509）和酶活化（GO：0055114，GO：0004713，GO：0004672，GO：0016787，GO：0016301，GO：0004497，GO：0046983，GO：0016491，GO：0016740）相关（图 4-5）。在前 20%的 GO 中，检测到最多的 GO 通路（4 个）与遗传毒性相关，这与

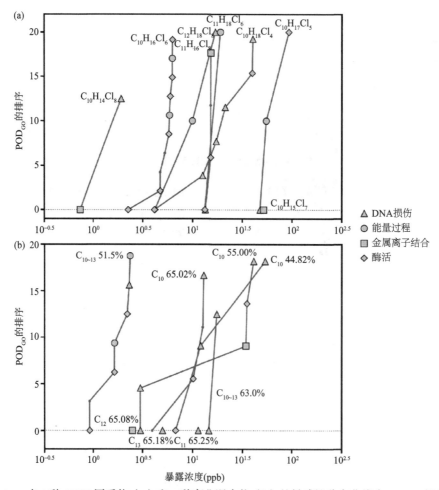

图 4-5　在 8 种 SCCP 同系物（a）和 8 种商业混合物（b）的敏感性分布曲线中，DNA 损伤、能量过程、金属离子结合和酶活相关的 GO 通路在前 20%的分布情况

先前的研究一致，即 SCCPs 会引起 DNA 损伤，例如，IARC 报道有 20 种氯化石蜡是癌症。同时，GO 所富集到的能量代谢相关生物过程与最近的研究结果也相似，即短链氯化石蜡暴露可通过干扰斑马鱼的能量代谢物，如影响甘油磷脂代谢和 TCA 循环。此外，新发现的金属结合干扰也与 DNA 损伤和能量代谢过程有关。具体而言，本研究发现短链氯化石蜡在低浓度下会干扰斑马鱼中锌离子的结合能力。锌具有潜在的抗氧化能力，它可清除活性氧物质并防止对细胞结构和生物大分子（如 DNA 和蛋白质）的氧化损伤。与此同时，锌也与能量代谢密切相关。研究表明，在线粒体中，锌离子可以通过阻断顺式乌头酸酶的活性来阻断柠檬酸循环，从而抑制 ATP 的产生。

RZT 富集到的生物学通路与斑马鱼胚胎高浓度暴露的毒性终点基本一致。$C_{10}H_{16}Cl_6$ 富集至心脏发育（GO：0007507），软骨发育（GO：0051216），脊索动物胚胎发育（GO：0043009）和多细胞生物发育（GO：0007275）；$C_{12}H_{18}Cl_8$ 未富集到与发育相关的 GO。该结果之前报道的斑马鱼胚胎的形态结果基本一致。例如 Liu 等[3]发现斑马鱼胚胎在被 $C_{10}H_{16}Cl_6$ 暴露 96 h 后，暴露浓度为 10 mg/L 的斑马鱼胚胎出现心包囊肿，尾部畸形，卵黄畸形，脊椎弯曲，鱼鳔未加压现象；而斑马鱼胚胎在 $C_{12}H_{18}Cl_8$ 浓度为 10 mg/L 条件下暴露 96 h 后，仅出现鱼鳔未加压现象。因此，通过剂量-效应 RZT 测试得到的生物学通路信息，可在未来帮助研究者在低浓度条件下预测 SCCPs 对斑马鱼个体早期的毒性效应。

4.4.3　聚类分析结果

基于 POD_{GO20} 和 GSEA 评分的分类结果显示，17 个短链氯化石蜡可分为 6 类，其中有 3 类（超过一半的短链氯化石蜡）与碳链长度和氯含量有关（图 4-6）。第一类聚集了所有碳链为 10，含氯量≤50% 的短链氯化石蜡。第二类聚集了所有碳链为 10 和氯含量约为 65% 的短链氯化石蜡。第三类聚集了 5 个碳链大于 10，氯含量超过 60% 的短链氯化石蜡。聚类结果表明，短链氯化石蜡的碳链长度和氯含量具有潜在影响斑马鱼胚胎生物通路及生物潜力的作用。

与混合物相比，SCCP 同系物的碳链长度相比氯含量对 POD_{GO20} 的影响更为明显。根据相关性分析结果显示，对于 SCCP 同系物，短链氯化石蜡的碳链长度与 POD_{GO20} 呈正相关，特别是氯含量大于 60% 的短链氯化石蜡同系物（$p = 0.038$，$r = 0.90$）；对于碳链长度为 10 的 SCCP 同系物，POD_{GO20} 与氯含量呈负相关，但无显著性（$p = 0.35$，$r = -0.54$）[图 4-7（a）]。SCCP 商业混合物中，POD_{GO20} 与碳链长度（$p = 0.27$，$r = -0.73$）和氯含量（$p = 0.54$，$r = -0.66$）呈负相关，但均无显著相关性[图 4-7（b）]。此外，9 种短链氯化石蜡同系物的线性回归结果显示，碳

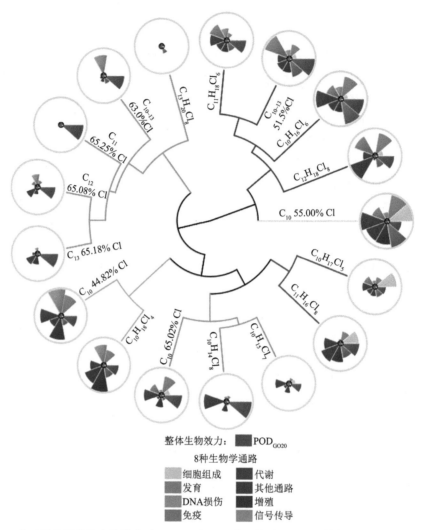

图 4-6　基于样品整体的生物潜力（POD_{GO20}）和 8 种生物过程 GSEA 结果，对 9 种短链氯化石蜡同系物和 8 种商业混合物进行聚类

链长度（$p < 0.05$）对斑马鱼的生物潜力（POD_{GO20}）影响大于氯含量[图 4-8（a）]。然而，对于 SCCPs 商业混合物，碳链长度和氯含量对 POD_{GO20} 均无显著相关性[图 4-8（b）]。综上所述，对于短链氯化石蜡同系物，碳链长度是评估 SCCPs 生物潜力的重要指标，但不适用于短链氯化石蜡混合物。因此，对于短链氯化石蜡混合物，在预测其生物潜力高低时不能仅考虑碳链长度和氯含量，还需考虑短链氯化石蜡混合物中的物质组成。

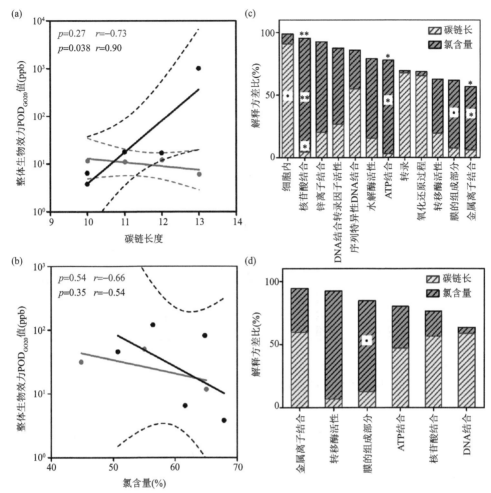

图 4-7 左图显示了 SCCPs 结构信息[碳原子数（a）和氯含量（b）]与 POD_{GO20} 之间的相关性。（a）氯含量> 60%的五种短链氯化石蜡同系物（灰色圆圈）和四种商业混合物（黑色圆圈）;（b）碳链长均为 10 的五种短链氯化石蜡同系物和三种商业混合物。右侧显示的柱状图是通过基于 Lmg 的方法表征碳数和氯含量对九种短链氯化石蜡同系物（c）和六种商业混合物（d）共同检出 GO 的相对重要性

浅灰色斜杠表示碳数，深灰色斜杠表示氯含量。X 轴表示线性模型系数 r^2 大于 0.6 的 GO 通路。Y 轴表示由碳数或氯含量解释的变化比例。** $p <0.01$，* $p <0.05$，· $p <0.1$

为进一步探索与短链氯化石蜡相关的生物通路与其结构特征之间的关系，本研究采用回归分析方法测试氯含量/碳链长度对每个通路生物潜力（POD_{GO}）的贡献程度。结果显示，在短链氯化石蜡同系物中，碳链长度与细胞坏死有关，而氯含量与 DNA 损伤和能量代谢有关；而对于短链氯化石蜡商业混合物，未找到受

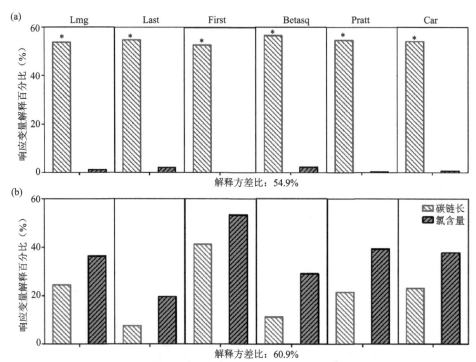

图 4-8 柱状图显示通过六种方法表征碳链长度和氯含量对九种短链氯化石蜡同系物（a）和六种商业混合物（b）整体生物潜力（POD$_{GO20}$）的相对重要性

**P <0.01, * P <0.05, ▪ P <0.1

氯含量或碳链长度显著影响的生物学通路。图 4-7（c）显示，与细胞坏死相关 GO 通路[核苷酸结合（P <0.05）和细胞内过程（P <0.1）]与 SCCPs 同系物的碳链长度显著相关。当碳链长度超过 10 时，SCCPs 攻击蛋白质的能力将随着亲脂性的增加而降低，随之 SCCPs 引起的细胞坏死效应也降低，该现象与脂肪酸的结果相类似[6,7]。这是因为具有较长碳链的短链氯化石蜡显示出较高的亲脂性，难以在水相中被运输并且也难以渗透生物膜进入靶器官。此外，图 4-7（c）显示氯化程度与核苷酸结合（P <0.01），ATP 结合（P <0.05）和金属离子结合（P <0.05）显著相关。该结果表明，短链氯化石蜡降低能量底物肌苷含量[4, 8]并导致雄性大鼠肾脏肿瘤[9]可能与氯含量有关。一般来说，因为氯的吸电子效应增加了 C 原子的亲电性，导致氯化有机化合物很容易通过生物体内的代谢而发生活化，产生能够与关键大分子（特别是 DNA）共价结合的亲电子中间体[10]，从而产生基因毒性。然而与单物质结果不同，6 种商业混合物的回归结果进一步证明，当 SCCPs 混合时，生物效力与碳链长度或氯含量相关度大大降低[图 4-7（d）]。

除了受到碳链长度和氯含量影响之外，短链氯化石蜡的毒性大小及作用模式可能还受到其碳原子顶端和尾端氯取代数目的影响。首先，SCCPs 端基的亲水性（由氯取代的数量介导）会影响斑马鱼的毒物动力学。其次，短链氯化石蜡中碳原子顶端和尾端的氯取代数决定了遗传毒性的作用方式是直接还是间接的。这里直接遗传毒性是指具有固有亲电子性的氯化有机化合物所诱导的毒性；间接遗传毒性由代谢过程中产生的亲电子形式诱导的毒性。Henschler 报道称，由 —CC1，—C(Cl₂)和—C(Cl₃)的分子片段引起的遗传毒性大多是间接的，而—CCCl 产生的遗传毒性是直接的[10]。因此，未来还应进一步研究氯取代位置与短链氯化石蜡毒性效应之间的关系。

上述结果表明对于短链氯化石蜡商业混合物，碳链长度和氯含量不足以用于评估生态和人类健康的危害程度，关键是要了解商品中具有高生物活性的短链氯化石蜡。在这里，我们发现 SCCPs 同系物中链长越短越易激活细胞坏死通路，同时氯含量和氯取代位置与遗传毒性相关。基于对短链氯化石蜡同系物毒性特征的了解，未来可以列出高度危害的短链氯化石蜡清单用于评估和降低短链氯化石蜡混合物的危害程度。

4.5　跨物种毒理基因组学评估

4.5.1　生物学通路比较

GO 通路的数目排序在 RHT 和 RZT 中总体来讲比较接近。例如，SCCP13 在 RHT 和 RZT 中的 GO 数目均为所有 SCCPs 最少，SCCP17，18 和 14 在 RHT 和 RZT 中的 GO 数目均为最多的几个 SCCPs。对 GO 及其 POD 的聚类分析显示，RHT 和 RZT 的测试结果呈现明显的组别区别[图 4-9（a）]，说明两类物种模型对 SCCPs 的生物活性具有特异性。与线粒体功能、代谢过程以及磷酸化调控相关的 GO，其 POD 数值在 RHT 和 RZT 之间具有显著线性相关性，暗示 SCCPs 在两类物种模型中能够诱导的潜在保守生物通路。

SCCPs 的转录组生物潜力在 RHT 和 RZT 之间具有显著线性相关性（$P=0.0017$，$r^2=0.57$）[图 4-9（b）]。SCCP10 在 RHT 和 RZT 中都具有最强的生物潜力，且 SCCP18 在 RHT 和 RZT 中都具有最弱的生物潜力。总体来看，SCCPs 在 RHT 的生物潜力比 RZT 高出 5 个数量级，这一结果有可能用于支撑先前的发现：SCCPs 能够诱导 HepG2 细胞毒性，但是对斑马鱼胚胎没有胚胎致死毒性。

(a)

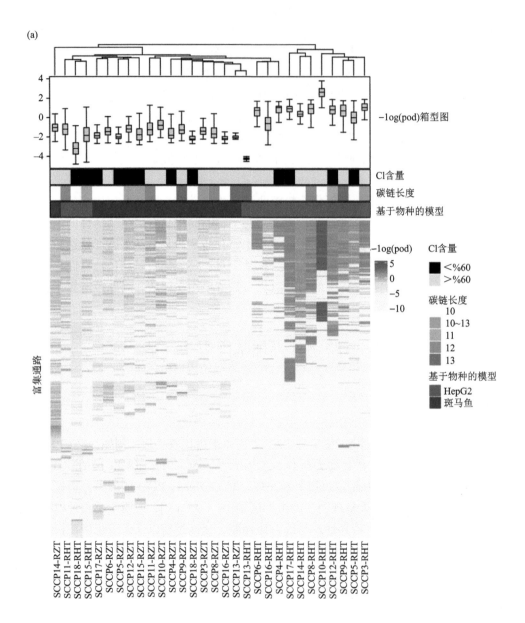

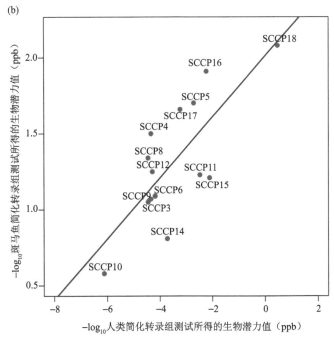

图 4-9　比较 15 种短链氯化石蜡的 RHT 和 RZT 图谱

（a）GO 通路水平热图；（b）转录水平生物潜力的线性相关性（$P = 0.0017$，$r^2 = 0.57$，斜率 $= 0.23$，截距 $= 1.44$）

SCCP13 被去除，因为其所识别的 GO 通路数目太少，从而不足以用于生物潜力分析

4.5.2　AOP 网络图谱比较

1. 定性比较 KE 的物种模型特异程度

SCCPs 的 RHT 和 RZT 能够识别与应激响应相关的 KE，此外也覆盖物种模型特异的 KE。对于各个 SCCP、RHT 和 RZT 都识别出超过 40%的相同 KE。除了 SCCP13（识别出的 KE 数量过少），其余 14 种 SCCPs 在 RHT 和 RZT 中，都识别出 14 个 KE，这些 KE 主要包括 *AHR/ARNT* 二聚体，*ARNT/HIF1-alpha* 二聚体，脂质代谢过程改变。

15 种 SCCPs 有三个 KE 只在 RZT 而非在 RHT 中被识别，包括 *FK506* 和 *FKBP12* 结合的形成、immunophilin 结合以及化学物质与 2u 血清结合的增强，这些三个特异 KE 都与斑马鱼的神经元发育相关。因此，RZT 的特异 KE 暗示 SCCPs 可能诱导斑马鱼胚胎早期的神经发育毒性,该猜测值得后续的行为毒性实验验证。RHT 特异识别的 KE（在 RZT 未识别出）与细胞凋亡相关，这一结果与先前广泛报道的 SCCPs 对人类细胞的细胞毒性而对斑马鱼胚胎无胚胎毒性相一致。

2. 浓度依赖 KE 提供量化比较 SCCPs 潜在关键分子机制在 RHT 和 RZT 中的区别

RHT 和 RZT 呈现出有区别性的 cd-path 图谱。RHT 所识别的 cd-path 的 MIE 主要与 CAR、AHR 和 NRF2 的激活相关，而 RZT 主要与 PXR 激活相关。例如，SCCP10 在 RHT 中诱导一条浓度依赖变化的 path，该 path 从 MIE（AHR 激活：RHT POD_{GO} = 2.21×10^{-6} ppb）到下游 KE（triglyceride 聚集：RHT POD_{GO} = 0.53×10^{-5} ppb）到 AO（apoptosis：RHT POD_{GO} = 1.16×10^{-5} ppb）[图 4-10（a）]。PXR、CAR 和 AHR 是激活解毒通路的三个主要受体。本研究的结果暗示 CAR 和 AHR 主要介导 SCCPs 在人类肝细胞的解毒通路，而 *PXR* 是斑马鱼胚胎中的主要解毒通路介导受体。SCCPs 在人类细胞和斑马鱼胚胎对 PXR 激活情况的差异，可能来源于斑马鱼和人类 PXR 的配体结合仅有 44% 的相似性。后续的研究可以采用 PXR 受体报告基因方法，系统地验证和评估 SCCPs 在人类细胞和斑马鱼中对 PXR 激活程度的差异。

(a)

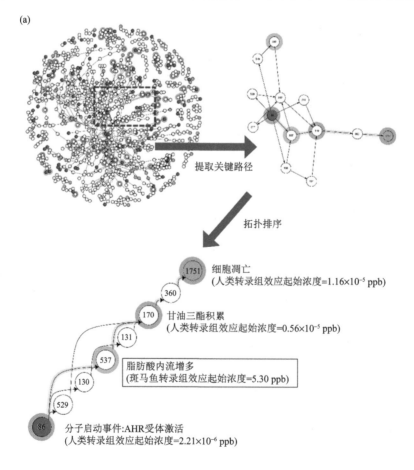

提取关键路径

拓扑排序

1751 细胞凋亡
（人类转录组效应起始浓度=1.16×10^{-5} ppb）

170 甘油三酯积累
（人类转录组效应起始浓度=0.56×10^{-5} ppb）

脂肪酸内流增多
（斑马鱼转录组效应起始浓度=5.30 ppb）

86 分子启动事件:AHR受体激活
（人类转录组效应起始浓度=2.21×10^{-6} ppb）

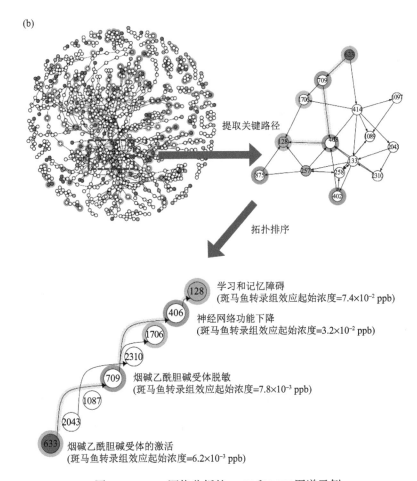

图 4-10　AOP 网络分析的 RHT 和 RZT 图谱示例

（a）SCCP10；（b）SCCP14

红色、绿色和白色的圆分别代表分子启动事件（MIE）、有害结局（AO）和关键事件（KE）。圆点周围的粉色，淡蓝色和橙色圆圈分别代表只被 RHT，只被 RZT，以及同时被 RHT 和 RZT 数据所比对到的 AOP 相关的 KE。黄色标注的连接线代表被提取出的一条从 MIE 到 AO 的 path。nAChR，烟碱乙酰胆碱受体

相比 RHT，RZT 特异识别的 cd-path 的 MIE（在 SCCP6,9,11,12,13,14 和 15 中）主要与神经递质传导系统相关，例如抑制 5-羟色胺转运蛋白（5-hydroxytryptamine transporter，5-HTT），NMDA 受体与拮抗剂结合和烟碱乙酰胆碱受体（nicotinic acetylcholine receptor，nAChR）激活。例如，SCCP14 在 RZT 中诱导一条浓度依赖变化的 path，该 path 从 MIE（nAChR 激活；RZT POD_{GO} = 0.0062 ppb）到下游 KE（desensitization of nAChR（RZT POD_{GO} = 0.0078 ppb），神经元网络功能下降（RZT PODGO = 0.032 ppb）和学习与记忆障碍（RZT POD_{GO} = 0.074 ppb）[图 4-10（b）]。这些结果暗示 SCCPs 在斑马鱼胚胎会诱导潜在的神经毒性。基于浓度依赖

的 RZT 转录组 AOP 网络分析能够提供 SCCPs 的潜在神经毒性新分子线索，后续值得进一步的研究验证 SCCPs 的潜在神经发育毒性效应。

AOP 网络分析的效果在将来还可以进一步改进。AOP 网络结构的复杂度应当将物种，生命阶段和性别等因素考虑进去从而使得网络分析的对象更具体化精细化。并且，AOP 数据一直处于不断更新的状态，随着新的 AOP 被纳入或者旧的 AOP 被改良，AOP 网络对生物信息的覆盖程度将会继续扩大和完善。此外，将组学基因数据与 AOP 网络的 KE 比对的方法也值得继续改进，对于某些 GO 通路术语无法注释的 KE（如癌细胞生成、内分泌干扰等），需要融合更多种类的通路数据库对 KE 进行注释。

参 考 文 献

[1] Hill R. Effect of a chlorinated paraffin on embryos and larvae of the sheepshead minnow (*Cyprinodon variegatus*)-study two. ICI Confidential Report, 1983.

[2] Fisk A T, Tomy G T, Muir D C. Toxicity of C, C, C, and C Polychlorinated alkanes to Japanese medaka (*Oryzias latipes*) embryos. Environmental Toxicology and Chemistry: An International Journal, 1999, 18(12): 2894-2902.

[3] Liu L, Li Y, Coelhan M, et al. Relative developmental toxicity of short-chain chlorinated paraffins in Zebrafish (*Danio rerio*) embryos. Environmental Pollution, 2016, 219: 1122-1130.

[4] Ren X, Zhang H, Geng N, et al. Developmental and metabolic responses of zebrafish (*Danio rerio*) embryos and larvae to short-chain chlorinated paraffins (SCCPs) exposure. Science of the Total Environment, 2018, 622: 214-221.

[5] LaLone C A, Villeneuve D L, Lyons D, et al. Editor's highlight: Sequence alignment to predict across species susceptibility (SeqAPASS): A web-based tool for addressing the challenges of cross-species extrapolation of chemical toxicity. Toxicological Sciences, 2016, 153(2): 228-245.

[6] Sims S R, Balusu R R, Ngumbi E N, et al. Topical and vapor toxicity of saturated fatty acids to the German cockroach (Dictyoptera: Blattellidae). Journal of Economic Entomology, 2014, 107(2): 758-763.

[7] Moniruzzaman M, Yaakob Z, Khatun R, et al. Mealybug (*Pseudococcidae*) infestation and organic control in fig (*Ficus carica*) orchards of Malaysia. Biology and Environment: Proceedings of the Royal Irish Academy, JSTOR, 2017.

[8] Wang F, Zhang H, Geng N, et al. A metabolomics strategy to assess the combined toxicity of polycyclic aromatic hydrocarbons (PAHs) and short-chain chlorinated paraffins (SCCPs). Environmental Pollution, 2018, 234: 572-580.

[9] Warnasuriya G D, Elcombe B M, Foster J R, et al. A mechanism for the induction of renal tumours in male Fischer 344 rats by short-chain chlorinated paraffins. Archives of Toxicology, 2010, 84(3): 233-243.

[10] Henschler D. Toxicity of chlorinated organic compounds: Effects of the introduction of chlorine in organic molecules. Angewandte Chemie International Edition in English, 1994, 33(19): 1920-1935.

第5章　双酚A替代化学品的毒理基因组学评估方法

替代化学品是一类在保证原有被替代化学品使用功能的前提下又尽可能降低其危害水平的新型人工合成化学物质。然而，不是所有替代化学品都是完美的，很多替代化学品都是在母体化合物的模板上进行部分结构的改造，因此两者相似的结构导致它们也具有类似的物理化学性质，容易造成化学品再污染。双酚 A（BPA）曾在全球范围内被广泛使用，但近年来大量研究证明 BPA 具有内分泌干扰毒性等，这促使大量 BPA 替代品应运而生。本章将斑马鱼胚胎毒性测试与组学方法结合，综合评估了 16 种 BPA 的替代品，并拟合出具有潜在高风险的物理化学结构特征描述符，为设计安全的 BPA 替代化学品提供参考。

5.1　双酚 A 及其替代品毒性研究现状

双酚类结构被广泛应用于增塑剂、环氧树脂、热敏纸、牙科密封剂和罐头食品内侧涂层。大量体外和动物实验研究发现双酚 A 影响生殖、发育、诱导神经疾病和心血管疾病，破坏代谢和免疫系统。双酚 A 与人体广泛接触和相关健康效应，在北美和欧洲一直受到广泛关注。2010 年加拿大政府禁止生产含 BPA 的聚碳酸酯婴儿奶瓶。自 2011 年起，欧盟也禁止含 BPA 婴儿奶瓶的生产。因双酚类结构价格低廉、结构稳定和强耐酸碱高温等特征难以被其他结构化学品替代。随着 BPA 禁用，16 种双酚结构化学品（BPS，BPF，BPG，BPM，BPPH，BPP，BPTMC，BPZ，BPAGE，BPAF，BPB，BPBP，BPC，BPE，BPAP，BPC-D）作为 BPA 替代物在工业注册应用，并在世界许多地方的环境介质（水、土壤、空气）、食品（浓度通常低于 1 ng/g）和人类组织样品（血液、尿液）中检出。实验室有研究发现，双酚类似物与 BPA 类似存在内分泌干扰效应、细胞毒性、基因毒性、生殖毒性、类二噁英效应和神经毒性，例如，BPAF、BPB、BPF 和 BPS 显示比 BPA 更高的雌激素和/或抗雄激素效应。而不同于双酚 A，这些双酚替代物缺乏充足的毒性信息，特别是定量的毒性信息，安全替代物的使用仅是一种假象。

环境内分泌干扰物（EDCs）暴露增加孤独症（autism spectrum disorder，ASD）、多动症（attention-deficit hyperactivity disorder，AHD）和学习障碍等复杂神经发育疾病发生，导致大脑永久性损伤。大量研究表明内分泌干扰物诱导神经疾病的敏感窗口在妊娠期、婴儿期和幼儿期。由于 BPA 广泛应用于多种消费品，能通过胎盘进入胎儿，在产妇血清[1]、尿液[2]、羊水[3]和脐带血[1]中均有检出。研究发现，

20%孤独症患者的 BPA 水平超过 90%的浓度分布（>50 ng/mL），且低剂量（比人日常暴露剂量低 1000 倍）BPA 产前暴露诱导儿童神经运动缺陷（包括焦虑行为、攻击行为、注意力缺陷和过度活跃）[4]。流行病学研究和一些啮齿类动物和斑马鱼的研究已经发现一些双酚类似物（如 BPA、BPS 和 BPAF）暴露于人类相关剂量与神经行为缺陷有关。而大量双酚类化学品能否在低剂量下产前暴露诱导神经行为缺陷未知，且双酚类结构诱导神经运动行为缺陷的因果关系尚不明确。

环境压力对不同发育阶段敏感生物过程扰动是后期疾病诱因之一。内分泌干扰物能够通过干扰胚胎期神经发育过程增加后期神经运动行为和认知障碍风险，例如神经胚形成、神经元分化、增殖或迁移、胶质细胞再生、突触发生、枝状生长、骨髓鞘形成、细胞凋亡、突触修饰和神经递质系统。许多双酚类似物存在内分泌干扰效应，例如 BPAF、BPB、BPF 和 BPS 存在与 BPA 类似或者更强的雌激素或抗雄激素活性。激素（如雌激素、雄激素和甲状腺激素）能够调节神经形成（neurogenesis）。斑马鱼胚胎测试发现低剂量（比人日常暴露剂量低 1000 倍）BPA和 BPS 在神经系统发育期暴露诱导神经元细胞扩增可能是 120 hpf 幼鱼神经运动缺陷的原因。而双酚类结构是否通过影响神经系统发育诱导后期运动行为障碍尚未可知。

毒性信息缺失限制筛选出对环境和人体健康安全的替代物。大量 BPA 及其替代物测试的动物实验数据（哺乳动物老鼠、兔子、体内替代模型），因其样本数量少，关注单一剂量水平毒性效应，可靠性受到质疑。毒性机制信息能够增加测试结果的科学性信心。目前常用高通量测试方法是对特定的分子靶标进行体外替代性测试方法（如 US Tox21、ToxCast），但这些测试往往是孤立的，无法反映复杂生物体的生物学通路变化。双酚 A 结构毒性特征复杂，具有多分子靶点[例如核雌激素受体（ER）、GPR30、雌激素相关受体（estrogen-related receptor γ）、雄激素受体（androgen receptor）、过氧化物酶体增殖剂激活受体（PPARγ）、糖皮质激素受体（GR）、甲状腺激素受体（THR）]和多毒性终点（例如内分泌干扰效应、细胞毒性、基因毒性、生殖毒性、类二噁英效应和神经毒性），还有一些令人费解的毒性特征（例如低剂量效应与非单调剂量效应的神经发育毒性），往往难以通过简单的分子靶点效应预测评估。

第 2 章中开发的可重复的、浓度依赖的化学测试组学技术能够全面捕捉化学品对生物体的生物学通路干扰，为体内测试终点提供基于毒性机制信息，并且通过量化转录组水平的效应起始浓度获取生物学通路的响应效能，预测化学品的危害阈值。基于组学数据推导的分子水平 POD 能够支撑化学品的定量评估，缺乏系统标准化的数据推导过程。已有研究表明，化学品的 omics-derived POD 与动物表观致癌效应 POD 有高度相关性。对于基于分子水平 POD 外推复杂特异性的非单调响应的发育毒性和非特异性的毒性终点的研究很少。

　　绿色化学范畴中化学品安全替代研究，对双酚类毒性和构效关系的理解能够帮助化学品生产者通过改变结构，避免生产"危险"替代物。化学品安全替代中，Read-across（RA）和 QSAR 是推断化学品替代物毒性常用的方法。而仅仅依赖化学结构相似性的 RA 分析，难以识别微小结构导致的显著毒性改变，预测的毒性信息可信度很低。一些 QSAR 模型已开发评估替代化学品毒性效应，而对于许多复杂毒性终点，毒性机制尚不清晰，预测能力很弱。机器学习，如遗传算法（GA）、随机森林（RF）、人工神经网络（ANN）可以快速处理大量化学品丰富毒性表型效应和与化学结构信息（化学结构描述符），挖掘诱导生物活性关键的化学结构描述符，优化 QSAR 模型，帮助设计安全替代物。

5.2　双酚 A 及其替代品的分类

5.2.1　基于化学结构描述符的分类

　　双酚 A 及其 16 个替代物（BPS，BPF，BPG，BPM，BPPH，BPP，BPTMC，BPZ，BPAGE，BPAF，BPB，BPBP，BPC，BPE，BPAP 和 BPC-D）（纯度>98%）购买于 AccuStandard （New Haven, CT, USA）（表 5-1），在二甲基亚砜（DMSO）中配置储备液。

表 5-1　17 种双酚类似物结构信息

化学物质	CAS 号	log K_{ow}[a]	结构式
BPA	80-05-7	3.43	
BPS	80-016-1	1.65	
BPF	620-92-8	3.06	
BPG	127-54-8	6.55	
BPM	13595-25-0	6.25	
BPPH	24038-68-4	7.17	

续表

化学物质	CAS 号	log K_{ow}[a]	结构式
BPP	2167-51-3	6.25	
BPTMC	129188-99-4	6.29	
BPZ	843-55-0	5.0	
BPAGE	1675-54-3	3.84	
BPAF	1478-61-1	4.47	
BPB	77-40-7	4.13	
BPBP	1844-01-5	6.08	
BPC-D	14868-03-2	3.75	
BPC	79-97-0	4.74	
BPE	2081-8-5	3.19	
BPAP	1571-75-1	4.86	

a. EPI 预测软件 4.11 版计算 log K_{ow}

　　双酚 A 及其类似物通过 E-Dragon 软件（http://www.vcclab.org）计算获取超过 1600 物理化学描述符（PCFs），这些描述符被划分为 20 个逻辑块（http://www.vcclab.org）。所有化学品的方差值（SD<10⁻⁶）和相关系数（R^2 > 0.9）的化学结构描述符去除，减少冗余信息。最后 499 个 PCFs 被保留，这些 PCFs 涵盖 17 个逻辑块[本质指数（constitutional indices），环描述符（ring descriptors），拓扑指数（topological indices），分子运转路径数（walk and path counts），连接性指数（connectivity indices），信息指数（information indices），2D 自相关（2D autocorrelations），几何描述符（geometrical descriptors），RDF 描述符，3D-MoRSE 描述符，WHIM 描述符，GETAWAY 描述符，分子轮廓指数（randic molecular profiles），官能团数目（functional group counts），分子特征（molecular properties），原子中心碎片（atom-centred fragments），药物性指数（drug-like indices）]。499 个 PCFs 进行范围标准化，计算公式是$(X–X_{min})/(X_{max}–X_{min})$。根据标准化的 499 个 PCFs 基于 Spearman 距离进行聚类分析。

BPA 和 16 种替代物基于化学结构描述符进行非监督的分类，结果显示 BPC、BPB、BPF、BPE、BPS、BPC-D 和 BPA 聚到一起。其他替代物聚类到一起（图 5-1）。

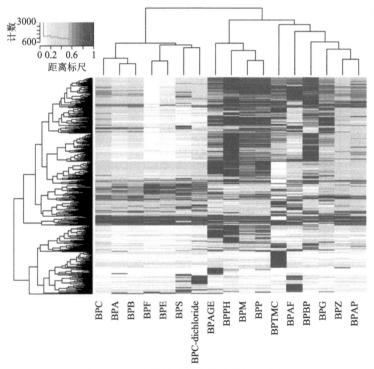

图 5-1　17 种化学品的化学结构描述符热图

5.2.2 基于胚胎毒性的分类

1. 致死致畸效应

11 种 BPA 替代物比 BPA 有更高的胚胎致死效应，除 BPS、BPP、BPBP、BPF 和 BPE（图 5-2）。最毒的 BPA 替代物是 BPM、BPPH 和 BPG。BPS、BPP 和 BPBP 呈现很低的胚胎毒性，即使 200 μmol/L BPS，100 μmol/L BPP 和 50 μmol/L BPBP

的胚胎暴露后诱导胚胎死亡率低于 10% 且无明显致畸效应。而 BPA 及其 10 种 BPA 替代物明显的斑马鱼胚胎致畸效应，包括卵黄囊肿（YSE）、心包囊肿（PE）、未孵化（UNHATCH）和轴弯（AXIS）。24 hpf 仅有 BPAF 和 BPAGE 诱导死亡和发育延迟（图 5-3）。胚胎毒性结果与已有报道文献的化学品（BPA、BPF、BPAF 和 BPS）结果一致。

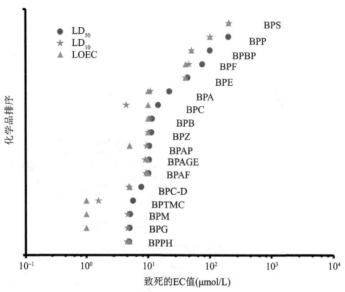

图 5-2　17 种双酚类似物致死毒性效能排序

200 μmol/L BPS 无毒性效应

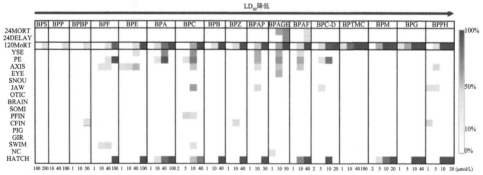

图 5-3　17 种双酚类似物的致畸图谱蓝色填充代表相应浓度下效应有显著性差异（P< 0.05）

不同蓝色深浅程度代表效应出现率的高低, 白色填充表示对应浓度下无显著差异效应。横轴代表暴露浓度（μmol/L）。

双酚类似物根据降低的 LD₅₀ 排序

2. 行为分析效应

BPA 和它的 7 个替代物 BPB、BPAF、BPG、BPE、BPC、BPS 和 BPC-D 中被观察到在 5~10 min 黑暗刺激下产生异常活跃运动行为，且这一效应呈现非单调的浓度响应（图 5-4）。BPE 在黑暗刺激阶段（Dark1）诱导过度活跃的运动行为持续到黑暗适应时期（Dark2）。在 BPBP 暴露后黑暗适应时期（Dark2）产生类似 BPA（Dark1）的非单调浓度响应的异常活跃运动行为。此外，BPBP、BPB、BPF、BPM 和 BPA 在最高暴露浓度（LOEC）下黑暗刺激、适应或者光适应阶段产生减弱的运动行为。BPA 和 BPS 已被证明 120hpf 幼鱼的过度活跃行为与 8~36 hpf 神经元增殖有关，具有神经发育毒性。BPB、BPAF、BPG、BPE、BPC、BPC-D 与 BPA、BPS 呈

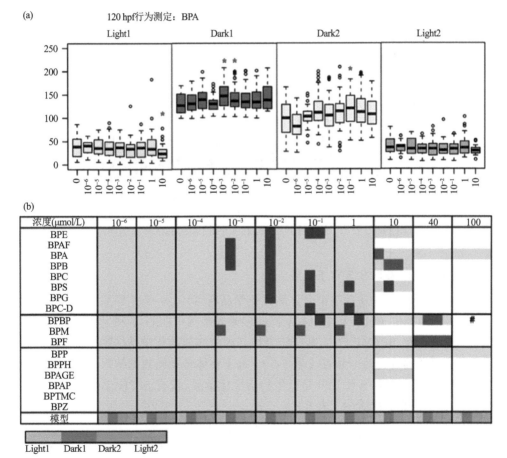

图 5-4　（a）以双酚 A 为例，4 个不同光暗时期的运动行为示意图。*，P<0.05。（b）所有双酚类似物的运动行为响应图谱。#：不溶解浓度；蓝色填充：活动显著减弱；红色填充：异常活跃；灰色填充：无差异运动行为效应；白色填充：高于 10%致死率

现类似的运动行为特征，因此我们假设 BPB、BPAF、BPG、BPE、BPC、BPC-D 与 BPA、BPS 一样，具有神经发育毒性，后续通过毒性机制信息进行验证分析。

5.2.3 基于剂量依赖转录组数据的分类

1. 测序质量表现

BPA 及其替代物的 170 个样品测序深度均大于 50 万。平均每个基因的读数超过 300 reads，满足后续生物信息学分析（图 5-5）。

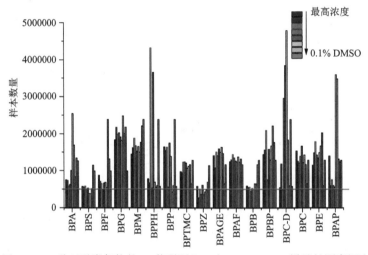

图 5-5 17 种双酚类似物的 10 倍稀释和 3 个 0.1% DMSO 样品的测序深度

2. 差异表达基因与生物学通路

通过 9 种浓度响应曲线拟合，测试化学品有 30~239 个差异基因被识别（表 5-2）。其中 BPM、BPBP 和 BPAF 干扰最多差异基因（DEGs）和生物学通路（图 5-6）。此外，除 BPTMC 外，基于转录组基因效能值的化学品排序与基于通路效能值的化学品排序呈现一致性（表 5-3）。基于整体转录组数据结果，高生物活性的化学品是 BPPH、BPS 和 BPB 是低生物活性化学品。仅有 BPPH、BPC-D 和 BPAP 比 BPA 有更高的生物活性（表 5-3）。

表 5-2　双酚类似物差异表达基因（DEGs）个数

化学物质	总差异表达基因	高斯模型	非高斯模型
BPM	239	30	209
BPPH	47	30	17

续表

化学物质	总差异表达基因	高斯模型	非高斯模型
BPG	60	39	21
BPTMC	30	14	16
BPC-D	61	20	41
BPAF	165	135	30
BPAGE	74	19	55
BPAP	66	64	2
BPZ	64	56	12
BPB	134	24	110
BPC	73	53	20
BPA	110	99	11
BPE	69	35	34
BPF	89	53	36
BPBP	153	120	33
BPP	76	70	10
BPS	69	45	24

表 5-3　双酚类似物的急性毒性和全局转录组响应的效能值

化学物质	急性毒性（μmol/L）			转录组（POD_{20}）	
	LD_{50}	LD_{10}	LOEL	DEGs	BP
BPM	5.12	4.708	1	0.1338	0.1688
BPPH	4.92	4.572	5	0.0030	0.0031
BPG	5.022	4.683	1	0.0249	0.0305
BPTMC	5.717	1.579	1	0.0446	0.0077
BPC-D	7.765	4.876	5	0.0107	0.0143
BPAF	10.19	9.179	10	0.0310	0.0464
BPAGE	10.47	9.027	10	0.0496	0.0573
BPAP	10.51	9.516	5	0.0181	0.0202
BPZ	11.4	10.12	10	0.3901	0.4348
BPB	11.66	10.45	10	0.5498	0.8826
BPC	14.59	4.414	10	0.0595	0.0727
BPA	22.13	10.86	10	0.0282	0.0442
BPE	43.29	40	40	0.1122	0.1085

化学物质	急性毒性（μmol/L）			转录组（POD$_{20}$）	
	LD$_{50}$	LD$_{10}$	LOEL	DEGs	BP
BPF	75.08	45.41	40	0.1823	0.2803
BPBP	NA*	50	50	0.0438	0.0535
BPP	NA*	100	100	0.0710	0.0818
BPS	NA*	202.9	200	0.5291	1.040

NA* 化学品在可溶解范围内没有效应

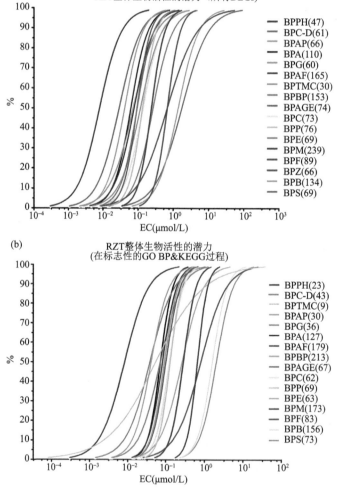

图 5-6 浓度依赖的组学曲线浓度依赖的差异基因（a）和生物学通路（b）曲线

曲线通过每种化学品的 POD$_{gene}$ 或 POD$_{path}$ 排序拟合获取。标签括号中的数字代表差异基因（a）或干扰的生物学通路（b）数目

3. 相同生物响应分析

探究 BPA 及其替代物潜在的相同分子机制，对 17 种化学品的 DEGs、GO BP 和 KEGG 进行比较。17 种测试化学品中不含有相同的 DEGs 和生物学通路（GO BP 和 KEGG），且诱导过度活跃的化学品也没有共有基因和生物通路。除 BPS 外，诱导过度活跃的化学品均干扰神经发育（GO: 0048666）、细胞发育（GO: 0048468）和生物过程正调控（GO: 0048518）的 3 个通路。且神经发育通路中包含基因均呈现非单调浓度响应关系。此外，基于 DEGs 和生物通路的 POD 值聚类分析，不能有效识别诱导过度活跃的化学品。

4. 生物学通路响应

DEGs 的 EC 值分布反映化学品刺激后潜在生物效应响应的分子起始点，可以推断潜在的有害结局。例如，BPA、BPF、BPAGE 和 BPAF 化学品在其心脏畸形最低效应浓度（LOEC）以下干扰心脏发育相关的生物学通路（表 5-4）。此外，异常活跃运动行为化学品在其行为效应的最低效应浓度（LOEC）下响应的基因（$POD_{gene}<LOEC$）显著富集了神经发生相关的生物过程（例如中枢神经系统、脑发育）（表 5-4）。神经发生相关的差异表达基因呈现非单调的浓度响应，与异常活跃运动行为表型的浓度响应模式相一致。综上所述推断神经发育窗口（32 hpf）干扰的神经发育过程可能是后续幼鱼（120 hpf）异常活跃运动行为的原因。已有斑马鱼毒性测试发现低剂量（比人日常暴露剂量低 1000 倍）BPA 和 BPS 在神经发生窗口期（16~36 hpf）暴露分别诱导神经元细胞 180% 和 240% 扩增和异常活跃的神经运动缺陷[5]。虽然 BPF 诱导活动减弱的运动行为，未发现其与神经发育相关的分子机制信息。这表明这种化学品引起的运动行为衰退可能与神经系统发育无关（表 5-4）。BPF 活动减弱的运动行为的浓度是其致畸效应的最低效应浓度，因此猜测 BPF 在 LOEC 浓度下内在的"畸形效应"导致运动行为减弱。

生物学通路响应起始浓度值（POD_{path}）帮助全面定量评估生物过程活性，在化学品毒性信息匮乏情况下从生物学通路入手，识别高生物活性化学品（图 5-7）。下述选取 BPA 已报道有活性生物过程及类似物潜在干扰的生物过程举例说明。例如，7 种双酚 A 替代物引起 DNA 损伤通路响应，生物学通路效能值由高到低排序为 BPAF > BPF > BPBP > BPM > BPAGE > BPP > BPB，其他双酚类似物无效应。细胞生长和死亡的转录组活性按下述顺序降低 BPBP> BPAF > BPE > BPM> BPZ > BPAP > BPF > BPP > BPC > BPAGE > BPB > BPA > BPS。32 hpf 斑马鱼胚胎内分泌转录组活性效能由高到低排序：BPG> BPPH> BPBP> BPAGE> BPA> BPP> BPAF> BPTMC> BPC-D> BPE> BPC> BPZ。对 32 hpf 生殖毒性，效能排序为 BPBP> BPP> BPAF> BPAGE> BPM> BPZ> BPB。RZT 测试体系识别的双酚类似物 32 hpf 胚胎的

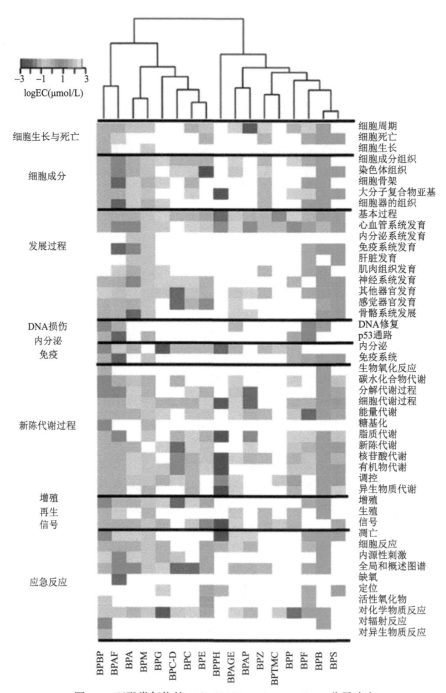

图 5-7 双酚类似物的 32 hpf RZT-ampliseq-embryo 分子响应

生物活性排序与已有报道基本呈现一致性，例如，在突变鸡 DT40 细胞测试中同样发现 BPAP、BPM 和 BPP 显示比 BPA 更高的基因毒性（DNA Damage）[6]；在人类外周血单个核细胞测试中 BPA、BPF 和 BPAF 同样导致细胞生长和死亡活性[7]。然而，双酚类似物内分泌干扰效应效能排序与已有 120 hpf 转基因斑马鱼 Tg（ERE:Gal4ff）（UAS:GFP）体系测试结果不同[8, 9]。已有研究表明 BPA 和 BPS 降低雌性成年斑马鱼产卵率和性腺指数[10]，但 32 hpf RZT 测试并未识别生殖过程活性。内分泌干扰相关基因在斑马鱼胚胎 32 hpf 响应灵敏性低可能是导致生殖毒性和内分泌干扰效应可预测性低的原因。

表 5-4　17 种双酚类似物的胚胎毒性信息及不同浓度范围差异表达基因相应的生物学通路

化学物质	顶端终点（EC 值，μmol/L）	DEGs 范围（μmol/L）	生物学过程（定位基因）
BPA	行为极度活跃(0.001)	EC< 0.001	神经形成(mvp /csf1ra)
	行为极度活跃(0.001~0.01)	0.001 <EC< 0.01	神经形成(sema3d/nek2/mapk14a)
	心包囊肿(10~40)	0.001 <EC< 0.01	VEGF 信号通路，GnRH 信号通路 (30380/65237)
	心包囊肿(10~40)	0.01 <EC< 0.1	发育过程(mt2/atp6ap1b/hoxb1a/chrna1/rap1b/ paics/anxa1a/ntf3/rhoaa / calcrla /fgfr1b/rplp0/tmsb4x/sirt1)
	心包囊肿(10~40)	0.1 <EC< 10	发育过程 (zeb1b/ube2ia/xbp1/acvrl1/tcf7l1b/mef2ca/thraa/ vegfaa/gnl3/arf6a/cdc42/gli1/ilk/polr3f/esrra/eif3i /canx/esrrgb/crk/colec11/setd8a/rb1/hnf1ba)
BPS	行为极度活跃(0.01~10)	EC< 1	自主神经系统发育 (ednraa/ednrab/ikbkap/hmgcs1)
BPF	心包囊肿(40)	1 <EC< 40	造血功能发育 (bmp4/f1lr.1/src/casp3b/tnnt2a/gata6) 心脏发育(bmp4/rpa1/tnnt2a/gata6/igfbp2a)
	轴弯(10~40)		NA
BPG	行为极度活跃(0.01)	EC< 0.01	对激素的反应(paqr7b/pparaa)
		EC< 0.1	神经元的发育(bves/vegfc/nr4a2b)
	NA	0.1 <EC< 1	心血管系统发育(ptprb/smo/elavl1/vegfc/hpse)
BPM	行为极度活跃(0.001~1)	0.1 <EC< 1	骨骼系统形态形成 (smo/chrna1/wdr43/rap1b/eif3ea/pmm2/mmp14 a/sar1b)
BPPH	颌骨畸形(1)，色素沉着(1)，轴弯(1~5)	0.01 <EC< 1	发育过程(flt4/wnt1/esrrgb/tuba8l3/prkcz)
BPP	NA	NA	NA
BPTMC	NA	NA	NA

续表

化学物质	顶端终点（EC 值，μmol/L）	DEGs 范围（μmol/L）	生物学过程（定位基因）
BPZ	尾鳍畸形(10)	0.1 <EC< 1	发育过程 (ptpn11a/hs6st2/stm/rab5c/rela/agrn/sirt1)
BPAGE	卵黄囊肿，心包囊肿，轴弯，眼部畸形(10)，脊索弯曲(1)	0.1 <EC< 1	组织形态形成 (foxa2/foxa1/rad21a/hs6st2/chuk/dhfr) 血管生成 (mt2/hs6st2/rab5c/kdr)
BPAF	卵黄囊肿(10)，心包囊肿(10)，轴弯(10)，未孵化(10)	1 <EC< 10	血管发育(mt2/tp53/tek/cdc42/hmgcrb) 心脏发育(tbx5a/tek/ednrab/hmgcrb/sox9b)
	行为极度活跃(0.001~0.01)	0.005 <EC< 0.01	神经系统发育 (wnt1/hoxb1a/vegfaa/rps19/tuba8l)
BPB	行为极度活跃(0.001~0.01)	EC ≤ 0.001	神经形成(rtn4a, rps3, tcf7l1b, nfe2l2a, ndufb8)
	NA	0.01 <EC< 0.1	组织发育(fdx1/tfap2a/hspd1/snu13b)
	NA	1 <EC< 10	发育过程 (ptpn9a/odc1/atp6v0ca/otpb/dnmt1/foxa1/pax6a/ hsp90aa1.1/rad21a/ewsr1b/cyp26b1/eif3ea/prpf4/ rac1a/jun/tbp/hspa9/psmd3/rps19/ednrab/rps29/t pm4a/rbm22/fbxo5/rarab/mmp11a/pgam2/hand 2/ptena/llgl2/glra4a)
BPBP	行为极度活跃(0.1~1)	0.01 <EC< 0.1	神经系统发育 (grhl2b/sema3d/apoeb/sirt2/jun/pmm2/fyna/tuba 8l3/cox5aa)，神经形成 (sema3d/apoeb/sirt2/pmm2/tuba8l3/cox5aa)
	尾鳍畸形(50)	1 <EC< 10	发育过程 (igf1ra/ptgs1/foxa2/bmp2a/src/parp3/paqr7b/eftu d2/polr3b/nrf1/ptena)
BPC-D	行为极度活跃(0.1~1)	0.001 <EC< 0.1	神经系统发育(aldh1a2/gnl3/bves)
	心包囊肿(5,10)，颌骨畸形(5)	0.1 <EC< 1	发育过程 (fdx1/tfap2a/th/hif1ab/nek2/orc1/polr3b/casp3b/c asp8)
BPC	行为极度活跃(0.01~0.1)	EC< 0.01	神经系统发育(erbb2/jun)
	卵黄囊肿(10)，心包囊肿(5,10)，轴弯(10)，颌骨畸形(10)，胸鳍畸形(5,10)，游动障碍(10)	0.1 <EC< 1	血管形态形成(mt2/jak2a/e2f7)
BPE	行为极度活跃(0.01~0.1)	EC< 0.01	大脑发育(mapk3/fsta)
	卵黄囊肿(40)，轴弯(1, 10, 40)		NA
BPAP	卵黄囊肿，心包囊肿，轴弯，颌骨畸形(10)	0.1 <EC< 10	骨骼系统形态形成(fsta/caspa/hand2)

注：NA 表示没有观测的效应；EC 表示效应浓度

5.3　转录组学与表型毒性的关联分析

5.3.1　斑马鱼胚胎致死毒性与转录组数据的关系

基于全部差异表达基因在基因和通路水平计算的转录组 POD 值与致死效应呈现弱相关（$P>0.05$），而单调响应的基因（"S"形和"线性"模型）在基因水平和通路水平计算的转录组 POD 值与致死效应（LOEC 或 LD_{10}）呈现显著相关性。单调响应的差异表达基因（DEGs）计算效应浓度值的中位数，平均值与致死效应阈值（LD_{10} 和 LOEC）最相关（最高的相关性 R^2：0.88 和 0.8）和 P 值（3×10^{-6}，10^{-4}）[表 5-3 和图 5-8（b）]。单调响应基因的敏感分布曲线如图 5-8（a）所示，

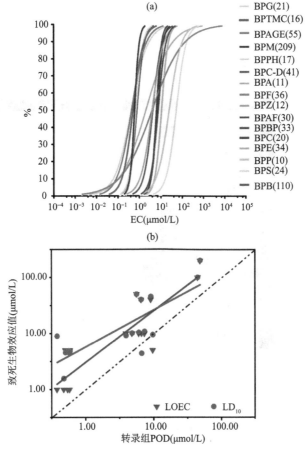

图 5-8　（a）单调响应基因的敏感性分布曲线；（b）转录组起始效应浓度 PODt 与 LD_{10}、LOEC 相关性分析

其中仅 2 个基因在 BPAP 暴露后响应，无法拟合剂量-效应曲线。致死效应阈值与其相关性最高的转录组起始浓度基本一致（拟合曲线的斜率接近 1）[图 5-8（b）]，表明可以通过转录组高通量计算起始浓度值评估致死效应阈值。

5.3.2　敏感毒性终点（运动行为）与转录组数据的关系

　　神经发育过程生物学通路（GO BP）的活性效能有效识别诱导异常活跃运动行为的双酚类化学品。除 BPM 以外，不能诱导 120 hpf 斑马鱼异常活跃运动行为的双酚类化学品均未干扰神经发育过程的生物学通路，干扰神经发育过程的双酚类似物均引起 120 hpf 斑马鱼幼鱼异常活跃运动行为（图 5-9）。双酚 A 作为经典的内分泌干扰物，其双酚类似物结构可能有内分泌干扰效应，且以往研究也报道内分泌干扰物能够通过干扰胚胎期神经发育过程增加后期神经运动行为和认知障碍风险，例如神经胚形成、神经元分化、增殖或迁移、胶质细胞再生、突触发生、

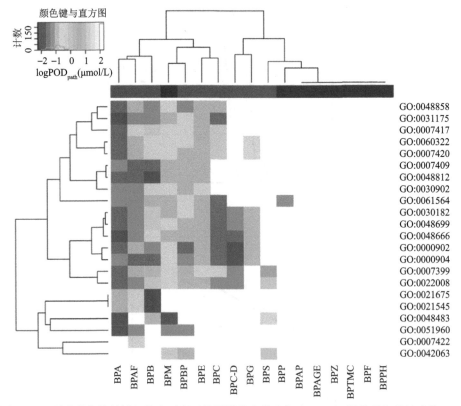

图 5-9　双酚类类似物的神经发育过程干扰图谱填充值为每个 GO BP 通路的起始浓度的 $\log_{10}$ 形式

红色代表异常活跃运动行为化学品，蓝色代表无异常活跃运动行为化学品

枝状生长、骨髓鞘形成、细胞凋亡、突触修饰和神经递质系统。这些表明双酚类似物在神经发育窗口期暴露诱导 120 hpf 幼鱼异常活跃运动行为的原因可能是在早期影响神经发育过程发育。进一步通过生物过程干扰（神经发育相关的效应起始浓度 POD 值）定量预测有害结局阈值（运动行为，LOEC）过程发现，只有两种化学物质的神经发育相关的生物学通路起始浓度均值（POD）与其过度活跃效应的最低效应浓度值（LOEC）在一个数量级以内[图 5-10（a）]。考虑到异常活跃运动行为的剂量-效应响应模型的特殊性，即呈现非单调的浓度响应。尝试筛选相同浓度响应模式的差异表达基因计算转录组效应起始浓度（POD 值）与异常活跃运动行为（LOEC 值）进行定量分析。结果发现，除 BPS 外双酚神经发育相关的非单调响应的 DEGs 均值与过度活跃效应的 LOEC 值在一个数量级以内[图 5-10（b）]。且通过非单调响应基因富集神经发育通路的聚类分析能有效区别诱导异常活跃运动效应的化学品（图 5-11）。

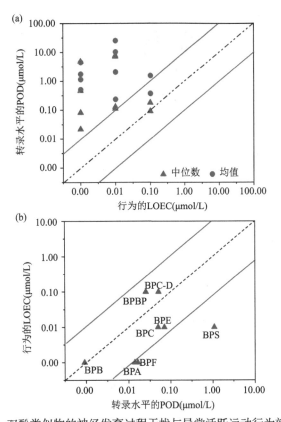

图 5-10　双酚类似物的神经发育过程干扰与异常活跃运动行为效应比较

（a）转录组的起始浓度为神经发育过程全部基因中位数；（b）转录组的起始浓度为神经发育过程非单调响应基因中位数

虚线表示相同的 LOEC 和转录 POD 值；实线区域表示一个数量级以内的差异

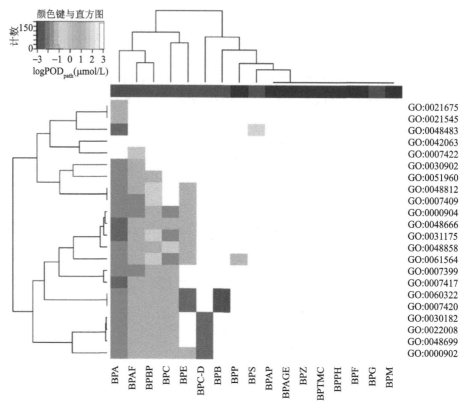

图 5-11　非单调响应基因富集的神经发育相关生物活性图谱填充值为每个 GO BP 通路的起始
浓度的 $\log_{10}$ 形式

黑色代表异常活跃运动行为化学品，灰色代表无异常活跃运动行为化学品

5.4　筛选毒性效应相关的化学结构特征描述符

　　$\log K_{ow}$ 往往跟水生生物致死效应浓度相关性较好，本研究显示 120 hpf 的胚胎毒性的致死效应值（ $\log$ LOEC，LD_{10} 和 LD_{50} ）与 $\log K_{ow}$ 呈现弱的负相关性（ $P < 0.05$ ；Cor= 0.55，0.48 和 0.82 ）。17 种双酚类似物中最高和最低 K_{ow} 值的化学品分别为致死毒性最高和最弱的化学品。但是，较高 K_{ow} 替代物 BPBP（ $\log K_{ow}$，6.08 ）和 BPP（ $\log K_{ow}$，6.25 ）呈现低毒性（图 5-12 ）。

　　对遗传算法随机筛选的 PCFs 的 1000 种准确率高于 90% 的解决方案模型进行正向选择后，最高频的 29~40 个 PCFs 组成 8 种最优解决方案（最高准确率）（图 5-13 ）。8 种模型总体的准确率均为 0.82，模型中参数有 29 个最高频属于共有变量参数（图 5-13 ）。29 个高频率 PCFs 中其中 7 个 PCFs 在 dragon 列表中无详细信息描述，剩余的 22 个 PCFs 主要由 RDF 描述符（径向分布函数：表示原子以分子中

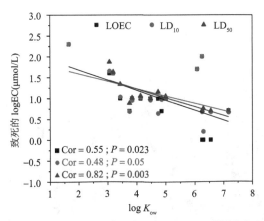

图 5-12 log K_{ow} 与致死效应浓度[log LOEC（正方形），log LD$_{10}$（圆点）和 log LD$_{50}$（三角形）]
的关系

(a)使用正向选择模型（全BPs化学品）

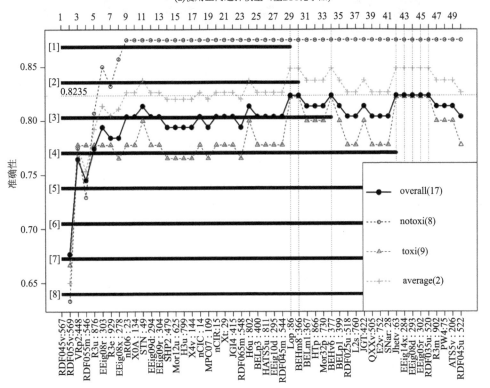

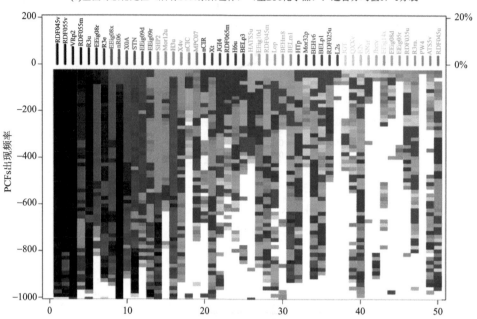

图 5-13 （a）最频繁物理化学结构描述符（PCFs）向前搜索结果。横轴是排序的 PCFs，纵轴
是分类的准确性。（b）1000 个随机满足条件分类方案中稳定出现的前 50 个 PCFs

横轴是排序后的 PCFs，纵轴显示 PCFs 频率（y 轴顶部竖线），每个基因用不同颜色标注 PCFs 在 1000 种分类方案
中稳定性，黑色表示最稳定出现，灰色表示最不稳定出现，白色表示没有出现

心为半径出现的概率）、GETAWAY 描述符（几何学，原子加权的拓扑结构，表示
基于相对于分子几何中心计算的原子坐标的分子结构的描述符）和环描述符（环
形结构的数目）（表 5-5）。此外，上述涉及 RDF，GETAWAY 和环描述的 PCFs 在
1000 种解决方案模型中稳定出现[图 5-13（b）]。这些表明 RDF，GETAWAY 和
Ring 描述符是诱导双酚类结构引起异常活跃运动行为的关键化学结构特征，在化
学品安全设计中考虑（表 5-5）。

表 5-5　最优拟合模型的 29 个高频物理化学结构特征描述符信息

排序	名称	描述	类别
1	RDF045v	Radial Distribution Function - 045 / weighted by van der Waals volume	
2	RDF055v	Radial Distribution Function - 055 / weighted by van der Waals volume	
4	RDF055m	Radial Distribution Function - 055 / weighted by mass	RDF descriptors
23	RDF065m	Radial Distribution Function - 065 / weighted by mass	
28	RDF045m	Radial Distribution Function - 045 / weighted by mass	

续表

排序	名称	描述	类别
5	R3u	R autocorrelation of lag 3 / unweighted	
7	R3e	R autocorrelation of lag 3 / weighted by Sanderson electronegativity	
16	H3u	H autocorrelation of lag 3 / unweighted	GETAWAY descriptors
24	H6u	H autocorrelation of lag 6 / unweighted	
26	HATS5u	leverage-weighted autocorrelation of lag 5 / unweighted	
9	nR06	number of 6-membered rings	
18	nCIC	number of rings (cyclomatic number)	Ring descriptors
20	nCIR	number of circuits	
10	X0A	average connectivity index of order 0	Connectivity indices
17	X4v	valence connectivity index of order 4	
14	SHP2	average shape profile index of order 2	Randic molecular profiles
11	STN	Sum of tN E-states	Atom-type E-state indices
15	Mor12u	signal 12 / unweighted	3D-MoRSE descriptors
22	JGI4	mean topological charge index of order 4	2D autocorrelations
19	MPC07	molecular path count of order 7	Walk and path counts
21	Xt	total structure connectivity index	Topological indices
29	Lop	lopping centric index	

注：7 个 PCFs 无对应描述信息，表中未列出

本章以双酚类类似物的安全替代为例，基于浓度依赖斑马鱼转录组学全面识别生物学过程活性，短时间高效获取 17 种双酚类似物的不同生物过程效能排序，帮助筛选高生物活性化学品进行后续传统常规毒性测试，并且帮助提供毒性测试终点。与进行一系列的标准化测试（如体外高通量测试）相比，能够大大降低成本的优势，应用于绿色化学中提供全面的毒性信息，识别毒性的因果关系，关联结构活性关系，帮助生产更安全的化学结构。本章节研究发现 17 种双酚类似物中，8 种替代物与 BPA 具有相同 RDF，GETAWAY 和 Ring 化学结构特征，通过神经发育窗口期影响神经发育诱导幼鱼异常活跃运动行为。

后续研究可以将 RZT 获取的全面生物学通路信息纳入 Read across 分析，与基于化学结构信息的 Read across 分析相比增加了毒性机制的证据权重，提高基于参考化学品（毒性信息充足）预测新型化学品（毒性信息匮乏）毒性的准确性。此外，RZT 测试可能需要通过选定特定毒理学终点的不同毒性窗口进行测试分析，例如生殖毒性。后期研究会探索转录组表达变化的时间依赖性，并确定不同毒理

学关心毒性测试终点的毒性效应窗口，并探究不同暴露时期是否会影响转录组评估化学品的生物活性的全面性，识别高危化学品的准确性。

参 考 文 献

[1] Schonfelder G, Wittfoht W, Hopp H, et al. Parent bisphenol A accumulation in the human maternal-fetal-placental unit. Environmental health perspectives, 2002, 110(11): A703-707.

[2] Gerona R R, Pan J, Zota A R, et al. Direct measurement of bisphenol A (BPA), BPA glucuronide and BPA sulfate in a diverse and low-income population of pregnant women reveals high exposure, with potential implications for previous exposure estimates: A cross-sectional study. Environmental Health, 2016, 15.

[3] Pinney S E, Mesaros C A, Snyder N W, et al. Second trimester amniotic fluid bisphenol A concentration is associated with decreased birth weight in term infants. Reproductive Toxicology, 2017, 67: 1-9.

[4] Mustieles V, Perez-Lobato R, Olea N, et al. Bisphenol A: Human exposure and neurobehavior. Neurotoxicology, 2015, 49: 174-184.

[5] Kinch C D, Ibhazehiebo K, Jeong J-H, et al. Low-dose exposure to bisphenol A and replacement bisphenol S induces precocious hypothalamic neurogenesis in embryonic zebrafish. Proceedings of the National Academy of Sciences of the United States.

[6] Lee S, Liu X, Takeda S, et al. Genotoxic potentials and related mechanisms of bisphenol A and other bisphenol compounds: A comparison study employing chicken DT40 cells. Chemosphere, 2013, 93(2): 434-440.

[7] Michalowicz J, Mokra K, Bak A. Bisphenol A and its analogs induce morphological and biochemical alterations in human peripheral blood mononuclear cells (*in vitro* study). Toxicology in Vitro, 2015, 29(7): 1464-1472.

[8] Mu X, Huang Y, Li X, et al. Developmental effects and estrogenicity of bisphenol A alternatives in a zebrafish embryo model. Environmental Science & Technology, 2018, 52(5): 3222-3231.

[9] Moreman J, Lee O, Trznadel M, et al. Acute toxicity, teratogenic, and estrogenic effects of bisphenol A and its alternative replacements bisphenol S, bisphenol F, and bisphenol AF in zebrafish embryo-larvae. Environmental Science & Technology, 2017, 51(21): 12796-12805.

[10] Ji K, Hong S, Kho Y, et al. Effects of bisphenol S exposure on endocrine functions and reproduction of zebrafish. Environmental Science & Technology, 2013, 47(15): 8793-8800.

第 6 章　化学物质混合物的毒理基因组学评估

化学品风险防控面临的另一重要难题是复合污染风险难辨。传统的化学品风险评价往往只关注单一化学品的风险，而生物体在实际环境中会暴露于多种化学物质，造成复杂的复合污染问题。复合污染风险评价包括毒性评估与暴露评估。毒性评估关注复合污染体系的生物毒性效应，而基于传统动物实验的复合污染毒性评价费时费力，且往往没有明确的毒性终点目标。暴露评估关注复合污染体系中的污染物组分及其浓度，利用复合污染的暴露评估信息，可以从复合污染物的组分出发，通过浓度相加模型（concentration addition，CA）和独立作用模型（independent action，IA）预测复合毒性效应。根据各化学污染物的毒性作用模式（mode of action，MOA），若 MOA 相同，则使用 CA 模型；若 MOA 不同，则使用 IA 模型。然而，暴露评估无法穷尽地检测复合污染体系中的所有污染物组分，对于浓度低于仪器检测限或未建立化学分析方法的污染物无法检测，且仅依靠化学物质的浓度信息不能反映复合毒性效应。此外，利用 CA 或 IA 模型估算复合污染毒性时，往往从毒性数据库检索已有的化学品毒性信息。目前主流的美国生态毒理数据库 ECOTOX 主要收录水生生物、陆生动植物的化学品毒性数据，但是缺少人体健康相关的毒性数据。环境样品中成千上万污染物毒性数据的缺失，限制了复合污染的风险评价。本章对 12 种化学品以及其不同比例混合物进行人类细胞转录组测试，对化学品的 MOA 进行区分，并对其不同比例混合后的复合效应进行预测和评估，以期可通过单物质指纹预测混合物健康风险。

6.1　复合效应预测与评价方法

复合污染是环境科学面临的永恒话题。成千上万的污染物存在于实际环境介质中，构成复杂的复合污染风险。复合污染风险评价包括复合暴露评价和复合毒性评价。然而，复合毒性评价方法依赖动物实验，费时费力；复合暴露评价难以穷尽地检测复合污染体系中的所有污染物组分，且无法识别浓度低于仪器检测限的物质。评价复合污染的分子生物学通路影响，能够帮助快速诊断潜在的复合毒性，筛选潜在高毒性环境样品，是实现快速预测复合暴露引起的复合毒性的重要"桥梁"。

由生物学通路评价复合毒性（通路-毒性）的研究已经非常广泛：将复合污染物当作一个整体（whole mixture），通过检测复合污染物整体对生物学通路的活性影响，评价复合污染的潜在生物毒性。近年来发展起来的体外生物测试方法，被广泛用于复合污染的"通路-毒性"研究。例如，美国和欧盟开展了大规模的水质监测项目，利用成组的体外生物测试方法，评价环境水样诱导生物学通路靶点的生物活性，筛选具有潜在有害效应的样品。

尽管"通路-毒性"研究能够快速评价复合污染的生物学通路影响，但是该信息能否反映实际的复合污染暴露情况？这就需要探究基于复合污染物整体所反映的生物活性，是否能够代表复合体系内各个污染物组分（component-based）生物活性的总和。其主要研究方法是，评估人工混合物的复合污染物整体生物活性，是否能够代表其各个单独组分的生物活性经过相加模型或独立模型计算后的总和。欧盟水框架 SOLUTIONS 项目联合数十家研究团队，综合评估了 10 余种体外生物测试方法能否捕捉基于 12 种环境高风险污染物的混合物的关键生物活性信息[1]，研究发现所用的大多数体外生物测试，其混合物的生物活性结果能够与基于单组分物质生物活性的相加模型预测结果一致。不过，该研究也只是评估了少数的体外生物测试方法，对于基于其他生物靶点的体外生物测试还缺乏评估。这一方面是由于，系统地检测生物学通路的各个关键分子事件耗资巨大，往往需要联合众多实验室的检测技术平台；另一方面，体外生物测试方法可选择的分子测试靶点有限，只能检测已知的有限生物学靶点。

组学技术能够非靶向地检测全基因组水平的生物学通路扰动，在复合毒性评价研究中被寄予厚望。本研究选取 12 种环境高检出风险污染物，配制 2 种混合物（共 14 个测试样品）。这 14 个样品已经有基于体外生物测试的生物活性数据（图 6-1）。在本研究中，检测了 14 个样品的剂量-效应 RHT 图谱，评估混合物作为整体，能否代表其 12 种单物质组成的生物学通路影响。

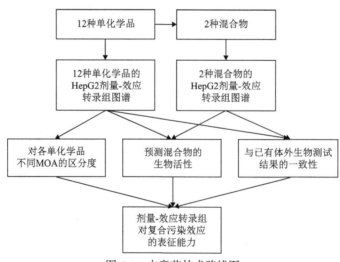

图 6-1　本章节技术路线图

6.2 化学物质混合物的生物效应评估

6.2.1 典型作用模式化学物质的混合物

测试样品包括 12 种单物质（Sigma-Aldrich, St. Louis, MO, USA）及其 2 种混合物（表 6-1 和表 6-2）。12 种覆盖不同 MOA 的单物质，选自河流水样监测所得高危害风险排序的污染物。2 种混合物由德国亥姆霍兹国家环境研究中心（UFZ）统一配制并发送，溶剂为色谱级甲醇（MeOH）。Mix Ⅰ 的配制原则是，模拟非自然暴露水样的物质成分，以期在大多数生物测试中都能检测出复合效应。Mix Ⅱ 的配制原则是，模拟实际自然暴露水样的物质成分。

表 6-1 2 种混合物的组成信息

单物质	混合物 1（Mix Ⅰ）	混合物 2（Mix Ⅱ）
	混合物中各物质浓度比例	
	比例 1	比例 2
二嗪农	4.997×10^{-5}	1.303×10^{-3}
双氯芬酸	2.499×10^{-1}	1.928×10^{-1}
双酚	5.830×10^{-3}	2.768×10^{-1}
丙环唑	4.997×10^{-1}	5.630×10^{-3}
磷酸三苯酯	1.249×10^{-1}	1.537×10^{-2}
敌草隆	4.997×10^{-3}	1.384×10^{-2}
4-氯-2-苄基苯酚	7.496×10^{-2}	4.251×10^{-1}
苯并[*a*]芘	4.997×10^{-4}	6.289×10^{-4}
苯并[*b*]荧蒽	8.329×10^{-4}	6.315×10^{-4}
三氯生	2.915×10^{-2}	2.583×10^{-2}
嘧菌环胺	8.329×10^{-3}	1.24×10^{-2}
染料木黄酮	8.329×10^{-4}	2.97×10^{-2}

表 6-2 12 种用于剂量-效应 RHT 测试的环境化学品信息

中文名	英文名	简称	CAS 编号	用途	毒作用机制	暴露剂量（μmol/L）
染料木黄酮	Genistein	GES	446-72-0	燃料	内分泌干扰活性	$4.613 \times 10^{-6} \sim 46.13$
双酚 A	Bisphenol A	BPA	80-05-7	塑化剂	内分泌干扰活性	$1.11 \times 10^{-5} \sim 111.13$

续表

中文名	英文名	简称	CAS 编号	用途	毒作用机制	暴露剂量（μmol/L）
苯并[a]芘	Benzo[a]pyrene	BaP	50-32-8	工业副产物	核酸损伤	$2.25 \times 10^{-7} \sim 2.25$
苯并[b]荧蒽	Benzo[b]fluoranthene	BbF	205-99-2	工业副产物	核酸损伤	$7.30 \times 10^{-8} \sim 0.73$
二嗪农	Diazinon	DAZ	333-41-5	农药	神经活性	$6.31 \times 10^{-5} \sim 631.26$
磷酸三苯酯	Triphenylphosphate	TPP	115-86-6	阻燃剂	神经活性	$4.98 \times 10^{-6} \sim 49.78$
三氯生	Triclosan	TCS	3380-34-5	杀菌剂	脂质代谢	$1.01 \times 10^{-6} \sim 10.1$
双氯芬酸	Diclofenac	DFC	15307-86-5	抗炎药	抗炎症反应	$4.85 \times 10^{-6} \sim 48.49$
嘧菌环胺	Cyprodinil	CPD	121552-61-2	杀菌剂	蛋白合成抑制	$2.21 \times 10^{-7} \sim 2.21$
敌草隆	Diuron	DIR	330-54-1	除草剂	光合作用抑制	$6.90 \times 10^{-6} \sim 68.98$
丙环唑	Propiconazole	PCZ	60207-90-1	杀菌剂	类固醇生物合成抑制	$5.42 \times 10^{-6} \sim 54.22$
4-氯-2-苄基苯酚	Chlorophene	CLP	120-32-1	消毒剂	非特异性	$1.54 \times 10^{-6} \sim 15.38$

注：化学品用途及毒作用机制信息来源于 Busch 等论文报道[2]

6.2.2 剂量依赖转录组的响应基因

14 个测试物质共测试了 115 个 RHT 样品。所有样品的测序读数范围为 213066~2175546，确保平均每个基因至少达到 100 个读数的深度。17 个化学品的 "可检测的基因"（对照组基因读数≥5）数目范围为 652~713 个基因（平均 681 个基因）。

14 个测试物质的 DRGs 数量范围为 33~266 个[图 6-2（a）]。Mix Ⅰ 识别的 DRGs 数量最多，其次为 PCZ 和 DAZ，DRGs 数量最少的是无特异 MOA 的化学品 CLP。

线性模型是大多数化学品（Mix Ⅰ，Mix Ⅱ，CPD，DAZ，BaP，TPP，PCZ）DRGs 所拟合的主导剂量-效应模型[图 6-2（b）]。拟合于线性模型的 DRGs 的 POD_{gene} 主要出现在化学品的高浓度范围，暗示这些对应化学品主要干扰次生反应相关的生物过程。GES 的 DRGs 主要拟合于 U 形模型，且其 POD_{gene} 主要集中于化学品的低浓度范围，暗示 GES 主要会诱导早期低浓度的毒物兴奋效应（hormesis）。TCS 和 BbF 的 DRGs 主要为 S 形和 L 形。

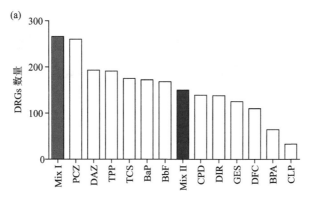

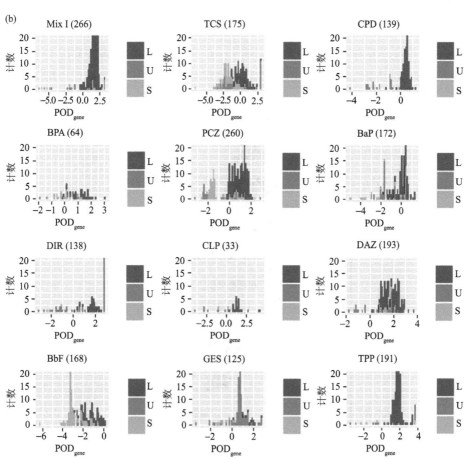

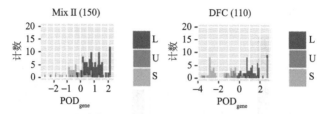

图 6-2   12 个单化学品和 2 个混合物的剂量-效应 RHT 图谱

（a）DRGs 数量；（b）各化学品的 DRGs 及其相关剂量-效应关系模型分布图

图例中的 "L"，"S" 和 "U" 分别代表线性模型、S 形模型和 U 形模型。括号中的数字代表对应化学品的 DRGs 数量。X 轴为 POD_{gene} 的 log_{10} 转化结果。Y 轴为频率计数

6.2.3   剂量依赖转录组的通路分析

12 个单化学品和 2 个混合物共识别 12~45 个 Hallmark 通路。根据 12 个单化学品的 POD_{path} 图谱[图 6-3（a）]，BaP 和 BbF（两个 PAH 物质）的 POD_{path} 分布

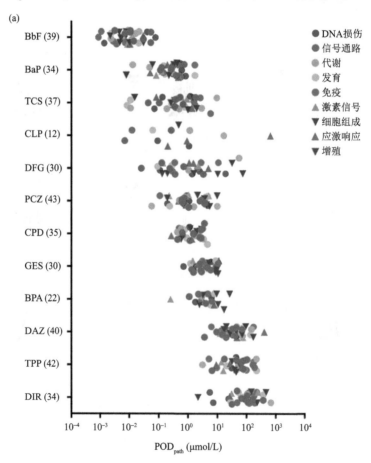

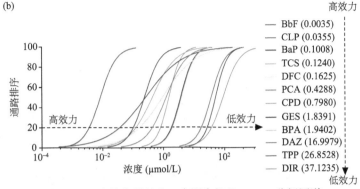

图 6-3　12 个单化学品和 2 个混合物的 PODA 分析图谱

（a）各个 Hallmark 通路的 POD_path 分布。每个圆点代表一个 Hallmark 通路，相同颜色圆点表示它们归属于同一个生物学过程。Y轴上括号内的数字代表该化学品干扰的 Hallmark 通路数量。（b）12 个化学品的通路剂量-效应曲线。各曲线由化学品间的通路 POD_path 及其排序获得。黑色水平虚线代表 20% 通路受到影响的效应值，与该值相关的浓度定义为化学品的生物潜力。括号中的数值代表对应化学品的生物潜力值，单位为 µmol/L

于最敏感的浓度范围，其识别的 Hallmark 通路主要与免疫和代谢相关；DAZ 和 TPP（两个神经活性物质）的 POD_path 分布于最不敏感的浓度范围，其识别的 Hallmark 通路主要与信号通路相关。根据 12 个单化学品的通路剂量-效应曲线[图 6-3（b）]，能够进一步量化地区分化学品的生物潜力差别，其中，两个 PAH 物质 BaP 和 BbF 的生物潜力最高，而两个神经活性物质 DAZ 和 TPP 的生物潜力最低。

根据 12 个单化学品 POD_path 的聚类分析结果（图 6-4），不同 MOA 的化学品能够被明显地区分开。相似 MOA 的化学品分组距离相近，包括核酸损伤机制的 BaP 和 BbF，内分泌干扰机制的 BPA 和 GES，以及具有神经活性的 TPP 和 DAZ。虽然 BbF 没有直接与 BaP 形成聚类，但是 BbF 和 BaP 的生物潜力在 12 个化学品中最高，二者的生物潜力排序趋势一致。TCS 与 BaP 形成直接聚类，其次是 DFC，暗示它们可能有相似的 MOA。BaP 是一种熟知的遗传毒性化学品，此外，它还被报道能够干扰脂质代谢过程。而 TCS 作为一种广谱杀菌剂，同样也被报道能够损伤脂质代谢过程。此外，TCS 被广泛报道能够影响免疫响应相关的生物学通路，这与抗炎症药物 DFC 的免疫干扰机制具有相似之处。

PCA 和 CPD 被分类在一组，它们是两种杀真菌剂，其 MOA 都是通过抑制生物合成过程，尽管其具体的生物合成抑制内容不同。此外，另一种生物合成抑制剂 DIR 并未与 PCA 和 CPD 被分类在一组，而是与两种神经活性化学品 TPP 和 DAZ 聚集。这可能是由于 MCF7 细胞对 DIR，PCA 和 CPD 的生物响应很弱，导致其转录组推导所得的生物潜力值呈现一致的最低水平。此前有研究报道 DIR 暴露 6 h 后对 MCF7 细胞的增殖没有影响[3]。另一篇研究报道 DIR 虽然对 MCF7 有细胞毒性，但是远低于对人类绒膜癌细胞 BeWo 的细胞毒性[4]。TPP 和 DAZ 是两种具有神经毒性的有机磷化学品，已有研究报道诸如 DAZ 的有机磷化学品能够在

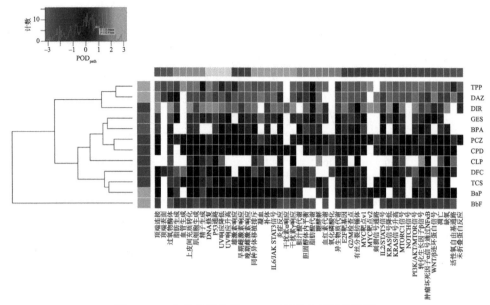

图 6-4　12 个单化学品的 POD_path 聚类分析结果热图

热图上方的不同颜色棒代表 9 种 Hallmark 基因集，包括细胞组成（红色）、发育（橘色）、DNA 损伤（黄色）、激素信号通路（深绿色）、免疫（浅绿色）、代谢（浅蓝色）、增殖（深蓝色）、信号通路（紫色）、应激响应（粉色）。热图左侧的不同颜色棒代表各种 MOA，包括核酸损伤（绿色）、内分泌干扰（红色）、神经活性（浅蓝色）以及其他 MOA（紫色）。左上方标签下的数字，代表 log_{10} 转换后的 POD_path 值

MCF7 细胞中引起非神经毒性相关的毒性效应[5]。DAZ 还被报道在低浓度水平引起 MCF7 细胞增殖的毒物兴奋效应，而在高浓度水平，促增殖效应消失[6]。TPP 和 DAZ 这类有机磷化学品在 MCF7 细胞内引起的生物响应可能主要以低浓度的暂时效应为主，从而导致在 MCF7 中的生物潜力较低。

　　综上，单化学品 POD_path 的聚类结果说明剂量-效应 RHT 数据能够真实地捕捉与 12 个单化学品 MOA 相匹配的分子扰动图谱。

6.2.4　复合效应预测

1. 基于整体生物活性

　　根据 12 种单物质的通路剂量-效应曲线，分别使用相加（concentration addition，CA）和独立作用（independent action，IA）模型预测 12 种单物质的复合效应浓度。

　　CA 模型假设各化学物质的毒作用机制相似，其计算公式为

$$\mathrm{EC}_X(\text{mixture}) = \left(\sum_{i=1}^{n} \frac{p_i}{\mathrm{EC}_{X,i}} \right)^{-1} \tag{6-1}$$

式中，$EC_X(\text{mixture})$代表由 n 个单物质预测所得产生 X 程度效应的混合物浓度；$EC_{X,i}$代表产生相同 X 程度效应的单物质浓度；p_i代表第 i 个单物质在混合物中的占比，$p_i=c_i/(c_1+\cdots+c_n)$。

CA 模型假设各化学物质的毒作用机制不同，其计算公式为

$$E\left(c_{\text{mixture}}\right)=1-\prod_{i=1}^{n}\left[1-E(c_i)p_i\right] \tag{6-2}$$

式中，$E(c_{\text{mixture}})$代表混合的总体效应；$E(c_i)$代表各个单物质 c_i 产生的效应。

基于上述公式，获得 12 个单化学品生物活性的 CA 和 IA 模型计算结果，能够保守性地预测实际观测所得的混合物总体生物活性[图 6-5（a）（b）]。定性来

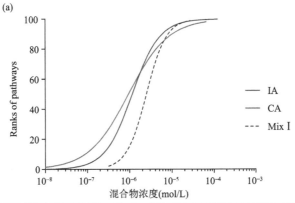

	EC₅₀（mol/L）	95%CI	EC₅₀：预测值/观测值
Mix I	2.19×10^{-6}	2.19×10^{-6}	
CA	9.02×10^{-7}	$9.25\times10^{-7}\sim9.44\times10^{-7}$	0.41
IA	1.15×10^{-6}	$1.15\times10^{-6}\sim1.16\times10^{-6}$	0.53

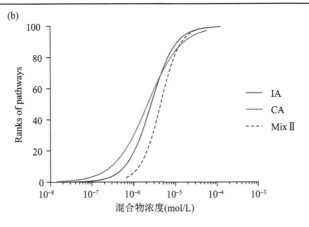

	EC$_{50}$（mol/L）	95%CI	EC$_{50}$：预测值/观测值
Mix Ⅱ	4.39×10^{-6}	$4.26 \times 10^{-6} \sim 4.53 \times 10^{-6}$	
CA	2.13×10^{-6}	$2.11 \times 10^{-6} \sim 2.16 \times 10^{-6}$	0.49
IA	2.60×10^{-6}	$2.59 \times 10^{-6} \sim 2.61 \times 10^{-6}$	0.59

图 6-5　观测所得混合物总体生物活性（黑色虚线）以及 CA（红色）和 IA 模型（蓝色）预测
所得总体生物活性的通路剂量-效应曲线（CI 代表 95%置信区间）
(a) Mix Ⅰ；(b) Mix Ⅱ

说，混合物观测所得的总生物活性比 CA 和 IA 模型预测所得的总生物活性要低，定量来说，混合物观测所得的 EC$_{50}$ 比 CA 和 IA 模型预测所得的 EC$_{50}$ 高出 2 倍以内。对于两个人工混合物 Mix Ⅰ 和 Mix Ⅱ，它们的 CA 预测所得总生物活性都比 IA 预测所得总生物活性更保守（高）。此外 Mix Ⅰ 的 CA 和 IA 预测所得总生物活性各自比 Mix Ⅱ 的预测所得总生物活性更高。该结果说明混合物的总体生物活性能够代表基于 12 个单组分的总体生物活性。

2. 针对特异生物通路

根据各个单物质所识别的各个通路的 POD$_{path}$，分别计算在九大类 Hallmarlk 通路（免疫响应、普通信号传导、激素信号传导、发育过程、细胞组成、应激响应、代谢过程、DNA 损伤以及增殖过程）的 POD$_{path}$ 平均值，利用 CA 模型计算 12 种单物质对各类别通路的混合效应。

基于 12 个单化学品特异生物通路活性的 CA 和 IA 模型计算结果，能够保守性地预测实际观测所得的混合物特异生物通路活性（表 6-3）。对于两个人工混合物 Mix Ⅰ 和 Mix Ⅱ，其预测值都比观测值 EC$_{50}$ 低 1 个数量级以内。除了 Mix Ⅱ 的发育相关通路，其预测值与观测值相差超过 1 个数量级，暗示潜在的拮抗作用。例如，混合物成分中的 DAZ 和 BPA 被报道对 MCF7 有剂量依赖的拮抗效应[6]。Mix Ⅱ 中 DAZ 和 BPA 的比例都比 Mix Ⅰ 高，这可能是 Mix Ⅱ 引起发育相关生物学通路产生拮抗效应的部分原因。在此前的体外生物测试研究中，观测到同样的 2 种混合物在大型蚤运动实验和发光菌生长抑制实验中，都检测出类似的拮抗效应[1]。对于混合物内的其他单化学品是否贡献潜在的拮抗效应，需要进一步论证。总之，对于特异的生物学通路，混合物观测值能够在 10 倍范围内代表基于 12 个单组分预测值。

表 6-3　混合物的 9 种通路集活性的预测值与观测值

9 种 Hallmark 通路集	观测值（mol/L）	预测值（mol/L）	预测值/观测值
细胞组成	4.06×10^{-6}	2.21×10^{-6}	5.45×10^{-1}
	5.26×10^{-6}	2.87×10^{-6}	5.45×10^{-1}

续表

9 种 Hallmark 通路集	观测值（mol/L）	预测值（mol/L）	预测值/观测值
发育	2.90×10^{-6}	6.08×10^{-7}	2.10×10^{-1}
	7.13×10^{-6}	5.08×10^{-7}	$\mathbf{7.12 \times 10^{-2}}$
DNA 损伤	1.72×10^{-6}	1.04×10^{-6}	6.05×10^{-1}
	2.81×10^{-6}	1.11×10^{-6}	3.94×10^{-1}
激素信号通路	1.11×10^{-6}	1.09×10^{-6}	9.88×10^{-1}
	2.10×10^{-6}	1.94×10^{-6}	9.26×10^{-1}
免疫	2.00×10^{-6}	5.65×10^{-7}	2.83×10^{-1}
	2.26×10^{-6}	2.37×10^{-7}	1.05×10^{-1}
代谢	2.35×10^{-6}	1.45×10^{-6}	6.18×10^{-1}
	7.45×10^{-6}	2.74×10^{-6}	3.68×10^{-1}
增殖	4.09×10^{-6}	1.28×10^{-6}	3.12×10^{-1}
	7.30×10^{-6}	1.13×10^{-6}	1.55×10^{-1}
信号通路	1.67×10^{-6}	9.12×10^{-7}	5.48×10^{-1}
	3.16×10^{-6}	7.88×10^{-7}	2.49×10^{-1}
应激响应	3.17×10^{-6}	1.18×10^{-6}	3.72×10^{-1}
	6.23×10^{-6}	2.35×10^{-6}	3.77×10^{-1}

注：灰底表格代表 Mix I 的相关信息；白底表格代表 Mix II 的相关信息；
加粗的数字代表预测值与观测值的 EC_{50} 差距超过了 1 个数量级

6.2.5　剂量依赖转录组测试与体外测试的比较

有 7 个生物标志物在 RHT 和体外生物测试中都至少有 3 个化学品有检测出生物活性[图 6-6（a）（b）]。AHR，Nrf2 和 AR 这 3 个生物标志物的 RHT 推导所得

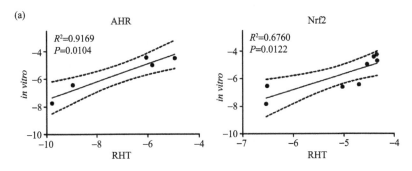

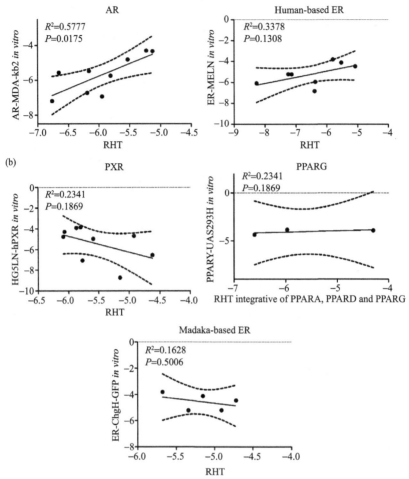

图 6-6　RHT 识别的 POD$_{path}$ 和体外测试识别的效应浓度的相关性

（a）呈显著正线性相关的生物标志物；（b）线性相关程度差的生物标志物

POD$_{path}$ 和体外生物测试 EC$_{50}$ 呈显著正相关（$P< 0.05$）。人源 ER（human-based ER）虽然正相关性程度不显著，但是基于人类细胞 RHT 的正相关程度比青鳉 ER（medaka-ER）强，这主要可能由于物种间差异导致。对于 PXR 和 PPAR 这两种外源化合物代谢及脂质代谢受体，其 RHT 和体外测试的相关性很差。

剂量-效应 RHT 分析结果能够与配体比较特异的生物标志物体外生物测试结果有较好的一致性。例如，对于 RHT 和体外测试相关性好的 AHR，其配体主要为特异性的二　英类似物，其下游响应主要是Ⅰ相代谢酶。相反，对于 RHT 和体外测试相关性差的 PXR 和 PPAR，它们之间可能存在复杂的相互调控网络。

本章研究应用剂量-效应 RHT 测试，实现从通路水平表征复合污染的生物响应。剂量-效应 RHT 数据能够真实捕捉 12 个单化学品的生物学通路扰动图谱，且化学品分类结果与已知 MOA 一致。此外，2 种混合物的生物学通路活性观测值能够真实代表基于 12 个单组分的生物学通路活性预测值，二者相差不超过 2 倍。同时，对于特定的生物学通路过程，混合物的生物学通路活性观测值也能由 12 个单组分的生物学通路活性预测，二者相差在 10 倍以内。最后，剂量-效应 RHT 测试结果与已有体外测试数据的 AHR、Nrf2、AR 和 ER 有很好的正相关性。后续需要进一步探究对于组成更加复杂的混合物样品（例如上百个单物质混合），剂量-效应 RHT 图谱是否依然能够真实捕捉基于单物质组分的生物学通路活性预测值。值得提倡的是，将剂量-效应 RHT 推广应用于效应介导分析（effect-directed analysis，EDA），鉴别复合污染中的关键致毒组分。虽然组学即使已经被倡导用于进行分子 EDA，但是基于剂量-效应的转录组应用很少。另外，该研究提供的基于通路的转录组数据分析方法，同样可用于其他组学工具如蛋白代谢组等，帮助解析单化学品或混合物的生物活性图谱。

参 考 文 献

[1] Altenburger R, Scholze M, Busch W, et al. Mixture effects in samples of multiple contaminants — An inter-laboratory study with manifold bioassays. Environment International, 2018, 114(1): 95-106.

[2] Busch W, Schmidt S, Kühne R, et al. Micropollutants in European rivers: A mode of action survey to support the development of effect-based tools for water monitoring. Environ Toxicol Chem, 2016, 35(8): 1887-1899.

[3] Vinggaard A M, Breinholt V, Larsen J C. Screening of selected pesticides for oestrogen receptor activation *in vitro*. Food Additives & Contaminants, 1999, 16(12): 533-542.

[4] Huovinen M, Pesonen M, Loikkanen J, et al. Toxicity of waste water chemicals: Bisphenol A, Diuron and PFOA. Eurotox, 2015.

[5] J U, V L, FL M, et al. Sublethal genotoxicity and cell alterations by organophosphorus pesticides in MCF-7 cells: Implications for environmentally relevant concentrations. Environmental Toxicology and Chemistry, 2011, 30(3): 632-639.

[6] Shuang W U, Wei X T, Hao W D. Effects of bisphenol A and diazinon on proliferation of MCF-7 Cells. Carcinogenesis Teratogenesis & Mutagenesis, 2009.

第 7 章　环境样品的毒理基因组学评估

目前，评估和识别环境样品中的有害物质，普遍采用基于生物效应的评估方法。然而，现有的生物效应检测基于单个毒性通路，针对单一生物靶点，不能全面覆盖所有的毒性通路，导致一些有害物质无法识别。本章以剂量依赖转录组学为核心，充分利用转录组学的全面性和常规生物测试的准确性，实现对环境场中污染物的全面评估，并尝试与效应导向分析（EDA）结合，识别化工园区出水样品中潜在关键致毒物质。

7.1　环境样品污染和评估现状

在过去的 50 年里，合成化学物质的生产和多样化增长速度远远高于经济扩张带来的其他副产品，如二氧化碳排放和磷肥。在地表水环境中检测到的大量新污染物对水生生物具有潜在毒性，而且可能导致全球生物多样性的丧失。此外，由于地表水在生态系统中发挥着重要作用，例如为饮用水、农田灌溉、商业或本地渔业提供水源，因此地表水中合成化学物质的持久性污染对人类健康的威胁引起了人们的普遍关注。20 世纪 80 年代，Smith 发现防污剂三丁基锡（TBT）是导致港口附近美国泥螺（*Ilyanassa obsoleta*）性畸变的主要因素[1-3]。在欧洲附近海域，Jepson 等发现 PCBs 在欧洲宽吻海豚、斑纹海豚和虎鲸中的积累量与它们的种群数量呈显著负相关[4]。此外，Wirgin 等发现 PCBs 会对美国哈得孙河入海口的大西洋小鳕鱼进行压力选择，导致其 AHR2 中 6 个碱基对缺失，从而让小鳕鱼对 PCBs 具有更好的耐药性[5]。在人体健康方面，亚利桑那州图森市（Tucson）调查发现其市居民频繁接触受三氯乙烯污染的市政和私人井水会增加其后代患先天性心脏畸形的风险。马萨诸塞州沃本镇（Woburn）的地下水在 20 世纪 80 年代被制革和化学制造废料污染，导致当地多位孩童患白血病死亡。此外，北卡罗来纳州的一个军事基地的饮用水由于受危险废物影响，水中挥发性有机物浓度过高，导致当地新生婴儿体重普遍低于其他地区。

目前的水质评估方法主要基于对少数所谓"优先物质"的化学分析，然而该评估方法不足以评估化学污染对人体健康或水生生态系统造成损害的潜在可能性。近年来，利用整个有机体（体内）或特定细胞（体外）的基于效应的方法（EBM）已经被越来越多地用于检测和量化化学混合物在废水、循环水和饮用水中的生物效应。基于细胞的（体外）生物测定法特别适用于解决特定的毒作用模式（MoAs），例如内分泌干扰、致突变性和细胞防御机制的激活。近来，为了评估环境样品中的生物活性水平，有研究针对这些基于效应的生物测定法的标准化规范进行了优化，并且开发了基于效应的触发值进行化学混合物的风险评估。由于一种体外生物测定法通常限于一种特定的 MoAs，为了全面评估水质，通常使用多种体外生物测定法覆盖一系列相关的生物过程和终点。例如，Escher 等[6]与全球 20 个实验室开展合作，应用 103 种体外生物测试方法涵盖 8 种特定的 MoAs、2 种应激性MoAs 和外源混合物的代谢活性，对废水、循环水和饮用水中的有机微量污染物进行基准测试。但是，在 EBM 中使用多种体外生物测试方法覆盖化学混合物所有潜在 MoAs 的性价比低，对常规应用而言不切实际。

7.2　基于组学的环境样品分层评估方法

在生态毒理学方面，组学的进步为系统评估化学混合物对生物学通路的干扰提供了新型技术支持。在评估背景未知环境样品的危害水平时，必须测试大量的靶蛋白质或靶基因，以了解样品的整体生物学效应并识别关键的毒理学通路。由于覆盖全基因组基因，转录组可表征几乎所有潜在靶基因的表达水平。通过捕捉由于化学混合物暴露增加引起的基因和生物学通路的变化，剂量依赖转录组（concentration-dependent transcriptome，CDT）可为毒理学相关基因和生物学通路提供最大覆盖范围的定量结果。CDT 可通过使用人类细胞和斑马鱼胚胎测试从废水到饮用水样品的水质基准。与体外生物测试方法相比，转录组学方法为被化学物质潜在干扰的生物学通路提供了更广泛的覆盖范围。此外，随着组学技术成本的下降，未来组学方法将会补充甚至替代体外生物测试方法。但是，转录组学方法也存在一些缺点：它们属于非功能性测试方法（nonfunctional assays），当涉及检测复杂的基因网络时，可能导致组学方法检测化学混合物对生物通路造成的干扰方面缺乏特异性。因此，需要更多的研究和验证来确保 CDT 方法可应用于水质监测项目中。

本章节提出了一种分层评估策略，该策略通过结合生物组学和体外生物检测方法综合评估化学混合物对水环境产生有害结局的潜在可能性（图 7-1）。首先，利用 CDT 方法测试化学混合物，表征随暴露浓度增加被干扰的生物通路的类型及其敏感性分布，从而实现对潜在靶标蛋白质、酶及相关通路的识别。这种生物通路继而可以与特定的 MoAs 关联，或与基于有害结局通路（AOP）的风险评估中的分子启动事件（MIE）或关键事件（KE）关联。在第二层中，由一组精选的体外生物检测方法验证从第一层中筛选出的特定 MoAs 或 KE，得出生物潜力（或生物活性）值，并与基于效应的触发值（EBT）进行比较，获得由化学混合物而引起有害结局的潜在可能性。我们认为这种分层方法比传统的 EBM 方法性价比和效率更高，因为它可以筛选出不相关的毒理学机制并优化对用于测试化学混合物的生物测定方法的选择。但是，组学筛查和识别复杂化学混合物特定 MoAs 或 KE 的能力尚未得到广泛研究或验证。为了验证这种用于识别影响水质的化学混合物的生物学效应的分层方法，我们评估了 CDT 方法筛选各种水样以及对受到干扰的生物通路进行优先排序的能力。本章包含以下几个方面：①使用 CDT 方法对混合物提取方法的效应回收率进行评估；②通过比较转录组和 8 种基于受体的生物检测方法代表的总体生物效价，验证 CDT 方法可否识别高活性样品；③评估转录组学检测和量化化学混合物中 8 种受体相关通路的能力，以及采用结合敏感性和特异性指标的观测者操作特性曲线（receiver operating characteristic，ROC）分析方法，评估转录组学的筛选能力。

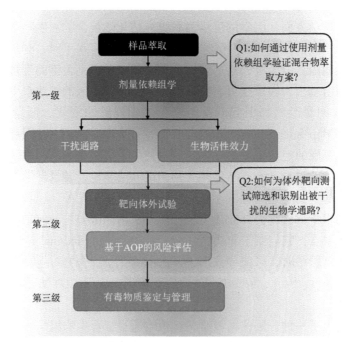

图 7-1　一种依赖剂量的组学方法的分层方法，作为第一层筛选工具，该方法可优化测试面板的体外生物测定选择

7.3　基于组学的有害物质诊断方法

由于人类科技进步，环境中大量已知与未知结构的新型化学物质污染正在对生态及人体健康造成严重威胁，如何评价、识别并管控高风险化学污染物成为近

年来的研究热点。然而，目前在环境中人们所了解并且可检测到的物质所引起的生物毒性是有限的，大量研究证明环境样品中，人类已知物质的生物效应总和一般不到总体效应的 5%。近年来，效应导向分析（effect-directed analysis，EDA）被应用于识别混合样品中的关键致毒物质，该方法根据不同化学物质存在不同的物化性质，可将复杂的混合化合物分离至几种或者一种化合物，然后通过生物活性测试，确定高活性组分，并对高活性组分进行化学分析，筛选出高活性化学污染物。但目前 EDA 中的生物测试方法存在以下缺点：传统单靶向生物活性测试方法导致所测试的致毒通路覆盖度低，不能对样品的综合活性进行评估，因此所识别的高活性物质类型具有偏向性，难以应用于致毒模式未知或复杂的混合物样品中。

近年来，人们尝试通过将转录组技术与分子毒性鉴别评估（molecular toxicity identification and evaluation，mTIE）结合，通过探明生物整体基因网络对混合物中关键致毒物质的响应，从而能对化学复合污染整体效应进行评估，进而阐释化学复合污染潜在机理、鉴别关键致毒物质类型。Antczak 等[7]用大型溞检测了 36 种不同化合物的分子响应，通过基因表达和通路分析将其分为有机物、无机物和重金属三类。然而，该研究只是证明不同类型物质可通过分子指纹进行区分，但未给出如何利用分子指纹去识别物质类型的方案。此后，Schroeder 等[8]和 Perkins 等[9]尝试将混合污染物暴露后生物体的转录组结果与目前已知化学物质与基因响应信息数据库 CTD（Comparative Toxicogenomics Database）比对，列出了潜在目标污染物清单。相比 EDA 中传统使用单靶向生物测试方法，转录组技术与 mTIE 的结合可同时实现生物体整体毒性评估以及关键致毒通路识别，并且在关键致毒物质类型识别中不受致毒模式类型影响。然而，目前 mTIE 所使用全转录组的成本较高，难以推广应用于实际样品关键致毒物质识别中；此外，上述方法所预测致毒物质都局限在 CTD 数据库中化学品，无法识别数据库外化学品。

本章使用更便宜的剂量依赖简化转录组技术应用于 mTIE 中，并与 EDA 方法进行有机结合，应用于识别某化工园区污水处理厂废水中的关键致毒物质。通过本研究以实现以下目标：①应用剂量依赖简化转录组技术筛选出高生物潜力馏分并识别关键致毒通路；②建立通过转录组指纹预测致毒物质活性结构的方法，以扩大目前 mTIE 所预测的致毒物质类型范围；③初步验证改进后 mTIE 预测方法所得结果。为实现以上目标，本章将分为以下几步完成：①样品萃取分馏；②对萃取分馏样品采用剂量依赖简化转录组进行测试从而进行毒性综合评估，筛选出高生物潜力馏分；③识别高生物潜力馏分关键致毒通路；④采用 mTIE 方法，预测潜在致毒物质结构特征；⑤采用非靶向化学分析方法，验证 mTIE 预测致毒物质是否存在于高生物潜力馏分中。

7.4　案例1：不同水处理工艺处理成效的生物学评估

7.4.1　环境样品基本信息

测试样品包括二次污水（Eff1、Eff2）、臭氧和生物活性炭过滤（O₃/BAC）处理水、高级氧化处理水（AO）、微滤处理水（MF）、反渗透处理水（RO）、雨水（SW）、河水（RW）、饮用水（DW）和 Milli-Q 水（Blank）等（图 7-2）。根据 Neale 等[10]的概述，各个样品的干燥提取物保存于–80℃直至分析。样品溶解于 DMSO 中，储备液浓度为 10000 相对富集因子（relative enrichment factor，REF）。REF 代表水样的浓度水平，例如 REF = 10 代表水样为 10 倍浓缩，REF = 0.1 代表水样为 10 倍稀释。所有样品通过人类 RHT 检测在 HepG2（人肝癌细胞）和 MCF7（人乳腺癌细胞）中的生物学通路变化。本研究选用 HepG2 和 MCF7 是由于这两种细胞对外源性物质、肝毒性物质、内分泌干扰物和遗传毒性物质在内的大多数环境物质的敏感性。

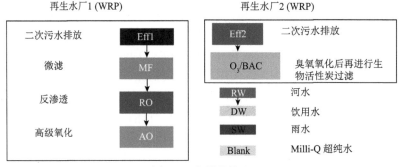

图 7-2　水样的描述

同时样品进行了 8 种基于受体的体外测定，其中包括水样中常见环境相关化学物质的主要 MOAs 和 KE。这些 MOAs 包括异生物代谢[芳烃受体（AHR）、孕烷 X 受体（PXR）和过氧化物酶体增殖物激活受体-γ（PPARγ）的激活]、干扰内分泌系统[雌激素受体（ER）、雄激素受体（AR）、孕酮受体（PR）和糖皮质激素受体（GR）的激活]以及激活适应性应激反应[NF-E2 相关因子（Nrf2）的激活]（图 7-3）。

本章中，效应潜力被定义为诱导特定基因表达效应浓度的度量，由毒性起始点（POD）和效应浓度（EC）表征，用于描述样品干扰总体生物学通路或特定生物学通路的能力。

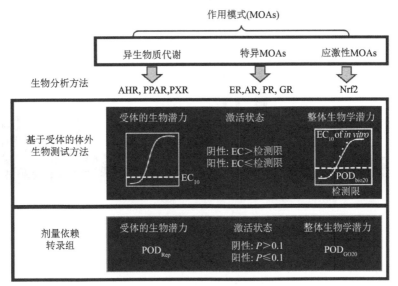

图 7-3 本章中 8 个受体的信息

7.4.2 剂量依赖转录组测试结果

1. 样品的 RHT 测试质量分析

只有 Eff2 样品当 REF>2 时对 HepG2 细胞中具有细胞毒性,其他样品在 REF ≤ 10 时对 HepG2 和 MCF7 都没有细胞毒性。164 个 RHT 测试样品的测序读数范围在 HepG2 细胞为 327000~8327170[图 7-4(a)],在 MCF7 细胞为 158025~3025355 [图 7-4(b)]。其中只有 5 个样品的测序读数<300000,但是测序读数最少的样品(O₃/BAC 在 MCF7 的第六个稀释浓度)依然有 158025 个测序读数,平均每个基因的测序读数>100,说明有足够的测序深度用于后续分析。对于 1200 个 RHT 基因,分别在 HepG2 和 MCF7 细胞中检测到 756 和 767 个基因(测序读数≥5),其中 667 个基因在两种细胞系中共同检测到。

2. 样品的剂量响应基因

剂量响应基因(DRGs)的数目范围在 HepG2 中为 24~109,在 MCF7 中为 7~157 (图 7-5)。在低浓度范围(POD_{gene} ≤ 1REF)的 DRGs,其最佳拟合模型主要为 U 形曲线,暗示其早期低浓度响应主要为毒物兴奋效应。以 Eff2 样品在 HepG2 中的 DRGs 为例(图 7-6),*CSF1R*,*SIRT3* 和 *TEK* 基因可能为潜在的早期低浓度响应基因(POD_{gene} ≤ 0.1REF),这三个基因与 ERK1/2 通路的调控相关,其最佳拟合模

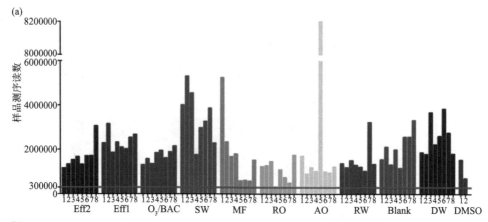

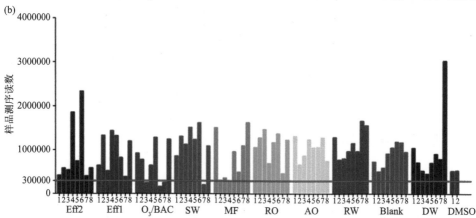

图 7-4　10 种水样的 8 个浓度梯度稀释及两个 DMSO 对照样品的测序读数

（a）在 HepG2 细胞中；（b）在 MCF7 细胞中

横坐标上水样的数字 1~8 代表从高至低的稀释数量级数。横坐标上 DMSO 对应的数字 1 和 2 代表两个空白对照组。

红色横线代表由 Monte Carlo 模拟计算得到的 300000 测序读数下能够检测到至少 750 个基因

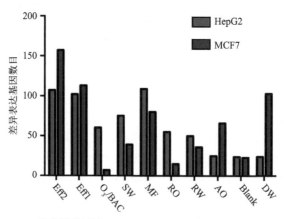

图 7-5　10 种水样分别在 HepG2 和 MCF7 中的剂量响应基因数目

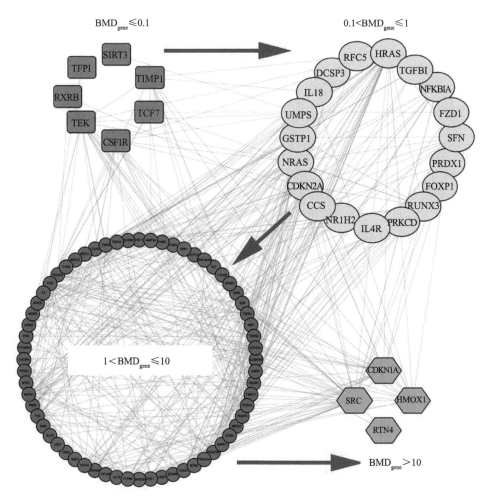

图 7-6　Eff2 样品在 HepG2 中 DRGs 的剂量依赖基因网络关系图

DRGs 的 POD$_{gene}$ 单位为 REF

型都是 U 形曲线。有研究报道 ERK1/2 酶的迁移转导会参与早期的基因响应[11]。在高浓度范围的 DRGs 主要拟合于线性模型，可能与次生的分子响应相关，包括信号传导（*CDKN2A*，*DUSP3* 和 *FOXP1*，0.1<POD$_{gene}$ ≤ 1 REF），细胞增殖调控（*CSF1*，*FYN* 和 *MAPK1*，1<POD$_{gene}$ ≤ 10 REF）以及细胞凋亡调控（*RTN4*，*CDKN1A*，*SRC* 和 *HMOX1*，POD$_{gene}$>10 REF）。以上结果说明 DRGs 能够帮助从宽广浓度范围区分水样在低浓度范围的生物活性图谱。

重度污染水样在 HepG2 和 MCF7 中的 DRGs 数量响应程度都很高。三种污染水样（Eff2，Eff1 和 MF）的 DRGs 数量最多，有 3 个 DRGs（*ABCC3*，*CYP1A1* 和 *KLF9*）在 HepG2 和 MCF7 的任一 Eff2，Eff1 和 MF 样品都被识别到。*CYP1A1* 编码一种熟知的 *P450* 细胞色素氧化酶，参与外源化合物代谢。*ABCC3* 编码一种参与多种药物抵抗的 ATP 结合盒式转运蛋白。*KLF9* 编码一种广泛参与氧化应激的转录因子。该结果说明污染水样主要在 HepG2 和 MCF7 中共同诱导应激反应相关的细胞响应。此外，Eff2、Eff1 和 MF 样品分别有 29、23 和 13 个 DRGs 在 HepG2 和 MCF7 细胞中被共同识别到，说明 HepG2 和 MCF7 细胞在识别重度污染样品的生物响应 DRGs 上具有一致性。

相比污染水样，空白水样（Blank）在 HepG2 和 MCF7 中的 DRGs 数量都非常少，说明空白水样在 HepG2 和 MCF7 中引起的生物响应程度低。空白水样（Blank）在 HepG2 和 MCF7 中的 DRGs 主要与非特异性的细胞响应相关，但是其表达调控倍数很低，只有分别 4 个（HepG2）和 9 个（MCF7）DRGs 的表达调控倍数超过 1.5，暗示空白水样诱导的生物响应很弱。这一结果与之前体外测试的研究结果一致，空白水样诱导的非特异性生物响应可能来源于前处理阶段固相萃取溶剂中的微小杂质。此外，空白水样在 HepG2 细胞中诱导的 *MGMT* 基因，编码参与 DNA 修复的甲基转移酶 O^6-methylguanine-DNA，这可能帮助解释之前体外测试观察到的空白水样的微弱遗传毒性。

一些中度污染水样的 DRGs 数量在 HepG2 和 MCF7 中存在差异。DW 样品在 MCF7 中 DRGs 数量高达 103 个，明显高于 MCF7 中空白水样的 25 个 DRGs 数目；而 DW 在 HepG2 中仅有 24 个 DRGs，甚至接近于 HepG2 中的空白水样 DRGs 个数。这可能由于 DW 样品在 MCF7 中的响应比 HepG2 敏感。之前的体外测试研究报道 DW 能够广泛地诱导外源化合物代谢活性及遗传毒性。DW 作为一种饮用水萃取样品，其在饮用水消毒过程可能被引入消毒副产物。消毒副产物在代谢激活后可能变得更加亲电，导致诸如遗传毒性等生物活性增强。DW 样品在 HepG2 中的弱生物活性可能由于 HepG2 细胞中诸多化合物代谢酶的表达量极低。

3. 样品的 GO 通路分析

PCA 分析显示，根据 GO 通路图谱，在 HepG2[图 7-7（a）]和 MCF7[图 7-7（b）]中能够明显地区分污染水样与干净水样。但是 DW 水样（较为干净的饮用水水样）在 MCF7 中与污染水样 Eff2 和 MF 聚集在一起，暗示 HepG2 和 MCF7 的细胞特异性差异。所识别的 GO 通路数量与各个水样的 DRGs 数量成比例。在 HepG2 细胞中，空白水样 Blank 识别到最少的 GO 通路（4 个），而在 MF 样品中识别到最多的 GO 通路（170 个）；在 MCF7 细胞中，O_3/BAC 样品识别到最少的 GO 通路（0 个），而在 Eff2 样品中识别到最多的 GO 通路（288 个）。空白水样 Blank 在 HepG2 和 MCF7 中都识别到极少的 GO 通路数量（分别为 4 个和 6 个），说明空白水样诱导生物活性很低。GO 通路数量随水样处理过程的改变，暗示水样随污染至深度处理状态的生物活性的变化。以 HepG2 为例，其 Eff2 的 GO 通路数量比 MF 多 60 个，这 60 个 GO 通路主要与基础细胞响应相关（如细胞氧化解毒过程）。

此外 MF 中有 89 个 GO 通路数量在 Eff2 中没有，这 89 个 GO 通路与更严重的细胞死亡等生物响应相关。该结果说明随着 MF 的水样处理工艺后，引入了更剧烈的生物活性，这可能与 MF 处理过程中的氯胺化处理有关。此外，高级氧化处理后的 AO 样品中仍然残余 6 个 GO 通路，这可能是类似于空白水样的样品萃取时的背景值效应。MF、RO 和 AO 都有与 DNA 损伤刺激相关的 GO 通路（GO: 0006974），暗示潜在的遗传毒性生物响应，这与之前体外测试报道结果一致。

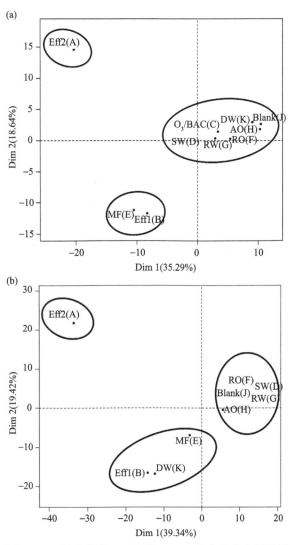

图 7-7　10 种水样的 GO 通路 POD$_{path}$ 的主成分分析结果

（a）在 HepG2 细胞中；（b）在 MCF7 细胞中

7.4.3　转录组学与体外生物测试及化学分析结果比较

1. 转录组学和体外结果的比较方法

转录组学和体外结果的比较的工作流程如图 7-8 所示，目的是从生物效应的整体水平到单个受体的定性和定量评估角度，评价转录组学能否表征和预测体外生物测试结果。具体评价内容分为：整体生物效价的评估，受体激活状态和生物效价结果一致性的评估和剂量依赖转录组方法的筛选效果评估。

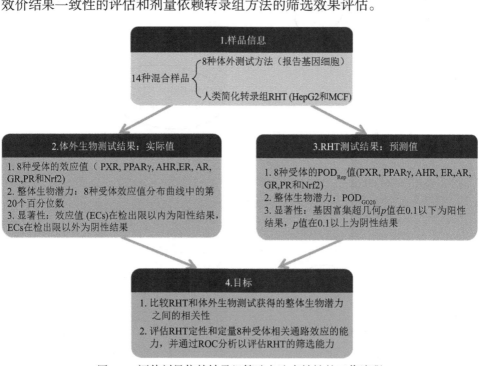

图 7-8　评估剂量依赖转录组筛选方法有效性的工作流程

1）整体生物效价的评估

采用转录组学和基于体外受体的生物测定法评估混合物样品生物效价对整体通路的干扰。在 RHT 方法中，采用 GO 生物过程项的 POD 曲线的第 20 个百分位数浓度值来表征总体生物潜力（POD_{GO20}）。对于基于受体的体外生物测定法，利用受试的 8 种受体的 POD 曲线的第 20 个百分位数浓度值来评估其整体生物潜力（POD_{bio20}），该曲线是通过将 4 参数 S 形曲线拟合到 8 个受体的 ECs 获得的（图 7-3）。皮尔逊测试用于评估通过转录组学和体外生物测定获得的整体生物潜力的相关性。

2）受体激活状态和生物效价结果一致性的评估

使用转录组学和体外生物测试方法评估每种受体的激活状态和生物学潜力。在 RHT 方法中，采用 POD_{Rep} 评估针对每种受体相关通路的潜力。对于体外生物测试方法，针对受体相关通路的潜力采用 10%效应的浓度（EC_{10}）或诱导率 1.5（ECIR1.5）表示，数据引自 Escher 等[6]和 Neale 等[10]。

首先通过估算不同方法获得的激活结果之间的一致性比例（p_a）评估转录组学获得的激活受体结果与体外生物测定获得的激活受体结果之间的一致性。对于转录组学，如果超几何检验的 P 值小于显著性水平（$P < 0.1$），则认为受体相关通路被激活。考虑到组学方法在分层方法中的筛选作用，需使用较高的显著性水平（$P < 0.1$）来减少Ⅱ型错误的可能性（将激活的通路分类为未激活）。对于体外生物测试方法，如果 EC 大于最大检出浓度，则认为该受体未激活。确定激活状态后，计算转录组和体外数据之间的 p_a 值，其为两种方法一致的受体激活结果的百分比。随后，通过转录组学（POD_{Rep}）和体外生物测试方法（ECs）所得的生物潜力排序结果，计算两者之间的 Kendall 排序相关性，进一步评估通过不同方法获得的受体生物潜力结果之间的一致性。当转录组与体外结果较为一致时（> 60%，Kendall 排序相关性 $P < 0.1$），被认为该受体可使用 RHT 作为筛选体外测试方法的潜在候选受体。

3）剂量依赖转录组方法的筛选效果评估

对于被选作潜在筛选候选的受体，通过使用转录组学的受体激活结果来预测体外生物测试方法所得的受体激活结果，以评估 RHT 筛选体外生物测试方法的有效性。这里，将体外生物测试结果假设为"金标准"，并使用 ROC 分析方法评估转录组预测结果。当两种方法的结果都被激活时，会出现真阳性（TP），而当两种方法都未激活时，就会出现真阴性（TN）。如果两种方法的结果不一致，则结果为假阳性（FP）或假阴性（FN）。通过在一系列可能的阈值设置范围内绘制灵敏度（真阳性率）相对于 1–特异性（假阳性率）的 ROC 曲线。

$$真阳性率 = \frac{TP}{TP + FN}$$

$$假阳性率 = \frac{FP}{TN + FP}$$

在本实验中，灵敏度是激活体外测试结果时转录组学测试结果将被激活的概率，而特异性表示当通过体外生物测试方法没有检测到响应时，转录组学结果将不会被激活的概率。基于转录组学分类算法，使用超几何检验的 P 值构建 ROC 曲线。绘制 ROC 曲线后，计算曲线下的面积（AUC）。AUC 的范围可以从 0 到 1，其中 1 表示完美的预测，而 0.5 表示没有区别。表 7-1 提供了基于 AUC，转录组学筛选用于体外生物测试方法的有效性评估分类结果。

表 7-1　AUC 值与预测能力之间的关系

AUC	预测能力
0.9~1.0	极好
0.8~0.9	很好
0.7~0.8	好
0.6~0.7	尚可
0.5~0.6	差
< 0.5	测试没有用

最后，通过采用皮尔逊相关性方法评估转录组学与体外生物测试所得生物潜力之间的相关性，以评估 RHT 定量评价受体相关通路生物潜力的能力。

2. RHT 与体外生物测试结果比较

1）转录组与体外生物测试方法所得整体生物效价的结果比较

水样在 HepG2 和 MCF7 的 RHT 图谱与体外生物测试图谱相似，生物响应主要集中于污染水样（图 7-9）。对于与外源化合物代谢（xenobiotic metabolism）相关的生物标志物终点，PXR，CAR 以及 AHR 通路在两个细胞系内都对污染样品呈现出高生物响应，而在干净样品中几乎没有生物响应。这与体外生物测试结果高度一致。此外，RHT 识别的水样 PPAR 相关通路（包括 PPARα，PPARδ 和 PPARγ）的生物响应都低于外源化合物代谢相关通路，这一规律也与体外生物测试结果一致。但是，对于 ACHE 通路，RHT 在两个细胞系都没有检测出生物响应，这可能是因为 HepG2 和 MCF7 不是神经相关细胞系，不适用于检测神经活性响应。

对于激素受体相关通路，RHT 结果也与体外生物测试相似，但在某些样品中存在差别。对于 ER 和 AR 通路，HepG2 的 RHT 结果显示在干净水样 O_3/BAC 和 AO 也有 AR 通路活性，不过是在很高的水样富集浓度下产生（POD_{path} > 20 REF）。对于 PR 通路，MCF7 只有污染样品显示出生物响应，而 HepG2 对所有样品都没有响应。对于 GR 通路，RHT 在两种细胞中的响应与体外生物测试相似。对于 TR（THRA）通路，体外生物测试没有在任何一个样品中检测到生物响应，但是在 RHT 测试中，两种细胞系均有多个样品检测到生物响应。之前的体外生物测试只有一种甲状腺受体报告基因实验，用以检测 TR 相关活性，但是由于前处理的固相萃

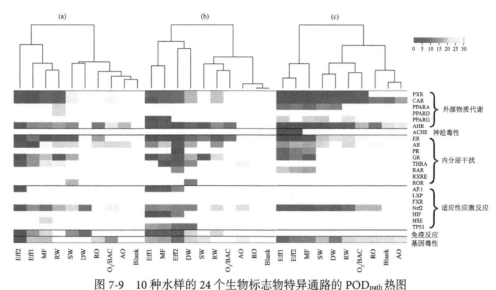

图 7-9 10 种水样的 24 个生物标志物特异通路的 POD$_{path}$ 热图
（a）HepG2 中的 RHT 分析结果；（b）MCF7 中的 RHT 分析结果；（c）之前体外生物测试的分析结果
右上方标签下数字代表水样 REF

取过程可能去除了甲状腺激动剂，从而导致体外生物测试没有检测到 TR 相关生物响应。但是，RHT 测试可以检测到非受体调控的 TR 通路相关活性，例如甲状腺信号通路上的分子干扰。

对于适应性应激和遗传毒性相关通路，RHT 与体外生物测试结果一致。对于特定的适应性应激相关生物标志物，如 Nrf2 和 AP-1 相关通路的活性在 HepG2 中比 MCF7 高，说明 HepG2 比 MCF7 对适应性应激响应更加敏感。对于免疫相关通路，体外生物测试没有检测到生物响应，但是 RHT 在污染水样中检测到明显的生物响应。这主要是由于之前的体外生物测试只采用了一种 THP1 细胞因子实验，用于检测与 THP1 拮抗相关的免疫抑制毒性。有研究报道 THP1 实验检测水体中具有免疫抑制活性的化学品，发现相关性较低[12]。RHT 分析能够提供更广泛的免疫相关响应，能够补充体外生物测试结果。

联合 HepG2 和 MCF7 的 RHT 图谱能够广泛呈现 10 种水样的体外生物测试结果。之前的体外生物测试包含多种细胞系，包括 11 种人类细胞系、2 种老鼠细胞系、斑马鱼胚胎以及低等生物酵母和大肠杆菌等，被用于成组地检测跨越细胞毒性通路的生物标志物指标活性。尽管存在物种差异和细胞类型差异，RHT 分析能够采用更少的细胞类型（HepG2 和 MCF7）反映成组的体外测试的生物活性图谱。此外，本研究结果指出利用多种细胞系用于 RHT 水样分析的重要性。HepG2 细胞更倾向于敏感地识别适应性应激响应，MCF7 更倾向于识别内分泌干扰相关响应。而为了更全面地捕获其他类型生物响应，如神经活性等，需要使用更多类型的细胞系，如人类神经元细胞。

来自 RHT 的总体生物效价可用于区分清洁水样品和化学混合物污染的样品。在 HepG2 和 MCF7 细胞中，14 个样本（与先前研究的 10 个样本相结合）转录组的总体生物潜力（POD_{GO20}）范围分别为 0.26~30.47 REF 和 0.12~21.97 REF。在 HepG2 和 MCF7 细胞中，Mix 样品（包含 579 种化学物质的混合物）的 POD_{GO20} 值最低，高级氧化（AO）处理的水样品的 POD_{GO20} 值最高。由于 POD_{GO20} 反映了整体生物潜力的水平，而不是只针对单一生物学通路的潜力，因此相比单一通路潜力值更适合用于（容易/方便地）区分干净和污染的水样。例如，HepG2 细胞的转录组分析结果表明，饮用水的 POD_{GO20} 是污水出水的 4.7 倍。从转录组学获得的总体潜力结果与从体外测试方法获得的潜力结果一致。对于基于体外受体的生物测试方法，总体生物潜力（POD_{bio20}）值的范围为 0.80~19.61 REF。Mix（POD_{bio20} = 0.80 REF）和污水（POD_{bio20} =1.2 REF）样品的生物活性水平最高，Blank1 和 Blank2 样品（其值超出检测范围）的生物活性水平最低，与 RHT 获得的结果类似。RHT 获得的整体生物潜力与体外生物测定获得的潜力呈显著正相关（P <0.05）[图 7-10（a）和（b）]。HepG2 细胞中 POD_{GO20} 和 POD_{bio20} 值之间的皮尔逊相关系数为 0.541（P = 0.0099），MCF7 细胞中 POD_{GO20} 和 POD_{bio20} 值之间的皮尔逊相关系数为 0.395（P = 0.0384）。这些结果表明，RHT 可用于对环境样品的整体生物潜力进行排序。

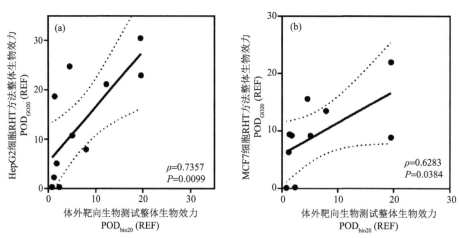

图 7-10　体外生物测试方法所得生物效力值（POD_{bio20}）与 RHT 方法所得生物效力（POD_{GO20}）在 HepG2 细胞和 MCF7 细胞中相关性分析结果

2）转录组与体外生物测试方法所得 8 种受体的结果比较

采用 RHT 方法评估了 14 个样品中针对 8 种受体相关通路（POD_{Rep}）的生物潜力，结果表明在 HepG2 细胞中其范围在 0.13~57.97 REF 之间，在 MCF7 细胞中其范围在 0.002~54.21 REF 之间（表 7-2）。在 HepG2 细胞中，最低的 POD_{Rep} 值与

AHR 相关通路有关，而在 MCF7 细胞中，最低的 POD_{Rep} 值与 ER 相关通路有关。

POD_{Rep} 的大小受细胞类型的影响，这是因为 HepG2 细胞对可能影响异生物质代谢相关通路的化学物质更敏感，而 MCF7 细胞对内分泌干扰物更为敏感。在 HepG2 细胞中，RHT 分析结果显示 64% 的样品可以激活与 AHR 相关的通路，而 57% 的样品可以激活与 Nrf2 相关的通路。在 MCF7 细胞中，57% 的样品可以激活 ER 相关通路，而 50% 的样品可以激活 AHR 和 GR 相关通路。

之前的体外生物测试结果表明，大多数样品（71%）可以激活 PXR、AHR 和 Nrf2 启动子，ECs 分别为 1.7~54.5 REF、1~23.8 REF 和 1.7~129 REF。将体外生物测试结果与 RHT 分析结果进行比较，以确定两种方法之间的一致性。

效价排序的一致性：采用 Kendall 排序相关性分析方法，评估转录组（POD_{Rep}）和体外生物测试方法（ECs）所得受体生物潜力，在不同样品之间的排序相关性。对于内分泌干扰相关的通路，MCF7 细胞的体外生物测试和转录组分析所得的样品效价排序之间的相关性强于 HepG2 细胞，而对于 HepG2 细胞，异生物质代谢和适应性应激反应相关的通路的相关性更强。对于 ER，AHR，AR 和 PXR，体外生物测试的样品生物潜力排名结果与采用 MCF7 细胞的转录组学的结果显著正相关（$P<0.05$）。对于 AHR 和 Nrf2，体外生物测试所得的潜力值排序结果与采用 HepG2 细胞的转录组学的排序结果显著相关，P 值分别低于 0.05 和 0.1[（图 7-11（a）]。ER 和 AR 分别与雌激素和雄激素的调节通路有关，而 AHR 和 Nrf2 分别与芳香族化合物的代谢和抗氧化物酶的调节通路有关。

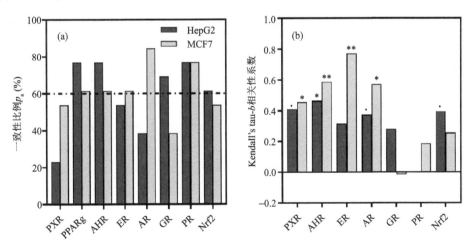

图 7-11 （a）转录组学的受体激活结果与针对不同受体的体外生物测定的结果之间一致的比例；（b）体外生物测试方法所得样品受体活力（EC_{10} 或 ECIR1.5）与 RHT 所得样品受体活力（POD_{Rep}）Kendall's tau-b 相关性分析结果

显著性 "∗∗" 代表 $P < 0.01$，"∗" 代表 $P < 0.05$，"·" 代表 $P < 0.1$

表 7-2　剂量依赖转录组（HepG2 和 MCF7）和体外生物测定法检测到的
8 种受体的浓度起始点（POD）　　　　　　　　单位：REF

样品名称	方法	PXR	PPARγ	AHR	ER	AR	PR	GR	Nrf2
Eff2		6.18*	n.d.	4.83*	1.06•	5.40	27.46**	1.33	3.24**
Eff1		0.13	n.d.	7.82	6.25*	0.92	n.d.	16.07*	8.50**
O₃/BAC		41.76*	n.d.	27.33	n.d.	38.58**	n.d.	n.d.	28.77*
SW		38.50	n.d.	18.84•	7.22•	33.99	n.d.	22.46•	32.35**
MF		8.84	n.d.	14.83**	2.21	41.99*	n.d.	13.42	7.87
RO		37.44•	n.d.	13.46*	23.92**	37.09	n.d.	n.d.	38.23**
RW	基于 HepG2 细胞的 RHT 方法	2.23	n.d.	23.39*	6.99*	32.83**	n.d.	1.00	18.25**
AO		7.70•	n.d.	19.18•	n.d.	23.04•	n.d.	n.d.	32.58
Blank2		n.d.	n.d.	n.d.	57.97**	51.85*	n.d.	n.d.	46.39
DW		n.d.	n.d.	32.51•	n.d.	12.10•	n.d.	n.d.	12.51**
Blank1		n.d.	n.d.	n.d.	n.d.	9.82•	n.d.	n.d.	n.d.
Mix		n.d.	n.d.	0.49•	n.d.	1.50	n.d.	0.66•	0.43
Water		n.d.	n.d.	0.79	n.d.	n.d.	n.d.	1.00*	2.46
W&M		n.d.	n.d.	0.20*	n.d.	0.15	n.d.	n.d.	n.d.
Eff2		10.53	n.d.	2.89	2.11	7.05	4.72*	4.97	12.82
Eff1		5.70*	1.81*	6.19**	1.33•	10.43	n.d.	3.45	15.77**
O₃/BAC		n.d.	n.d.	11.00**	11.00**	n.d.	n.d.	n.d.	n.d.
SW		n.d.	n.d.	5.68	5.68*	33.28	n.d.	4.96•	33.69
MF		10.10*	8.14*	6.72*	5.05*	18.67	n.d.	16.10•	14.95**
RO		54.21**	n.d.	n.d.	n.d.	3.45*	n.d.	n.d.	n.d.
RW	基于 MCF7 细胞的 RHT 方法	20.53*	n.d.	10.72*	6.68*	16.70	n.d.	19.54•	32.14•
AO		n.d.	n.d.	40.60	n.d.	40.15	n.d.	32.15	26.58
Blank2		n.d.	n.d.	n.d.	n.d.	n.d.	n.d.	n.d.	n.d.
DW		22.14*	n.d.	9.64*	6.22*	18.70	20.74*	19.26•	13.98**
Blank1		n.d.	n.d.	n.d.	n.d.	n.d.	n.d.	0.92**	n.d.
Mix		n.d.	n.d.	n.d.	0.002•	0.05	n.d.	n.d.	0.68
Water		n.d.	n.d.	39.15*	n.d.	n.d.	n.d.	53.60*	2.68
W&M		1.29**	n.d.	1.90**	2.79*	1.29	1.29**	n.d.	1.17
Eff2		1.7±0.01	>2	1.0±0.2	0.8±0.7	>10	>10	>20	1.7±0.1
Eff1	靶向体外生物测试方法	2.1±0.01	>2	1.6±0.4	4.2±2.6	>10	>10	>10	1.8±0.1
O₃/BAC		8.1±0.08	>2	>30	>20	>20	>20	>20	23.1±1.3

续表

样品名称	方法	PXR	PPARγ	AHR	ER	AR	PR	GR	Nrf2
SW		2.0±0.01	>2	6.0±1.0	>20	>10	>10	>10	7.0±0.3
MF		2.1±0.01	>2	1.4±0.2	3.3±1.2	>10	12.6±3.0	>20	2.5±0.1
RO		>12	>2	12.1±0.5	>20	>20	>20	>20	>30
RW		3.4±0.01	>2	7.5±2.6	>20	>20	>20	>20	17.4±0.5
AO		>12	>2	>30	>20	>20	>20	>20	>30
Blank2	靶向体外生物测试方法	—	—	—	—	—	—	—	—
DW		2.5±0.02	>2	8.6	>20	>20	>20	>20	5.0±0.2
Blank1		>50	>80	>250	>150	>150	>150	>150	>65
Mix		54.5	5.4	3.64	0.59	6.83	4.82	3.4	129
Water		36.2	33.5	23.8	>30	>90	>30	>30	22.9
W&M		3.75	3.19	4.72	1.68	5.47	6.83	5.14	16.2

注：P 值** <0.01，* <0.05，•<0.1

激活状态结果的一致性：转录组学的受体激活结果与体外生物测试的激活结果之间的 p_a 值因受体类型和细胞类型的影响。采用 HepG2 细胞的转录组结果与体外生物测试方法的结果之间的 p_a 值介于 23.1%~76.9%，而采用 MCF7 细胞的转录组结果和体外方法结果之间的 p_a 值介于 38.5%~69.2%[图 7-11（b）]。对于异生物质代谢通路（PPARγ 和 AHR）、糖皮质（激）素代谢通路（GR）和适应性应激反应通路（Nrf2）有关的受体的激活，细胞体外生物测定结果和 HepG2 的转录组分析结果更一致。相反，对于内分泌干扰相关通路（ER 和 AR），体外生物测定结果和 MCF7 细胞转录组结果的一致性高于 HepG2 细胞。两种细胞类型之间的这种差异可归因于每种细胞类型的独特生物特性和响应。HepG2 细胞保留了大部分肝薄壁细胞的形态性质，并且具有可激活各种异生物素的代谢酶，而从人乳房恶性上皮肿瘤组织获得的 MCF7 细胞能较好地反映激素的受体结合相关联的生物学作用。

同时，MCF7 更适用于测试与激素相关的受体，例如 ER 和 AR，而 HepG2 更适合测试与解毒通路相关的受体，例如 AHR 和 Nrf2（图 7-12）。对于通过体外生物测定呈阳性的 AR 和 ER 样品，RHT 方法检测到了这些被干扰的通路，并且对潜力的评估结果与体外生物测定结果一致。对于通过体外生物测定呈阳性的 AHR 样品，使用 HepG2 的 RHT 还可以识别与这些样品与体外生物测定一致的 AHR 潜力值。此外，HepG2 在检测 Nrf2 相关通路方面比 MCF7 更灵敏，并且能够鉴定 90%通过体外生物检测方法检测为 Nrf2 阳性的样品。

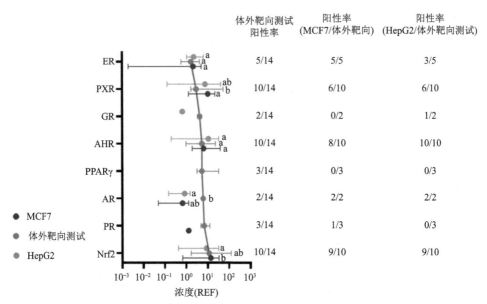

图 7-12　通过体外生物测试和剂量依赖转录组（使用 HepG2 和 MCF7 细胞株）获得 8 种受体相关通路的效应值

中位值用点表示，检出值范围用误差线表示。体外阳性率（*in vitro* positive ratio）表示所有测试样品中体外测试所得阳性样品数目。阳性比率（MCF7/体外和 HepG2/体外）代表在所有通过体外测试呈阳性的样品中，在 RHT 中测试呈阳性的比例。采用配对 *t* 检验对各组样品检出效应值进行差异性分析。具有差异（*t* 检验 *P* <0.05）的组用不同字母（a~b）表示

总体来说，采用 MCF7 细胞的转录组学结果与 AHR、ER 和 AR 的体外生物测定结果一致，而 HepG2 细胞的转录组学结果与 AHR 和 Nrf2 的体外生物测定结果一致（表 7-3）。基于定性评估受体活性的 p_a 值（$p_a > 6$）和定量评估受体生物潜力的 Kendall 排序相关性测试结果（τ 的 p 值< 0.1），在受体水平上评估体外生物测试与转录组学结果的一致程度。转录组学与体外结果之间具有可接受的一致性的受体被认为是转录组学可以为体外测试方法筛选的潜在受体。在其他 4 种受体（PXR，GR，PR 和 PPARγ）上，观察到的结果显示两种方法之间没有显著的一致性。这可能是由调节网络的复杂程度以及通路基因的覆盖范围不足导致的。

表 7-3　根据受体激活的一致性比例（p_a > 0.6）和效价测量的 Kendall 排序相关性检验结果（τ 的 p 值< 0.1）评估的体外生物测定与转录组学的受体水平结果的一致性程度

受体	HepG2			MCF7		
	p_a	τ 的 p 值	一致性	p_a	τ 的 p 值	一致性
PXR	<60%	<0.1	否	<60%	<0.05	否
PPARγ	>60%	n.d.	否	>60%	n.d.	否

续表

受体	HepG2			MCF7		
	p_a	τ 的 p 值	一致性	p_a	τ 的 p 值	一致性
AHR	>60%	<0.05	是	>60%	<0.01	是
ER	<60%	>0.1	否	>60%	<0.01	是
AR	<60%	<0.1	否	>60%	<0.05	是
GR	>60%	>0.1	否	<60%	>0.1	否
PR	>60%	>0.1	否	>60%	>0.1	否
Nrf2	>60%	<0.1	是	<60%	>0.1	否

转录组受体筛选有效性评估结果：ROC 分析结果显示，对于 ER，AHR，AR 和 Nrf2，RHT 方法可以准确预测体外生物测试的激活结果。ROC 曲线代表敏感性（TP 率）和特异性（1–FP 率）之间的权衡关系。与其他指标相比，ROC 所得的 AUC 可以更好地指示预测变量的效果，从而更好地表征筛选工具的有效性。这里，将超几何检验的 P 值作为截止点绘制 ROC 曲线[图 7-13（a）]。ROC 曲线的 AUC 超过 0.7，表明具有良好的预测能力。转录组学预测体外生物测定结果的 TP 率为 0.69，FP 率为 0.28（P 值为 0.1）。对于 ER，AHR，AR 和 Nrf2，当 P 值低于 0.1 时，通过体外生物测定获得的 EC 值与通过转录组学获得的 POD_{Rep} 呈显著正相关（$r = 0.74$，$p < 0.0001$）[图 7-13（b）]。这表明对于 ROC 分析中包含的受体，转录组学可以很好地预测体外生物测定的激活和效价结果，因此可以用于有效筛选这些受体的活性以进一步通过体外生物测试方法了解毒理学机制。

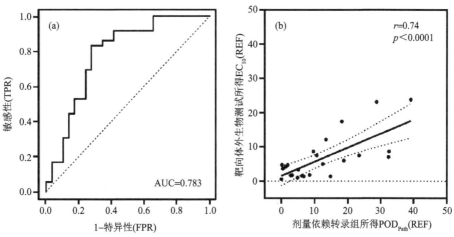

图 7-13 　（a）使用基因富集超几何 p 值作为截止点构建的接受者操作特性（ROC）曲线；（b）通过体外生物测定获得的 EC 与通过转录组学获得的 POD_{Rep}（$p<0.1$）之间的相关性

此外，RHT 方法还识别了除 8 种体外生物测定以外其他被扰动的生物通路，例如与 TP53，RAR，ROR，CAR，THRA 等相关的通路（表 7-4）。对于 HepG2 和 MCF7 细胞中，大于一半的样品中检测到 CAR，THRA 和 TP53 相关通路的响应。例如，两个细胞系中的 7 个样品都激活了 CAR。在 Eff1（1.14 REF）中检测到 HepG2 中 CAR 的 POD_{Rep} 最低，而在 MCF7 中，Mix 样品（0.002 REF）中观察到 POD_{Rep} 值最低。CAR 可通过慢性暴露于新兴污染物（如苯巴比妥、甲氧苄氟菊酯等）过程中作为 MIE 被激活，从而导致肝细胞腺瘤和肝癌（AOP：107）。此外，由于 HepG2 对代谢过程较为敏感，9 个样品激活了 HepG2 中 PPARα 相关通路，其中 W&M 的潜力值最低（0.49 REF）。PPARα 可能会通过一些增塑剂（邻苯二甲酸二(2-乙基己基)酯和邻苯二甲酸单(2-乙基己基)酯）而被激活导致繁殖力损害（AOP：18）和肝癌（AOP：37）。这些优先的通路可以使用证据权重方法（weight of evidence approach）作为对混合物样品进行进一步分析的候选方法。

表 7-4 通过剂量依赖转录组（HepG2 和 MCF7）检测到的其他受体的浓度起始点（POD）

单位：REF

样品	方法	CAR	PPARα	PPARδ	ACHE	THRA	RAR	RXRE	ROR	AP.1	LXR	FXR	HIF	HSE	TP53
Eff2		3.51	n.d.	n.d.	n.d.	3.79	0.14	0.08	n.d.	2.05	n.d.	n.d.	n.d.	n.d.	1.98
Eff1		1.14	6.34	n.d.	n.d.	3.75	10.00	10.00	n.d.	n.d.	10.00	16.97	n.d.	n.d.	n.d.
O₃/BAC		29.31	57.41	n.d.	n.d.	6.44	n.d.	n.d.	n.d.	n.d.	0.01	n.d.	n.d.	n.d.	35.89
SW		38.50	3.68	0.32	n.d.	71.60	n.d.	n.d.	19.29	n.d.	n.d.	n.d.	n.d.	n.d.	55.24
MF		8.84	33.75	n.d.	n.d.	15.49	n.d.	n.d.	11.87	35.42	0.01	n.d.	30.51	21.51	44.55
RO	基于	43.75	1.00	n.d.	n.d.	40.67	n.d.	n.d.	n.d.	59.76	0.02	n.d.	n.d.	n.d.	n.d.
RW	HepG2 细胞的	2.23	32.38	19.44	n.d.	33.90	64.88	n.d.	n.d.	n.d.	n.d.	n.d.	n.d.	n.d.	n.d.
AO	RHT	n.d.	n.d.	n.d.	n.d.	32.41	n.d.	n.d.	40.18	n.d.	n.d.	59.86	n.d.	n.d.	9.39
Blank2	方法	57.97	n.d.	n.d.	n.d.	n.d.	n.d.	n.d.	n.d.	n.d.	n.d.	n.d.	n.d.	n.d.	n.d.
DW		n.d.	46.55	n.d.	n.d.	n.d.	n.d.	n.d.	n.d.	n.d.	n.d.	n.d.	n.d.	n.d.	n.d.
Blank1		n.d.	n.d.	n.d.	n.d.	n.d.	n.d.	n.d.	n.d.	0.02	n.d.	n.d.	n.d.	n.d.	0.09
Mix		n.d.	n.d.	n.d.	n.d.	0.58	1.15	n.d.	1.02	n.d.	n.d.	n.d.	n.d.	n.d.	9.68
Water		n.d.	0.84	0.84	n.d.	0.79	n.d.	n.d.	n.d.	n.d.	n.d.	n.d.	n.d.	n.d.	n.d.
W&M		n.d.	0.49	n.d.	n.d.	n.d.	n.d.	n.d.	n.d.	n.d.	n.d.	n.d.	n.d.	n.d.	1.29
Eff2	基于	10.53	n.d.	n.d.	n.d.	9.46	15.46	n.d.	14.64	n.d.	n.d.	n.d.	13.79	n.d.	11.39
Eff1	MCF7 细胞的	5.70	n.d.	n.d.	n.d.	n.d.	n.d.	40.70	2.18	n.d.	n.d.	n.d.	2.18	n.d.	18.36
O₃/BAC	RHT	n.d.	n.d.	n.d.	n.d.	n.d.	n.d.	n.d.	n.d.	n.d.	n.d.	n.d.	n.d.	n.d.	n.d.
SW	方法	n.d.	n.d.	n.d.	n.d.	26.77	n.d.	n.d.	n.d.	n.d.	n.d.	n.d.	n.d.	n.d.	n.d.

续表

样品	方法	CAR	PPARα	PPARδ	ACHE	THRA	RAR	RXRE	ROR	AP.1	LXR	FXR	HIF	HSE	TP53
MF	基于MCF7细胞的RHT方法	10.10	n.d.	n.d.	n.d.	5.71	n.d.	n.d.	n.d.	8.50	n.d.	n.d.	4.55	n.d.	12.89
RO		54.21	n.d.	n.d.	n.d.	n.d.	n.d.	n.d.	n.d.	n.d.	n.d.	n.d.	n.d.	n.d.	n.d.
RW		20.53	58.28	n.d.	n.d.	45.83									
AO		n.d.			n.d.	34.49									16.34
Blank2		n.d.			n.d.										n.d.
DW		22.14			n.d.	15.89			12.92	54.60			54.60	45.17	11.83
Blank1		n.d.	n.d.		n.d.	1.76									n.d.
Mix		0.00			n.d.	0.15									1.15
Water		n.d.			n.d.	46.72	92.09		81.66						n.d.
W&M		n.d.			n.d.	1.29									0.53

　　总之，RHT 方法可以有效地筛选出被环境混合物激活的毒理学通路，以便通过体外生物测试进行进一步的评估。转录组回收率结果表明，LV-SPE 在 HepG2 和 MCF7 细胞中的平均回收率分别为 48.9% 和 58.3%，满足后续测试的要求。当组学方法作为第一层筛查工具时，可以优化生物测试的选择，并提高后续测试的效率。并且，组学技术还支持提供体外生物测试所不能覆盖的通路学信息。基于受体的体外生物测试仅能表征靶受体被激活或抑制状态，而无法测试靶受体相关的下游基因，而 RHT 可以揭示受靶受体影响的下游基因的表达，从而反映了对受体的直接和间接作用。因此，我们提出的分层评估方法能够综合组学和体外生物测试的优势，提供必要、全面的生物信息，同时将成本保持在较低水平。此外，本章结果显示 RHT 与体外生物测试所得结果较为一致，进一步表明组学方法对基于效应的水质评估和监测具有潜在价值。未来转录组学需要针对特定生物过程，设计实验以建立对特定生物过程的基于效应触发值，以便更好地在风险评估中解释和应用组学数据。在组学能够成为体外生物测定的替代方法或者在监管环境中常规使用前，还需要进行更多的验证研究，例如研究了解更多致毒机制、概述不同细胞敏感生物学通路、为筛选建立更完善通路基因集。

7.5　案例 2：某工业园区污水中关键致毒物质的识别

7.5.1　样品信息及分析流程

　　测试样品来自江苏某化工园区污水处理厂出水，处理流程如图 7-14 所示。首先，测试样品使用大容量固相萃取装置现场富集 50 L 污水，然后将完成富集的柱子用锡箔覆盖开口，以保持湿润并避免污染，然后用干冰冻存运输至实验室保存于−80℃冰箱。之后，将每个柱子分别通入氮气 1 小时以清除残留的水分，然后冷冻干燥约 8 小时。冻干完成后，将萃取柱连接到 HPLC 泵上（进样口在下，出样口在上），柱子填充物、萃取流程及试剂见表 7-5。完成萃取后，使用旋转蒸发仪减少提取物的体积，并使用甲醇：乙酸乙酯（1∶1，体积比）的混合物将最终浓缩因子调节为 1∶250，用于后续的分馏及生物学分析。

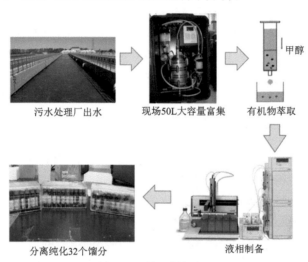

图 7-14　样品制备流程

表 7-5　采样器中填充物、萃取流程中所使用的试剂

	大容量固相萃取仪
固相介质	HR-X：疏水性聚苯乙烯-二乙烯基苯共聚物（10 g）
调节条件	200 mL 乙酸乙酯
	200 mL 甲醇
	100 mL 水（LC-MS 级别）
抽取	100 mL 乙酸乙酯
	100 mL 甲醇

样品分馏采用反相高效液相色谱（reversed phase-high performance liquid chromatography，RP-HPLC）。HPLC 在 Chromeleon 6.7（Dionex）软件的控制下进行操作，由 Rheodyne 手动阀，Varian Prostar 210 泵和 Foxy 2000 馏分收集器（Teledyne Isco Inc.，美国林肯）组成。Dionex UVD 340U UV/VIS 检测器用于记录 210 nm 波长的色谱图。20 L 水当量的样品溶解于 2 mL 甲醇和水（50∶50，体积

比）的混合液中。十八烷基硅胶（C₁₈）色谱柱（Nucleodur C$_{18}$ Gravity，尺寸：250 mm×10 mm，粒径 5 μm，Macherey-Nagel，Düren，德国）上分馏出 100 μL 等分试样。使用含有 0.1%（体积分数）甲酸的水和含有 0.1%（体积分数）甲酸的甲醇以 2.36 mL/min 的流速进行梯度洗脱。梯度从 50%（体积分数）甲醇开始，保持 4 分钟，在 44 分钟内线性增加到 95%（体积分数）甲醇，并保持接下来的 20 分钟，然后返回到初始条件进行 18 分钟重新平衡。每两分钟间隔收集 32 个馏分。

所有分馏样品均在 40℃的 BUCHI Syncore 12 通道平行蒸发器中浓缩，在 33.7 kPa 的压力下以 200 r/min 的转速振荡。由于除去所有溶剂后，但这些馏分仍包含大量的水，因此使用固相萃取来浓缩所有水性样品馏分。玻璃 SPE 柱（6 mL）装有 200 mg 预先清洗的 HRX 吸附剂，并依次用 5 mL LC-MS 级丙酮、乙酸乙酯、甲醇和 10 mL LC-MS 级水进行调节，流速为 5 mL/min。馏分萃取后，将小柱在温和的氮气流下干燥 30 分钟，并用 5 mL 甲醇：乙酸乙酯（1∶1，体积比），2 mL 含 1%（体积分数）甲酸的甲醇和 2 mL 含 2%（体积分数）7M 氨的甲醇进行洗脱。最后，将萃取液的 pH 调节至 7，蒸发至干，并用甲醇进行复溶以进行进一步分析。

为更经济有效找到致毒组分，如图 7-15 所示将制备好的 32 个馏分进行合并，获得 RF1，RF2，RF3 和 RF4。通过样品合并可以快速筛选出高活性的 8 组馏分。R32 为质量控制组是由 32 个馏分合并获得，用于评估分馏过程的质量/生物活性损失。每组馏分按时间顺序从小到大进行排序，各馏分的名称为 F 加上排序位次。

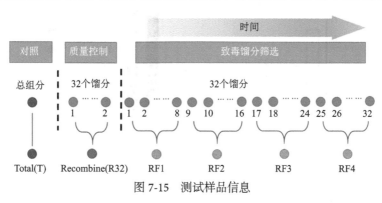

图 7-15 测试样品信息

7.5.2 基于通路分析的高活性馏分筛查

1. RHT 测序数据表现和剂量响应基因

15 个样品共检测了 110 个 RHT 测试，所有样品的测序读数范围为 252268~

9011819，确保平均每个基因至少达到 100 个读数的深度。15 个化学品的"可检测的基因"（对照组基因读数≥5）数目范围为 684~758 个基因（平均 708 个基因）。在第一批测试中,5 个样品在 HepG2 中剂量响应基因（DEGs）的数目范围 239~360 个[图 7-16（a）]。在所有测试样品中，RF2 样品激活 DEGs 最多，其 POD 值范围为 1.41×10^{-5}~268.3 REF；RF3 样品检出 DEGs 最少其 POD 值范围为 2.36×10^{-5}~877.7 REF。在第二批测试中，10 个样品激活 DEGs 的数目范围 45~332 个[图 7-16（b）]。在所有测试样品中，T 样品激活 DEGs 最多，其 POD 值范围为 4.65×10^{-7}~52.0 REF；而 F12 样品检出 DEGs 最少，其 POD 值范围为 5.73×10^{-6}~0.78 REF。

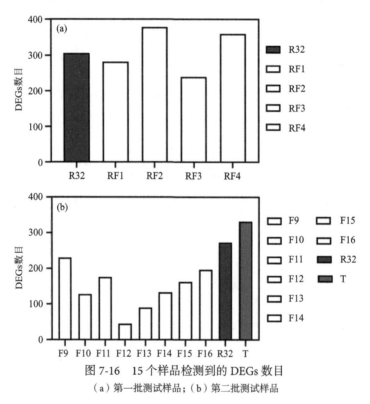

图 7-16　15 个样品检测到的 DEGs 数目

（a）第一批测试样品；（b）第二批测试样品

2. 基于通路分析筛选出高活性馏分

首先，通过剂量-效应简化转录组测试了 5 个合并样品（R32、RF1、RF2、RF3 和 RF4），所检测的 DEGs 在 HepG2 细胞中分别富集到 68、47、97、41 和 53 个 GO 通路。通过拟合 POD_{GO} 值的生物潜力排序分布曲线[图 7-17（a）]，计算其 20%排序对应浓度，得到生物潜力值（POD_{GO20}）。在四个合并样品中，RF2 样品的 POD_{GO20}

值最小（$5.15×10^{-4}$ REF），RF3 的 POD_{GO20} 值最大（$6.19×10^{-3}$ REF）（表 7-6）。基于 POD_{GO20} 计算获得 RF2 样品整体活性是 R32 样品整体活性的 106.2%，该结果表明关键致毒物质组分在 RF2 中。因此，第二批测试样品为 RF2 的合并馏分 F9 至 F16。

　　第二批测试样品的 GO 富集结果显示，10 个样品在 HepG2 细胞中富集到 299 个 GO 通路，仅占所有分析通路的 15.8%。通过拟合 POD_{GO} 值的生物潜力排序分布曲线[图 7-17（b）]，计算其 20%排序对应浓度，得到生物潜力值（POD_{GO20}）。在 8 个馏分中，F14 样品的 POD_{GO20} 值最小（$4.90×10^{-5}$ REF），F9 的 POD_{GO20} 值最大（$1.10×10^{-2}$ REF）（表 7-6）。基于 POD_{GO20} 计算获得 F14 和 F13 样品整体活性分别占 R32 样品整体活性的 170.6%和 85.5%，该结果表明关键致毒物质组分在 RF2 中的 F14 和 F13 馏分中。

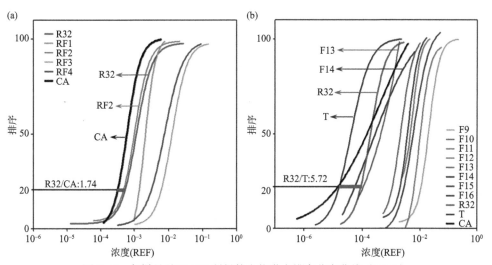

图 7-17　各样品基于 GO 所得的生物潜力排序分布曲线（BDC）

（a）第一批测试样品；（b）第二批测试样品

第一批样品 CA 为相加模型预测 RF1 至 RF4 的复合效应浓度；第二批样品 CA 为相加模型预测 F9 至 F16 的复合效应浓度

表 7-6　第一批和第二批的 16 个样品基于生物潜力排序分布曲线获得的 POD_{GO20} 值。第一批样品 CA 为相加模型预测 RF1 至 RF4 的复合效应浓度；第二批样品 CA 为相加模型预测 F9 至 F16 的复合效应浓度

样品（第一批）	POD_{GO20}（REF）	样品（第二批）	POD_{GO20}（REF）
CA	$3.15×10^{-4}$	T	$1.46×10^{-5}$
RF2	$5.15×10^{-4}$	CA	$2.16×10^{-5}$
R32	$5.47×10^{-4}$	F14	$4.90×10^{-5}$

样品（第一批）	POD_{GO20}（REF）	样品（第二批）	POD_{GO20}（REF）
RF1	1.25×10^{-3}	R32	8.36×10^{-5}
RF4	3.18×10^{-3}	F13	9.77×10^{-5}
RF3	6.19×10^{-3}	F10	1.11×10^{-3}
		F16	2.21×10^{-3}
		F15	2.54×10^{-3}
		F12	3.46×10^{-3}
		F11	5.16×10^{-3}
		F9	1.10×10^{-2}

此外，比较 R32 和 T 的整体生物潜力值（POD_{GO20}），可得液相制备过程中活性损失约为 82.5%。而用相加模型所预测 RF1 至 RF4 混合后效应浓度结果显示，四组馏分合并后的 POD_{GO20} 值与 R32 的 POD_{GO20} 值在一个数量级内，是 R32 的 POD_{GO20} 值的 174%。这里，由于制备过程中损失较多生物活性，各馏分已不能完全反映 T 的生物效应水平及关键致毒通路，因此后续关键致毒通路的识别中各馏分主要与 R32 样品进行比较分析。

7.5.3　关键致毒通路筛选

为进一步验证 F14 和 F13 的致毒模式与 T 和 R32 相似，这里选用 Hallmark 基因集，该基因集包含专家整编的 50 个生物学通路，且分为九大类生物学过程（免疫响应、激素信号传导、信号传导、发育过程、细胞组成、应激响应、代谢过程、DNA 损伤、增殖过程），可以综合样品的生物效应。选用九大通路的效应值绘制的 PCA 图显示，F14，F13 和 F16 与 T 及 R32 聚集在一块，表明 F14，F13 和 F16 的致毒模式与 T 和 R32 较为相似（图 7-18）。

为进一步了解样品中的关键致毒生物学通路，样品进行 KEGG 富集分析。维恩图结果显示 F13 和 F14 与 R32 共同检出前十名通路大部分与癌症相关[癌症通路（map05200），病毒致癌（map05203），癌症中的 MicroRNA（map05206）]。F14 和 F13 涵盖了 70% R32 排名前十的生物学通路。此外，为进一步获得早期分子事件，KEGG 通路的效应值（每个 KEGG 至少包含 3 个基因，KEGG 的效应值为激活基因 POD_{gene} 的几何平均值）进行从小到大排序。图 7-19 结果显示，R32，F14 和 F13 的早期分子事件均与 DNA 修复通路相关。上述结果均指向测试样品的关键致毒通路为 DNA 损伤，并且高活性馏分能涵盖 R32 大部分富集到的生物学通路。

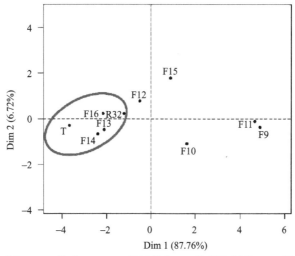

图 7-18 基于 Hallmark 基因集的 EC 值所绘制的 PCA 图

图中包含第二批中的 10 个样品

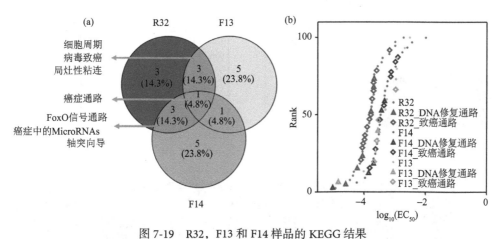

图 7-19 R32，F13 和 F14 样品的 KEGG 结果

（a）三个样品根据富集因子 P 值获得的前 10 名 KEGG 通路维恩图；（b）基于 KEGG 所得的生物潜力
排序分布曲线

7.5.4 关键致毒结构识别

1. 基于转录组信息预测活性物质结构

基于转录组信息预测活性物质结构的工作流程见图 7-20。首先，收集
Comparative Toxicogenomics Database（CTD）内 Chemical-Gene interactions 条目（共
计 1 613 109 条），这些化学物质和基因关系来自于已发表的文献，通过整理形成

有关化学物质的背景基因集。同时整理各个样品通过转录组测序获得的差异表达基因，形成测试基因集。然后，将测试基因投射到背景基因集，通过超几何计算（phyper 函数），获得测试基因显著富集的化学物质名录（$P < 0.05$）形成 CTD 可疑化学物质名单。使用 ChemoTyper 软件将 CTD 背景化学物质清单和 CTD 可疑化学物质名单中的物质进行解构，获得各个化学物质所包含的结构名称及个数。在 CTD 可疑名单和 CTD 背景化学物质清单中随机选择 20 种化学物质，获得两种清单中每种结构的出现次数，循环上述工作 20 次。通过 t 检验比较 CTD 可疑名单和 CTD 背景化学物质清单中各结构的出现次数，如果 CTD 可疑名单中的结构出现次数显著高于 CTD 背景化学物质清单（$P<0.05$），则该结构进入可疑结构名单。最后，将可疑结构与化工园区化学品清单比对，从而获得最终可疑化学物质名单。

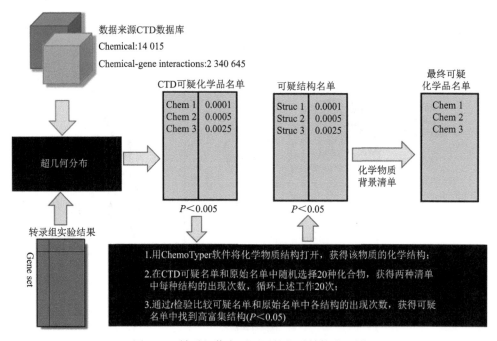

图 7-20　转录组信息预测活性物质结构流程图

通过基因与化学物质关系，在样品 T，R32，F14 和 F13 中分别富集到 745，642，550 和 456 个。将 F13 和 F14 与 R32 共同交叠的化学物质列入 CTD 可疑化学物质名单，共有 256 个化学物质[图 7-21（a）]。通过调查，发现在 256 个 CTD 可疑化学物质中 68.75% 为结构已知的化学物质，7.39% 为无机物/重金属，剩余 23.96% 为结构未知的物质或是混合物。

将 256 个 CTD 可疑化学物质解构后的结构与 CTD 背景化学物质结构进行比

较，通过 t 检验发现 729 个结构中有 49 个结构被显著富集（$P < 0.05$），其中有 27 个结构的 P 值小于 0.01（图 7-22）。结构富集结果显示，测试样品中致毒物质结构可能包含有杂环、氨基、醛基，因此工业废水出水中的关键致毒物质可能为芳香胺、杂环芳香胺、芳香胺及其衍生物，氧化杂环芳香胺及其衍生物。

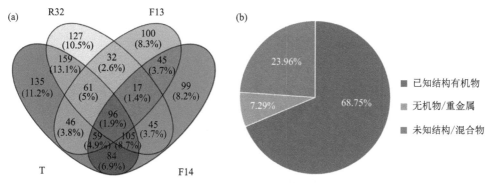

图 7-21　CTD 可疑化学物质清单结果

（a）T，R32，F14 和 F13 富集到化学物质的维恩图；（b）CTD 可疑清单内化学物质类型分布

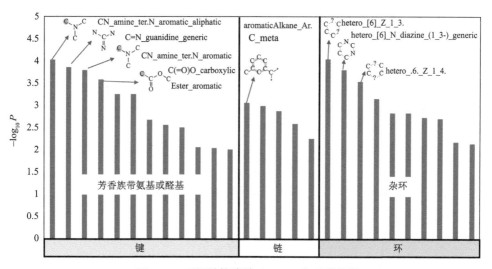

图 7-22　可疑结构清单（$P < 0.01$）及其分类

芳香胺和杂环芳香胺是一类常见致癌化学物质，它们是化工、机械等行业工作环境中常见的污染物，同时也广泛应用于染料、纺织和化妆品行业。芳香胺和杂环芳香胺可通过环外胺基团的 N-羟基化反应进行代谢活化（通过细胞色素 P450 或过氧化物酶），以形成芳基亚硝酸根离子，这是与毒性和 DNA 损伤有关的关键代谢产物（图 7-23）。针对 R32，F14 和 F15 样品中特异生物学通路（Hallmark 基因集分类）检测结果显示，过氧化物酶体反应相关生物学通路的效应浓度排名前

十（图 7-24），这表明过氧化物酶体反应可能是致毒物质引起的早期分子响应。测试样品中的致毒物质可通过过氧化物酶发生过氧化反应，产生亲电子物质，从而与 DNA 结合导致其损伤。综上所述，过氧化物酶体反应相关生物学通路的检出，进一步佐证芳香胺、杂环芳香胺、芳香胺及其衍生物、氧化杂环芳香胺及其衍生物可能是样品中关键致毒物质。

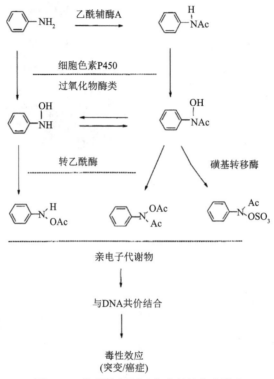

图 7-23　芳香胺代谢活化途径的代表模式

2. 检测样品中拥有关键致毒结构的化学物质

通过将可疑结构与化工园区生产使用名录进行比较，筛选出 70 个目标化合物，其中有 12 个化学品的年生产使用量大于 1000 吨，其中有苯胺、对氨基苯酚、2-甲基-6-乙基苯胺、对乙氧基苯胺、4-β-羟乙砜基硫酸酯苯胺-2-磺酸、2'-乙基-6'-甲基-N-乙氧甲基-2-氯代乙酰、替苯胺、2,6-二乙基苯胺、苯胺基乙腈、N-丁氧甲基-A-氯-2',6'-二乙基乙酰替苯胺、1-[(6-氯-3-吡啶基)甲基]-N-硝基咪唑啉亚胺、N-甲基苯胺和对异丙基苯胺（各化学物质的 CAS 号和分子式见表 7-7）。

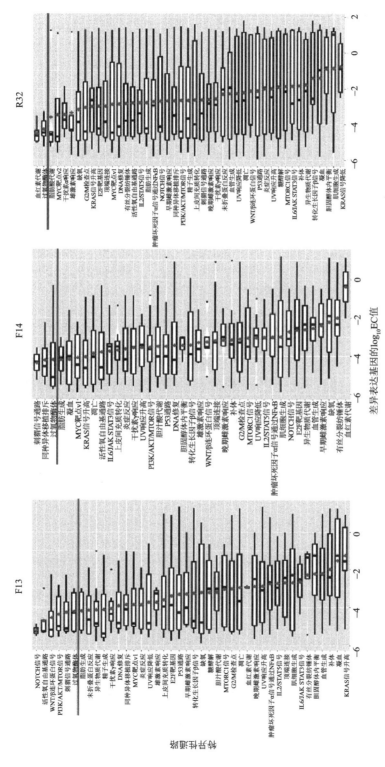

图 7-24　采用剂量-效应 RHT 识别 F13、F14 和 R32 样品在 HepG2 细胞中的 Hallmark 生物学通路敏感性比较

表 7-7　化工园区年生产使用量大于 1000 吨的芳香胺类物质

序号	化学物质名称	CAS 号	分子式
1	苯胺	62-53-3	C_6H_7N
2	对氨基苯酚	123-30-8	C_6H_7NO
3	2-甲基-6-乙基苯胺	24549-06-2	$C_9H_{13}N$
4	对乙氧基苯胺	156-43-4	$C_8H_{11}NO$
5	4-β-羟乙砜基硫酸酯苯胺-2-磺酸	42986-22-1	$C_8H_{11}NO_9S_3$
6	2'-乙基-6'-甲基-N-乙氧甲基-2-氯代乙酰替苯胺	34256-82-1	$C_{14}H_{20}ClNO_2$
7	2,6-二乙基苯胺	579-66-8	$C_{10}H_{15}N$
8	苯胺基乙腈	3009-97-0	$C_8H_8N_2$
9	N-丁氧甲基-A-氯-2',6'-二乙基乙酰替苯胺	23184-66-9	$C_{17}H_{26}ClNO_2$
10	1-[(6-氯-3-吡啶基)甲基]-N-硝基咪唑啉亚胺	138261-41-3	$C_9H_{10}ClN_5O_2$
11	N-甲基苯胺	100-61-8	C_7H_9N
12	对异丙基苯胺	99-88-7	$C_9H_{13}N$

之后，采用非靶向化学分析进一步验证最终可疑化学物质名单。在 RF2 样品中，正离子源模式（ESI+）检测到 2-氨基-2-硝基苯酚（$C_4H_{10}N_2O$）；负离子源模式（ESI–）检测到 2-氯苯胺（C_6H_6ClN）、2,4-二硝基苯胺（$C_6H_5N_3O_4$）、3,4,5-三甲威（$C_{11}H_{15}NO_2$）、异丙威（$C_{11}H_{15}NO_2$）、2,6-二氯-4-硝基苯胺（$C_6H_4Cl_2N_2O_2$）、水杨酰胺（$C_9H_9NO_3$）、对异丙基苯胺（$C_9H_{13}N$）和 2,4-二甲基苯胺（$C_8H_{11}N$）。上述结果，进一步证明简化转录组图谱为预测未知样品中关键致毒物质结构类型提供了可能性。

参 考 文 献

[1] Smith B S. Reproductive anomalies in stenoglossan snails related to pollution from marinas. Journal of Applied Toxicology : JAT, 1981, 1(1): 15-21.

[2] Smith B S. Male characteristics on female mud snails caused by antifouling bottom paints. Journal of Applied toxicology : JAT, 1981, 1(1): 22-25.

[3] Smith B S. Tributyltin compounds induce male characteristics on female mud snails Nassarius obsoletus = Ilyanassa obsoleta. Journal of Applied Toxicology : JAT, 1981, 1(3): 141-144.

[4] Jepson P D, Deaville R, Barber J L, et al. PCB pollution continues to impact populations of orcas and other dolphins in European waters. Scientific Reports, 2016, 6.

[5] Wirgin I, Roy N K, Loftus M, et al. Mechanistic basis of resistance to PCBs in Atlantic Tomcod from the Hudson River. Science, 2011, 331(6022): 1322-1325.

[6] Escher B I, Allinson M, Altenburger R, et al. Benchmarking organic micropollutants in wastewater, recycled water and drinking water with in vitro bioassays. Environmental Science & Technology, 2014, 48(3):

1940-1956.

[7]　Antczak P, Jo H J, Woo S, et al. Molecular toxicity identification evaluation (mTIE) approach predicts chemical exposure in *Daphnia magna*. Environmental Science & Technology, 2013, 47(20): 11747-11756.

[8]　Schroeder A L, Martinovic-Weigelt D, Ankley G T, et al. Prior knowledge-based approach for associating contaminants with biological effects: A case study in the St. Croix River Basin, MN, WI, USA. Environ Pollut, 2017, 221: 427-436.

[9]　Perkins E J, Habib T, Escalon B L, et al. Prioritization of contaminants of emerging concern in wastewater treatment plant discharges using chemical: Gene interactions in caged fish. Environ Sci Technol, 2017, 51(15): 8701-8712.

[10]　Neale P A, Brack W, Aït-Aïssa S, et al. Solid-phase extraction as sample preparation of water samples for cell-based and other *in vitro* bioassays. Environmental Science: Processes & Impacts, 2018, 20(3): 493-504.

[11]　Jr R R. ERK1/2 MAP kinases: Structure, function, and regulation. Pharmacol Res, 2012, 66(2): 105-143.

[12]　Leusch F D, Khan S J, Laingam S, et al. Assessment of the application of bioanalytical tools as surrogate measure of chemical contaminants in recycled water. Water Res, 2014, 49(1): 300-315.

第8章 CRISPR 功能基因组学方法开发及应用

认识化学品的毒性机制是开展化学品健康风险评估的基础。掌握化学品有害效应的遗传易感性机制是开展精准的健康风险评估的前提。功能基因组学通过敲除或者敲降全基因组或者特定的基因集，建立基因-化学品毒性的直接关联，进而研究化学品致毒的过程和机制，同时可以提供与化学品暴露的遗传易感性相关的分子响应信息。自 2013 年发现 CRISRP-Cas9 系统可高效编辑基因，自此 CRISRP-Cas9 逐渐应用于功能基因学中。本章详述了 CRISPR 功能基因组学的原理和特点，以及其在化学品三氯生毒性机制研究中的应用，展望了联合应用分子流行病学和 CRISPR 功能基因组学，开展化学品有害效应的易感性机制研究。

8.1　CRISPR 功能基因组学

CRISPR-Cas9 技术为在各种细胞类型中进行基因组编辑提供了一种有效的方法。与 RNAi 相比，这种 RNA 引导的基因编辑技术可以在基因组中产生永久性突变，导致基因功能丧失或获得。CRISPR-Cas9 是一种经济、快速、高效且特异性强的基因编辑方法。Cas9 蛋白由一个单一的指导 RNA(single guide RNA，sgRNA) 引导并在特定的基因组位点诱导双链 DNA 断裂。切割位点的识别和靶向特异性由一个超过 20 bp 的与目标 DNA 序列匹配的 sgRNA 和一个与之相邻的短核苷酸序列(一个序列为 NGG 的三核苷酸序列，其中 N 是任意核苷酸) 决定。DNA 双链断裂（double-strand DNA breaks，DSB）通过非同源末端连接（non-homologous end joining，NHEJ）DNA 修复途径或同源定向修复途径（homology directed repair，HDR）修复。NHEJ 修复在 DSB 位点产生插入/缺失（indels），导致转译框位移或提前终止密码子，导致基因敲除。HDR 途径将修复模板（供体 DNA）并入 DSB，将特定核苷酸变化引入靶基因（图 8-1）。在线性同源修复供体存在的情况下，通过将两个 gRNAs 与 Cas9 酶结合可有效引发高达 10 kb 的 DNA 的缺失。

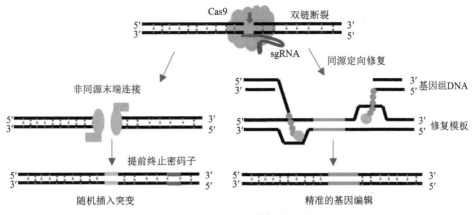

图 8-1　NHEJ 和 HDR 修复途径的原理

过对寡核苷酸的引导序列 sgRNA 的大规模合成，可实现在全基因组水平上对基因功能的探究。与 shRNA 库仅介导基因敲降不同，gRNA 库可与 Cas9 核酸酶结合用于产生基因敲除突变的细胞库。Sander 和 Joung 等运用电穿孔法，核裂解和脂质体转染，在哺乳动物细胞中实现瞬时表达质粒 DNA 中的 Cas9 和 gRNAs，而慢病毒载体可用于人类和小鼠细胞中持续性表达 Cas9 和 gRNA[1]。研究人员可以根据细胞的数量和细胞系的类型，从而选择单一或双载体用于转导 Cas9 与 sgRNA。在双载体系统中，首先进行的是细胞 Cas9 的初转导，然后筛选出阳性克隆体进行扩增，随后进行 sgRNA 的转导。例如，Sabatini 和 Lander 团队开发了一种双载体文库，该文库由 73151 个 sgRNA 质粒组成，共靶向 7114 个人类基因和 100 个非靶向对照基因[2]。使用单载体系统，Cas9 和 sgRNA 在一个载体中被转导入细胞。这种系统是由 Zhang 的团队开发的，使用一个单独的慢病毒载体将 Cas9、sgRNA 和嘌呤霉素选择性标记物转染进靶细胞[3]。Zhang 团队最初开发了一个人类全基因组 CRISPR-Cas9 敲除文库（GeCKOv1），包含 64751 个特异导向序列，共靶向 18080 个人类基因。该团队对 GeCKOv1 文库进行了改良，改良后的文库含有 123411 个 sgRNA，共靶向 19050 个基因（GeCKOv2）[4](图 8-2)。GeCKOv2 文库比 GeCKOv1 文库多靶向约 1000 个基因，每个基因均拥有 6 个靶向的 sgRNA，且均保证了最小的脱靶效应。此外，v2 文库里 sgRNA 通过产生 miRNA 前体的发夹结构突变来使相应的 miRNA 产生功能缺失。在全基因组小鼠慢病毒 sgRNA 文库开发方面，Koike-Yusa 开发了包含 87897 个特异 sgRNA，共靶向 19150 个编码蛋白的基因的文库[5]，而 Zhang 等开发了 130209 个 sgRNA，靶向 20611 个基因的全基因组小鼠慢病毒 sgRNA 文库[4]。

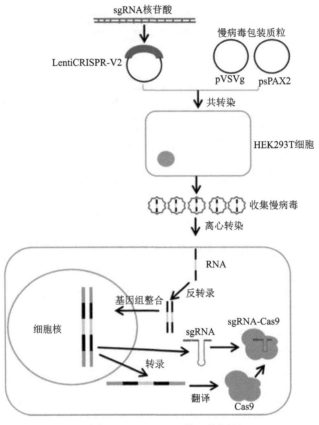

图 8-2　GeCKOv2 的工作原理

8.2　CRISPR 功能基因组学在化学品毒性机制研究中的应用

基于 CRISPR-Cas9 技术开发的功能基因组学筛选可以实现在全基因组水平系统性基因敲除的基础上，以人类细胞和高等哺乳动物细胞为生物载体，开展环境化学品的毒性机制研究。以此方法获取的全基因组水平的分子响应信息可以提供基因与化学品有害效应的直接关联，实现基因功能的表型锚定，进而发掘环境化学品的新的毒性机制，为在有害结局路径（adverse outcome pathway，AOP）框架下的环境化学品毒性预测与风险评估提供分子机制基础。另外，由于 CRISPR-Cas9功能基因组学的一个重要的表型检测是细胞活性，即以细胞死亡为毒性终点，这恰恰是某些环境化学品产生有害效应的重要的中间事件。从 AOP 的角度看，细胞死亡往往是通往有害结局（adverse outcome，AO）的重要关键事件（key events，KE）。目前，以细胞死亡为关键事件的疾病，往往是一些死亡率较高且难以治愈的疾病。例如，神经退行性疾病，包括帕金森病、阿尔茨海默病等，其重要病因是神经细胞的大量坏死，导致神经系统的功能退化。近年来，这些疾病的发生和环境污染之间的联系受到普遍关注。应用功能基因组学可以发掘环境化学品暴露导致的细胞死亡与基因功能之间的直接关联，因此，CRISPR-Cas9 功能基因组学筛选在研究环境化学品暴露导致细胞死亡的分子机制与相应疾病之间的联系上，具有重大优势。

1. 建立基因与化学品有害效应的直接关联

目前，CRISPR-Cas9 功能基因组学筛选已经比较广泛用于药物和有毒物质的生物学测试，包括治疗癌症的药物、微生物毒素、有毒重金属、农药与空气污染物的研究。

Zhang 等利用 GeCKOv2 质粒库构建了全基因组敲除的人类白血病细胞 K562，揭示了乙醛的潜在毒性机制[6]。该团队通过将 sgRNA 质粒文库分成两个亚库，并进行了两次反向筛选，通过第二次的筛选，对第一次的筛选结果进行了验证，该方法是一种利用二次筛选对多个备选基因进行验证的尝试与创新。此外，OVCA2 被识别与细胞对乙醛的细胞毒性相关，OVCA2 的基因功能缺失导致细胞对乙醛导致的细胞死亡敏感性增加，同时，OVCA2 的缺失导致细胞在乙醛暴露下的 DNA 加合物的积累增加，提示 OVCA2 与乙醛介导的遗传毒性有关。此外，该团队还利用 K562 全基因组敲除的细胞库识别了与三价砷细胞毒性相关的基因[7]，其中 KEAP1 和 TXNDC17 敲除会显著增强细胞对三价砷细胞毒性的抗性。AQP3、ZNT1 和 MTF1 的功能缺失也可以增强对三价砷的抗性，ABCC1 的功能缺失可以增强细胞对三价砷的敏感性。硒代半胱氨酸代谢通路上的基因的功能缺失会显著增强细胞对三价砷的抗性，提示细胞内的硒代谢与三价砷的相互关系会影响砷的细胞毒性。

通过检测细胞荧光识别基因与低剂量化学品有害效应之间的关联。Panganiban 等[8]使用 CHOP 报告基因法为检测终点，通过 CRISPR 全基因组筛选识别了功能缺失会增加内质网应激介导的细胞凋亡的基因。CRISPR screen 识别了 L3MBTL2、MGA 和 microRNA-124-3 是打分最高的基因。这三个基因的功能缺失会导致细胞对多种通过诱导细胞内质网应激导致细胞凋亡的化学品的敏感性增强，而将这些基因的过表达，可以导致敏感性降低。L3MBTL2 在未产生内质网应激的细胞中，与 CHOP 的启动子结合，抑制 CHOP 的表达，但在发生内质网应激的细胞中，与 CHOP 启动子分离。此外，miR-124-3 直接靶向内质网应激信号通路的关键基因。

目前，CRISPR 功能基因组筛选已经通过检测细胞活性或者与特定毒性终点关联的荧光，构建了基因与环境化学品有害效应的直接关联。检测细胞活性的 CRISPR 筛选可以识别与介导细胞死亡关联的基因，而检测与特定毒性终点关联的荧光的 CRISPR 筛选可以识别与介导相应细胞毒性关联的基因。前者基于检测细胞活性，因此其识别的基因不受已有毒性机制的约束，可以在最大限度上获取与介导细胞死亡关联的基因。相比之下，检测与特定毒性终点关联的荧光的 CRISPR 筛选，其检测指标是基于已知毒性机制设置的报告基因，可能导致识别的基因范围受限。但这种筛选方法因为检测细胞荧光，进行筛选所需要的化学品暴露剂量往往比较低，且暴露时间更短，便于进行对低剂量化学品或者基于环境暴露剂量的化学品的毒性机制研究。

2. 识别导致细胞死亡的化学品毒性机制

由于以细胞死亡为毒性终点的表型检测是 CRISPR 功能基因组学筛选最主要的检测指标，因此，目前大多数 CRISPR 筛选研究均是识别与细胞死亡关联的分子机制。这类研究主要分为对癌症药物和环境化学品暴露导致细胞死亡的功能基因组学筛选。而对于环境化学品的毒性机制研究，一般选择细胞死亡是相应化学品所导致有害效应的重要中间事件，这类化学品往往通过诱导氧化应激、线粒体损伤等进而导致细胞死亡。而与这类化学品暴露关联的疾病的重要病因就包括靶细胞的死亡，因此，这类化学品导致细胞死亡的分子机制往往是导致疾病的重要机制或者是可以开发成治疗靶标的生物标志物。

CRISPR 功能基因组学筛选可以识别导致细胞死亡的分子启动事件。Colleen 等[9]使用 CRISPR 功能基因组学筛选识别了与百草枯暴露导致细胞死亡关联的分子机制。百草枯可以通过引发细胞氧化应激导致细胞死亡，而百草枯诱导细胞氧化应激的根源是不清楚的。该团队使用覆盖所有与代谢有关的基因的 CRISPR-Cas9 功能基因组学筛选，通过进行正向筛选（百草枯暴露浓度模拟百草枯急性暴露的人体内暴露剂量），识别了 POR、ATP7A 和 SLC45A4 是百草枯暴露导致的细胞死亡所必需的三个基因。此外，POR 是百草枯诱导细胞产生氧化应激的来源。由于百草枯是诱导帕金森病的重要环境污染物之一，帕金森病是一种神经退行性疾病，其主要病因为多巴胺能神经元的损伤与坏死。这次报道中发现的 POR 基因所编码的蛋白位于线粒体呼吸链，而线粒体的功能紊乱与帕金森病的病因有重要联系，此研究的成果对于开发治疗帕金森疾病的药物具有重要参考价值。

多时间点的 CRISPR 筛选完善导致细胞死亡的分子机制。Shortt 等[10]使用全基因组敲除的人类肝细胞系 HUH7 细胞开展了对乙酰氨基酚（acetaminophen，APAP）导致肝损伤机制的研究。APAP 是一种常见的感冒药，用于镇痛消炎，但其也是一种可能导致肝损伤的化学品。该团队通过开展多时间点的 CRISPR 功能基因组学筛选，发现了众多与介导肝细胞死亡和维持肝细胞活性的基因，例如 BMPR1A 和 FCGR3A，这些基因富集了钙离子信号通路、TNF 信号通路和脂肪酸代谢通路。这些基因和生物学通路的识别为解析 APAP 导致的肝损伤分子机制提供了依据，同时也为肝损伤的治疗提供了潜在治疗靶标。

8.3　案例 1：三氯生关键致毒通路筛选

大量的化学品被生产和使用，然而其毒性数据有限。传统的动物实验方法已无法满足当今化学品的管理需求，需要新的基于机制的体外测试方法以获取大量的化学品毒性信息。高通量体外测试方法能够广泛地检测化学品的分子生物学活性，但是其试验选择受限于已知的毒性终点。毒理基因组学方法能够在全基因组范围内非靶向地检测化学品毒性机制，但是它不能和表型毒性直接关联。

功能基因组筛选能够通过基因敲除导致基因功能缺失，识别化学品-基因的直接联系。CRISRP-Cas9 功能基因组筛选能够实现人类全基因组基因删除，从中筛选化学物质的关键靶标基因，但是目前的应用局限于对有特定分子靶点的药物验证。对于通常不具有明确人类基因作用靶点的环境化学品，CRISRP-Cas9 功能基因组筛选能否有效识别其关键人类基因靶标，目前尚缺乏研究。

三氯生（triclosan，TCS）是一种广谱杀菌剂，在人体和环境中被广泛检出。尽管有多篇研究报道了 TCS 的生物毒性效应，如内分泌干扰效应和免疫毒性等，但是目前对于 TCS 致毒的分子机制了解依然非常有限。流行病学调查显示 TCS 暴露与人类肥胖疾病具有显著相关性，但其潜在机制未知。此外，已有的 TCS 毒理学数据大多来源于动物实验，例如 TCS 会导致小鼠肝癌，但是 TCS 是否会对人体产生相同危害，尚不得而知。

本节基于 CRISPR-Cas9 技术的功能基因组筛选方法，使用高浓度（50%细胞致死浓度）和低浓度（10% 和 20%细胞致死浓度）的三氯生，分别筛选出功能缺失后对三氯生具有抗性和敏感性的基因。

8.3.1　CRISPR-Cas9 全基因组敲除细胞系方法构建

目前广泛使用的针对环境化学品的 CRISPR-Cas9 功能基因组学筛选均是混合筛选法。以下内容均以混合筛选法展开。

由慢病毒转染介导 sgRNA 和 Cas9 进入哺乳动物细胞后，编码 sgRNA 和 Cas9 蛋白的核酸会整合到细胞的基因组中，产生 sgRNA 和 Cas9 蛋白的稳定表达（图 8-2）。整合到细胞基因组当中的 sgRNA 序列可以发挥标签序列的作用，进而对被转染进 sgRNA 的细胞进行特异性的标记。由于基因的功能缺失，细胞在暴露于环境化学品的时候，参与介导化学品毒性效应或者维持细胞稳态的生物学过程会发生改变，进而导致细胞对环境化学品的有害效应的敏感性发生变化，表现为细胞活性或者其他特定表型的不同。基于对这些变化的生物表型的检测（细胞活性或者荧光标记），可以将与特定表型关联的基因功能缺失筛选出来。通过深度测序，可以通过识别每个细胞的基因组中的 sgRNA 序列来构建基因功能缺失与特定表型的关联。

CRISPR-Cas9 功能基因组学筛选工作流程主要包括以下 6 个环节（图 8-3）：

(1)合成靶向全基因组的基因的 sgRNA 质粒文库。通过转化大肠杆菌感受态细胞，对质粒文库进行扩增，获取每个 sgRNA 克隆数超过 500 的质粒文库。

(2)用以转染人类细胞的慢病毒的制备。制备慢病毒需要将 sgRNA 载体质粒与慢病毒包装质粒共转染进 HepG2 细胞（图 8-2），通过超高速离心的方法收集慢病毒颗粒。同时需要测定纯化后的慢病毒的滴度，一般需要超过 1×10^8 IFU/mL 的滴度。

(3)利用慢病毒将 sgRNA 和 Cas9 转染进人类细胞系。因为同时需要考虑覆盖所有的 sgRNA，一般对于一个包含 100000 个 sgRNA 的库，在进行慢病毒转染的时候，最少需要 1.7×10^8 个细胞。慢病毒转染结束后，需要维持一定剂量的抗生素选择压力，去除掉那些没有转染进质粒的细胞。

(4)通过深度测序，进行细胞库的质控。

(5)进行环境化学品的 CRISPR 功能基因组筛选。这种筛选分为两种：正向筛选（positive screen）和反向筛选（negative screen）。

(6)通过深度测序，识别 sgRNA 标签序列，构建基因功能缺失与特定生物表型的关联。

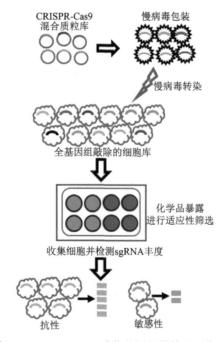

图 8-3　CRISPR-Cas9 功能基因组学筛选工作流程

8.3.2　三氯生暴露的功能基因组筛选

将 HepG2 全基因组敲除细胞系分至 8 个 175 cm² 细胞培养瓶，每瓶细胞数量为 2×10^7 个，将剩余的 3×10^7 个细胞提取其总基因组 DNA，用于评估该 HepG2 全基因组敲除细胞系的 GeCKO 库呈现度。8 个细胞培养瓶平均分为 4 组，其中 3 组作为实验组，分别用 50%（IC₅₀，24.49 μmol/L）、20%（IC₂₀，9.35 μmol/L）和 10%（IC₁₀，5.32 μmol/L）HepG2 细胞致死的 TCS 暴露，剩余的 1 组暴露于 0.1% 体积的 DMSO 作为对照组。TCS 或 DMSO 暴露筛选过程中，每天替换新鲜的含相应化学品浓度的培养基，每 2~3 天进行一次细胞传代。筛选 10 天后，分别收集 6 个实验组及 2 个对照组的细胞，用 Blood and Cell Culture Midi kit（Qiagen，Hilden，Germany）提取各样品的基因组 DNA。对每个样品，使用巢式 PCR（nested-PCR）分两步进行 sgRNA 片段的扩增和测序文库构建，PCR 选用高保真 DNA 聚合酶 Herculase Ⅱ Fusion DNA Polymerase（Agilent Technologies，Santa Clara，CA，USA），第一步和第二步的 PCR 引物见表 8-1。对于第一步 PCR，取各样品的 130 μg DNA，分为 13 个 100 μL 反应体系进行 PCR 扩增，得到约 380 bp 长度的扩增子产物。将第一步 PCR 的扩增子产物合并，取 5 μL 进行 1 个 100 μL 反应体系的第二步 PCR 扩增。第二步 PCR 针对每个样品加上测序接头和用于识别该样品的碱基条形码。第二步 PCR 的扩增子产物用 gel-extracted（Promega）进行割胶纯化、回收，获得各个样品用于 Ion Torrent Proton 测序平台（Life Technologies，Thermo，USA）的测序文库。

表 8-1　扩增 sgRNA 所用的第一步和第二步 PCR 引物序列

引物名称	引物序列
F1	AATGGACTATCATATGCTTACCGTAACTTGAAAGTATTTCG
R1	CTTTAGTTTGTATGTCTGTTGCTATTATGTCTACTATTCTTTCC
F2-A	CCATCTCATCCCTGCGTGTCTCCGACTCAG**ATCATC**GATTCTTGTGGAAAGGACGAAACACCG
F2-B	CCATCTCATCCCTGCGTGTCTCCGACTCAG**ATCAGATC**GATTCTTGTGGAAAGGACGAAACACCG
F2-C	CCATCTCATCCCTGCGTGTCTCCGACTCAG**AAGAGGATTC**GATTCTTGTGGAAAGGACGAAACACCG
F2-D	CCATCTCATCCCTGCGTGTCTCCGACTCAG**AGGACGCACTGT**GATTCTTGTGGAAAGGACGAAACACCG
F2-E	CCATCTCATCCCTGCGTGTCTCCGACTCAG**CAGAGC**GATTCTTGTGGAAAGGACGAAACACCG
F2-F	CCATCTCATCCCTGCGTGTCTCCGACTCAG**ATCTGAGC**GATTCTTGTGGAAAGGACGAAACACCG
F2-G	CCATCTCATCCCTGCGTGTCTCCGACTCAG**ATAGGTTATA**GATTCTTGTGGAAAGGACGAAACACCG
F2-H	CCATCTCATCCCTGCGTGTCTCCGACTCAG**ACAGCTAGCTTG**GATTCTTGTGGAAAGGACGAAACACCG
R2	CCACTACGCCTCCGCTTTCCTCTCTATGGGCAGTCGGTGATTCTACTATTCTTTCCCCTGCACTGT

注：F1 指第一步 PCR 的正向引物；R1 指第一步 PCR 的反向引物；F2 指第二步 PCR 的正向引物，F2 共有 8 种，用其后缀字母 A 到 H 区分，粗体标记序列为特异条形码；R2 指第一步 PCR 的反向引物

8.3.3　统计分析方法

将各个样品测序所得 FASTQ 原始序列文件,提交至 R 语言软件的 edgeR 包进行 sgRNA 的序列比对,并计算各个 sgRNA 的丰度。比较各个 sgRNA 在处理组和空白组的丰度差异,计算显著差异富集(enriched)或丢失的(depleted)sgRNA(FDR<0.05),并用主成分分析(principle component analysis,PCA)评估 sgRNA 在不同处理组的丰度图谱。

对于 sgRNA 所对应的基因富集或丢失情况,则利用 RNAi Gene Enrichment Ranking(RIGER)软件中的 Second Best Rank 算法,考察每个基因所对应的数个 sgRNA 丰度情况,将各个基因的富集或丢失程度从高到低进行排序。对每个实验组(IC_{50}、IC_{20} 和 IC_{10}),分别计算其富集基因列表和丢失基因列表。对于富集基因列表,计算各个 sgRNA 处理组除以空白组的丰度倍数,再用 RIGER 计算基因水平的富集程度;对于丢失基因列表,计算各个 sgRNA 空白组除以处理组的丰度倍数,再用 RIGER 计算基因水平的富集程度。最终得到 6 个排序的基因列表:IC_{50} 富集基因列表,IC_{20} 富集基因列表,IC_{10} 富集基因列表,IC_{50} 丢失基因列表,IC_{20} 丢失基因列表,以及 IC_{10} 丢失基因列表。

得到 RIGER 计算的基因排序列表后,选择其中的显著差异富集或丢失基因(p-value)作为抗性基因或敏感基因。抗性基因,指该基因敲除后增强了细胞对 TCS 细胞毒性的抵抗力;敏感基因,指该基因敲除后导致细胞生长更易 TCS 暴露的抑制。使用在线分析软件 Webgestalt 对各处理组的抗性基因或敏感基因进行通路富集分析。用 GeneAnalytics(http://geneanalytics.genecards. org/)在线分析抗性基因或敏感基因潜在的"基因-疾病"关联。

8.3.4　功能基因组筛选结果

1. sgRNA 图谱

不同 TCS 浓度水平筛选条件下,得到不同的 sgRNA 呈现度。TCS 在 IC_{20} 浓度下,得到最多数量的过呈现(over-representation)sgRNAs ;TCS 在 IC_{20} 浓度下,得到最多数量的过丢失(under-representation)sgRNAs [图 8-4(a)~(c)]。sgRNA 呈现度的主成分分析显示,IC_{50} 处理组与其他浓度处理组以及空白对照组显著分开[图 8-4(d)]。

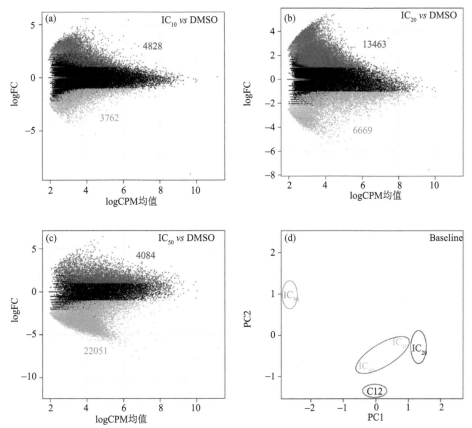

图 8-4　不同浓度三氯生的 CRISPR-Cas9 筛选后的 sgRNA 呈现度分析

(a)~(c)显示 IC$_{10}$、IC$_{20}$ 和 IC$_{50}$ 的三氯生浓度下筛选得到的显著过呈现（红色点）和过丢失（绿色点）的 sgRNA
(FDR<0.05)。(d) 显示各处理组及对照组的 sgRNA 丰度的主成分分析。"Baseline" 表示筛选第 0 天的初始 sgRNAs
丰度分析；红色、浅蓝色、深蓝色、绿色文字分别代表溶剂对照、IC$_{10}$、IC$_{20}$ 和 IC$_{50}$ 三氯生处理组

请扫描封底二维码查看本书彩图

2. 抗性基因和敏感基因图谱

使用 RIGER 分析 sgRNA 呈现度，得到 TCS 各个浓度下的抗性基因和敏感性基因，共 6 个排序列表，每种列表含约 600 个基因。比较 TCS 在三种浓度下的抗性基因[图 8-5（a）]和敏感基因[图 8-5（b）]，选择 IC$_{50}$ 抗性基因列表排序最靠前的 *FTO* 和 *MAP2K3* 基因进行单基因敲除验证，结果显示 *FTO$^-$* 和 *MAP2K3$^-$* HepG2 细胞系，相比野生型 HepG2 细胞，其对 TCS 的细胞毒性抵抗力显著提高（图 8-6）。

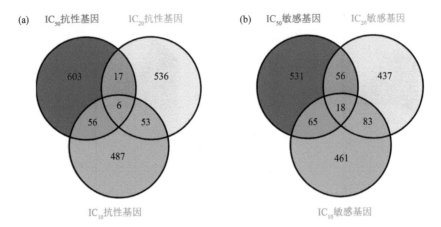

图 8-5 不同浓度三氯生 CRISPR-Cas9 功能基因组筛选的抗性基因（a）与敏感基因（b）
的维恩图

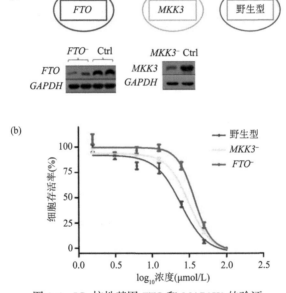

图 8-6 IC$_{50}$ 抗性基因 *FTO* 和 *MAP2K3* 的验证

（a）*FTO* 和 *MAP2K3* 的 HepG2 单基因敲除细胞株的蛋白表达水平验证。*FTO* 和 *MAP2K3$^-$* 分别代表 *FTO* 和 *MAP2K3* 的单基因敲除 HepG2 细胞，Ctrl 代表野生型 HepG2 细胞。（b）*FTO* 和 *MAP2K3$^-$* 细胞毒性实验显示 *FTO* 和 *MAP2K3* 的单基因敲除相比野生型 HepG2 细胞显著增强了对三氯生细胞毒性的抵抗力（双因素方差分析，$p < 0.0001$）

3. 通路富集分析

6 种 TCS 的 CRISPR-Cas9s 筛选基因列表都显著富集于代谢相关通路。3 种抗性基因列表的基因都显著富集于细胞内吞作用相关通路[图 8-7（a）]。对于 3 种敏感基因列表的基因[图 8-7（b）]，TCS 低浓度的 IC_{20} 和 IC_{10} 敏感基因主要显著富集于免疫响应相关通路，例如视黄酸诱导基因蛋白 I 受体信号通路、B 细胞受体信号通路、趋化因子信号通路和天然杀伤细胞介导细胞毒性。

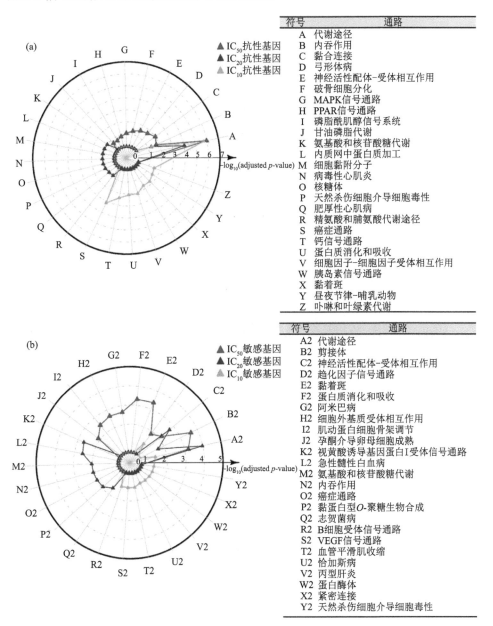

符号	通路
A	代谢途径
B	内吞作用
C	黏合连接
D	弓形体病
E	神经活性配体-受体相互作用
F	破骨细胞分化
G	MAPK信号通路
H	PPAR信号通路
I	磷脂酰肌醇信号系统
J	甘油磷脂代谢
K	氨基酸和核苷酸糖代谢
L	内质网中蛋白质加工
M	细胞黏附分子
N	病毒性心肌炎
O	核糖体
P	天然杀伤细胞介导细胞毒性
Q	肥厚性心肌病
R	精氨酸和脯氨酸代谢途径
S	癌症通路
T	钙信号通路
U	蛋白质消化和吸收
V	细胞因子-细胞因子受体相互作用
W	胰岛素信号通路
X	黏着斑
Y	昼夜节律-哺乳动物
Z	卟啉和叶绿素代谢

符号	通路
A2	代谢途径
B2	剪接体
C2	神经活性配体-受体相互作用
D2	趋化因子信号通路
E2	黏着斑
F2	蛋白质消化和吸收
G2	阿米巴病
H2	细胞外基质受体相互作用
I2	肌动蛋白细胞骨架调节
J2	孕酮介导卵母细胞成熟
K2	视黄酸诱导基因蛋白 I 受体信号通路
L2	急性髓性白血病
M2	氨基酸和核苷酸糖代谢
N2	内吞作用
O2	癌症通路
P2	黏蛋白型 O-聚糖生物合成
Q2	志贺菌病
R2	B细胞受体信号通路
S2	VEGF信号通路
T2	血管平滑肌收缩
U2	恰加斯病
V2	丙型肝炎
W2	蛋白酶体
X2	紧密连接
Y2	天然杀伤细胞介导细胞毒性

图 8-7　三氯生 CRISPR-Cas9 筛选的抗性基因（a）与敏感基因（b）显著富集的 KEGG 通路（$p<0.05$）

图中 0 轴以外的点代表显著富集的 KEGG 通路

　　GeneAnalytics 的"基因-疾病"相关性分析显示，有 6 种疾病包括乳腺癌、流感、结肠直肠癌、肥胖、肺癌和疟疾，在至少 1 种 TCS 的 CRISPR-Cas9 筛选基因列表中富集。

8.3.5　功能基因组图谱与其他图谱比较

　　首先，从 CTD 数据库检索出 540 个与 TCS 粗略相关的疾病词条。去除推理分值（inference scores）小于 20 或文献支撑数目（reference counts）小于 2 的疾病词条，将"TCS-疾病"范围精炼至 22 个疾病词条（表 8-2）。

　　其次，比较 22 个 CTD 精练检索的 TCS 相关疾病词条与 CRISPR-Cas9 分析得到的 TCS 相关疾病词条，发现两个重合的人类疾病词条：乳腺癌，肥胖症。

　　再次，从 DisGeNET 检索出 2177 个乳腺癌疾病相关基因，1693 个肥胖症相关基因。

　　最后，将 TCS 的 CRISPR-Cas9 抗性和敏感基因与 ToxCast 中 TCS 响应基因进行比较，并考察这些基因是否是潜在的疾病相关基因（图 8-8）。30 个 ToxCast 的 TCS 响应基因中，分别有 19 和 20 个基因与肥胖症和乳腺癌疾病相关。此外，TCS 的 CRISPR-Cas9 抗性和敏感基因与 ToxCast 响应基因重合的基因有 6 个，这 6 个基因能够注释到乳腺癌和肥胖症中的至少一个疾病词条。

表 8-2　从 CTD 数据库检索得到的 22 个与 TCS 相关疾病词条

疾病名称	疾病 ID	推理分值	文献支撑数目
再灌注损伤	MESH:D015427	41.43	28
乳腺肿瘤	MESH:D001943	38.35	42
癌，肝细胞	MESH:D006528	33.58	27
炎症	MESH:D007249	31.05	37
前列腺肿瘤	MESH:D011471	29.9	49
实验性关节炎	MESH:D001169	29.23	14
女性不孕	MESH:D007247	28.07	5
关节炎、类风湿	MESH:D001172	27.46	13
肥胖	MESH:D009765	27.31	13
慢性肾衰竭	MESH:D007676	27.04	4
中暑	MESH:D018883	26.24	1
结肠肿瘤	MESH:D003110	25.91	16
实验性糖尿病	MESH:D003921	25.74	15

续表

疾病名称	疾病 ID	推理分值	文献支撑数目
脑缺血	MESH:D002545	24.28	13
胃肿瘤	MESH:D013274	22.28	18
2 型糖尿病	MESH:D003924	22.12	15
艾滋病毒消耗综合征	MESH:D019247	21.25	1
伯恩斯病	MESH:D002056	21.23	3
甲状腺肿瘤	MESH:D013964	20.95	4
阿尔茨海默病	MESH:D000544	20.41	8
药物性肝损伤	MESH:D056486	20.28	20

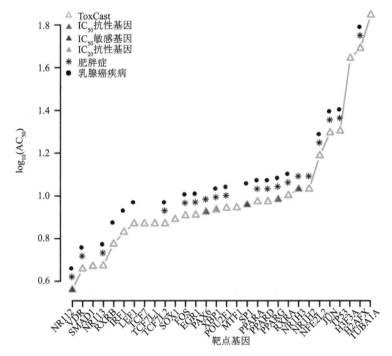

图 8-8　三氯生的 ToxCast 响应基因、CRISPR-Cas9 抗性基因和敏感基因及其肥胖症或乳腺癌疾病相关情况比较

8.4　案例 2：甲醛的呼吸暴露的易感性识别

掌握呼吸刺激物的有害效应的人类遗传易感性是识别呼吸疾病易感人群的基

础。呼吸疾病的风险往往受遗传风险因素和环境风险因素的共同影响。不同人群对呼吸刺激物暴露的易感性差异可以受特定的遗传风险因素决定。对这种关键遗传风险因素所介导的生物学机制的解析是对理解呼吸刺激物暴露易感性来说是必需的。传统的流行病学方法，例如全基因组关联分析法（GWAS）可以提供呼吸疾病与备选遗传风险因素之间的关联。但是，由于缺乏相应的机制解析，这些传统的分子流行病学方法往往不能识别决定人类对呼吸刺激物暴露的易感性的遗传风险因素。

甲醛，是一种广泛存在的呼吸刺激物。甲醛呼吸暴露已经被证明可以导致人体和鼠的气道炎症和纤维化反应以及引发人的气道高反应性。虽然一些分子流行病学研究报道了某些遗传变异与甲醛暴露易感性之间的关联，但这种联系背后的生物学机制仍是不清楚。长期的甲醛呼吸暴露可以显著增加慢性阻塞性肺疾病（COPD）的患病风险。全球大约有 6 亿人口患有不同程度的 COPD。甲醛呼吸暴露的易感性被假设与 COPD 的某些遗传风险因素相关。在甲醛暴露下，携带有特定遗传变异的人群，可能表现出不同程度的肺损伤效应。

在本案例中，通过联合运用 CRISPR 筛选和分子流行病学分析，来识别介导甲醛呼吸暴露的易感性的关键基因。具体来说，首先在甲醛职业暴露剂量下，使用在人类肺泡上皮细胞（A549 细胞）中的 CRISPR 筛选，识别介导人类气道细胞对甲醛呼吸毒性的敏感性的潜在关键基因。同时，联合 COPD 的分子流行病学分析，识别介导甲醛呼吸暴露的易感性和 COPD 遗传易感性的共同关键基因。另外，通过对 CRISPR 筛选获得的基因开展有害结局路径网络分析，预测关键基因与甲醛呼吸暴露有害结局之间的关联。同时，通过系统性的毒理学验证，揭示关键基因在介导甲醛呼吸暴露易感性中的作用以及分子机制。最后，结合分子流行病学分析，识别了关键基因的遗传变异与 COPD 的全球患病率相关。

8.4.1　甲醛的 CRISPR 筛选和 AOP 网络分析

对于甲醛的 A549 细胞的 CRISPR 筛选，每个处理设置两个重复，每个重复使用一个 225 cm² 的细胞培养瓶。在每个细胞培养瓶中接种 $5×10^7$ 个全基因组水平单基因敲除的 A549 细胞，其中一组进行 150 μmol/L 甲醛暴露 10 天，另外一组作为空白对照。CRISPR 筛选使用 150 μmol/L 甲醛进行暴露是对甲醛职业暴露中的较高剂量甲醛暴露的模拟。在甲醛暴露的 10 天中，每天对细胞培养基进行换液，每 3 天进行一次 1∶2 的细胞传代。甲醛暴露结束后，收集存活下来的细胞，使用 Blood and Cell Culture DNA Midi Kit（Qiagen）提取细胞基因组 DNA。使用 Qubit dsDNA assay（Thermo Scientific）对基因组 DNA 进行定量。使用巢式 PCR 对基因组中的 sgRNA 进行扩增。在巢式 PCR 的第二步

PCR 过程中加上测序 Barcode，将第二步 PCR 的产物混合、纯化并使用 HiSeq X-Ten（Illumina）进行测序。

　　甲醛在 A549 细胞中的 CRISPR 筛选所识别的基因的 AOP 网络分析的步骤：每个 sgRNA 的 Log fold change（Log FC）等于该 sgRNA 在处理组的 reads 数与对照组的 reads 数的比值的自然对数。一个基因的 Log FC 是这个基因对应的所有 sgRNA 中，具有第二大绝对值的 Log FC 的 sgRNA 的 Log FC。一个 Gene Ontology (GO)的 Log FC 是富集这个 GO 的基因中，其 Log FC 的绝对值排名前三的基因的 Log FC 的总和。一个关键事件（key event，KE）的 Log FC 是注释到这个 KE 的 GO 的 Log FC。

8.4.2　甲醛 CRISPR 筛选的基因图谱分析

　　甲醛的在 A549 细胞中的 CRISPR 筛选流程见图 8-9（a）。CRISPR 筛选的甲醛暴露剂量为 150 μmol/L，暴露时间为 10 天。低呈现的基因总共有 168 个，根据每个基因的标准化富集打分（NES）进行排序，NES 由 RIGER 软件计算得出[图 8-9（a）]。这 168 个低呈现基因的敲除会导致 A549 细胞对甲醛细胞毒性的抗性减弱，这其中 HTR4 有最低的 NES[图 8-9（b）]，提示 HTR4 的功能缺失是决定 A549 细胞对甲醛细胞毒性的敏感性的关键因素。

　　为了获取甲醛 CRISPR 筛选与 COPD 易感性之间的共同基因，我们从 DisGeNET 基因-疾病数据库中检索与 COPD 易感性关联的基因，并且重分析 GSE111396 中的甲基化测序数据，来识别 COPD 患者（非吸烟者和戒烟者）肺部与 COPD 病程关联的基因。本研究从 DisGeNET 数据库中检索到 409 个与 COPD 易感性关联的基因，这些基因的遗传变异与 COPD 遗传易感性关联。通过重分析甲基化测序数据（GSE111396），在 COPD 1~2 阶段的患者（非吸烟者和戒烟者）的肺部，识别了 2085 个去甲基化基因。在 168 个 CRISPR 筛选识别的低呈现基因和 409 个 COPD 易感性关联基因中，有 5 个共同基因[图 8-9（d）]。在这 5 个共同基因中，只有 HTR4 是在 COPD 患者肺部是差异甲基化的（去甲基化）[图 8-9（d）]，HTR4 被识别为一个潜在的 COPD 病程相关基因。在对 CRISPR 筛选识别的 168 个低呈现基因的 AOP 网络分析中，只有一个 AOP[图 8-9（c）]是一个以呼吸疾病为有害结局的 AOP（过敏性的呼吸高反应性是 COPD 的一个典型特征）。此外，这个 AOP 的分子启动事件包含 HTR4 基因，提示了一个从激活 HTR4 开始，至以甲醛诱导的肺损伤为结局的潜在 AOP。因此，HTR4 是一个将甲醛导致肺损伤的易感性与 COPD 病程和患病率连接的关键基因。

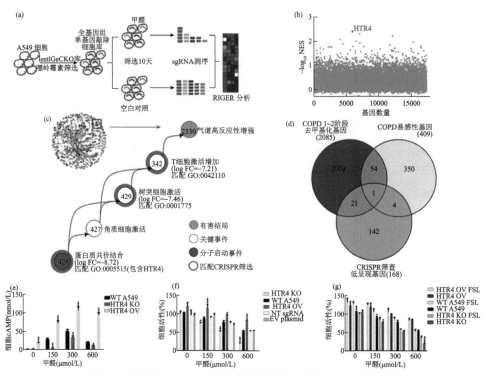

图 8-9　甲醛的 CRISPR 筛选的基因图谱分析和 HTR4 的识别

（a）甲醛在 A549 细胞中的 CRISPR 筛选工作流程；（b）依据 CRISPR 筛选后的标准化富集打分（NES），对 A549 细胞中所有被敲除的基因进行排序，每个点代表一个基因，红色点代表 HTR4；（c）对 CRISPR 筛选识别的 168 个低呈现基因的 AOP 网络分析，黄色的边代表一个从 AOP 网络中提取的 AOP，这个 AOP 从一个分子启动事件开始，到一个有害结局结束；（d）三个基因集的维恩图，包括 2085 个 COPD 患者肺部的去甲基化基因，409 个与 COPD 易感性关联的基因以及 168 个 CRISPR 筛选识别的低呈现基因，HTR4 是这三个基因集的唯一共同基因；（e）不同剂量甲醛暴露后，野生型 A549 细胞、HTR4 敲除型和过表达型 A549 细胞内 cAMP 的水平；（f）5 种 A549 细胞对甲醛细胞毒性的剂量-效应关系，5 种细胞包括野生型、HTR4 敲除、HTR4 过表达以及转染了非靶向 sgRNA 或者空载体的野生型 A549 细胞；（g）三种 A549 细胞对甲醛细胞毒性的剂量-效应关系，使用 10 μmol/L forskolin（FSL）对细胞进行预处理，来增加细胞内的 cAMP 的水平。对于图（e）、（f）和（g），甲醛暴露时间为 24 小时，Bar 图表示平均值±标准误（n=4）；对于图（e）和（f），*p<0.05，**p<0.01，***p<0.001 是与野生型 A549 细胞比较；对于图（g），*p<0.05，***p<0.001 是与 FSL 预处理的野生型 A549 细胞进行比较，#p<0.05，###p<0.001 是与 FSL 预处理的 HTR4 敲除的 A549 细胞比较

8.4.3　HTR4 介导甲醛的呼吸毒性

在甲醛暴露后的 A549 细胞中，激活 HTR4-cAMP 信号通路对于维持 A549 的细胞活性是必要的。通过检测细胞内的 cAMP 水平，进而评估 HTR4-cAMP 信号通路的激活情况。在野生型 A549 细胞中，低于 600 μmol/L 的甲醛暴露诱导 cAMP 水平上升[图 8-9（e）]。对于甲醛暴露后的细胞内 cAMP 的水平，HTR4 过表达的

野生型 A549>HTR4 敲除[图 8-9（e）]，提示由甲醛暴露诱导的 cAMP 增加可以由 HTR4 介导。此外，在甲醛暴露下，野生型 A549 细胞与转染了空载体（EV）或非靶向 sgRNA（NT）的野生型 A549 细胞具有相近的细胞活性[图 8-9（f）]。相比之下，在甲醛暴露下，HTR4 敲除的 A549 细胞比野生型细胞的细胞活性弱，而 HTR4 过表达细胞的细胞活性比野生型细胞的强[图 8-9（f）]。最后，forskolin (FSL, 一种细胞 cAMP 激动剂)预处理减缓了由甲醛暴露导致的细胞活性下降，尤其是在 HTR4 敲除的 A549 细胞中，在 HTR4 敲除细胞中，由于 HTR4 的功能缺失，甲醛暴露导致的 cAMP 增加被抑制[图 8-9（e）和（g）]。

　　甲醛亚慢性吸入暴露结束后，测试每只受试小鼠的呼吸阻力。对于野生型小鼠，甲醛的呼吸暴露使得小鼠肺气道的高反应性增强，即在相同剂量的乙酰甲胆碱的处理下，经过甲醛呼吸暴露的小鼠的呼吸阻力显著高于空白对照组的小鼠[图 8-10（a）]。但是，这种气道高反应性在 HTR4 敲除小鼠（HTR4$^{+/-}$和 HTR4$^{-/-}$）肺气道中被显著减缓了。甲醛呼吸暴露后，野生型小鼠的呼吸阻力是 HTR4$^{+/-}$小鼠的 1.5~2.0 倍，

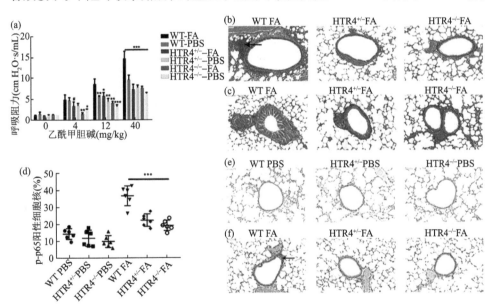

图 8-10　甲醛亚急性暴露导致野生型小鼠与 HTR4 突变型（HTR4$^{+/-}$或者 HTR4$^{-/-}$）小鼠的不同程度的肺损伤

（a）梯度剂量的乙酰甲胆碱处理后的小鼠呼吸阻力（$n=6$），Bar 图代表平均值±标准误，*$p<0.05$,**$p<0.01$ 和***$p<0.001$ 是与甲醛暴露的野生型小鼠比较，#$p<0.05$ 是与甲醛暴露的 HTR4$^{-/-}$小鼠比较；（b）和（c）分别为小鼠肺气道的 H&E 染色和 Masson trichrome 染色，（b）图中的黑色箭头指示炎症细胞浸润的位置；（d）小鼠肺气道的 p-p65 免疫组织化学分析中的小鼠肺气道细胞的 p-p65 阳性细胞核的百分比；Bar 图表示平均值±标准误（$n=6$），***$p<0.001$ 是与甲醛暴露的野生型小鼠比较；图（e）和（f）是代表性的小鼠肺气道的 p-p65 免疫组织化学分析，黑色箭头指示 p-p65 阳性细胞核的气道细胞的聚集。在图（b）和（c）中，黄色比例尺代表 100 μm，在图（e）和（f）中，黄色比例尺代表 120 μm

是 HTR4[-/-] 小鼠的 1.9~3.1 倍[图 8-10（a）]。甲醛亚急性呼吸暴露导致野生型小鼠肺气道附件产生大量的炎症细胞浸润，而在 HTR4[+/-] 和 HTR4[-/-] 小鼠的肺气道周围，只能观察到少量的炎症细胞浸润[图 8-10（b）]。在甲醛亚急性暴露后，野生型小鼠的肺气道壁出现显著加粗，且有大量的胶原纤维沉积在气管周围，而在 HTR4[+/-] 和 HTR4[-/-] 小鼠的肺中，只能观察到少量的胶原纤维沉积在肺气管周围[图 8-10（c）]。免疫组织化学分析表明甲醛暴露后的野生型小鼠肺气道中，具有 p-p65 阳性细胞核的气道细胞的数量是空白对照的 2 倍以上，而在甲醛暴露后的 HTR4[+/-] 和 HTR4[-/-] 小鼠肺气道中，具有 p-p65 阳性细胞核的肺气道细胞只有少量的增加[图 8-10（d）,（e）和（f）]。

甲醛亚慢性呼吸暴露（4 小时/天，连续进行 5 周）结束后，野生型小鼠的呼吸阻力分别是高剂量组或者低剂量组的 HTR4[-/-] 小鼠的 1.3~1.6 倍或者 1.1~1.2 倍[图 8-11（a）]。在野生型小鼠的肺泡灌洗液中，低剂量和高剂量的甲醛暴露均导致炎症细胞数量的显著增加。在高剂量甲醛暴露组，相比于野生型小鼠，HTR4[-/-] 小鼠的肺泡灌洗液中的每种炎症细胞的数量均有显著减少（大约 1.5 倍）。

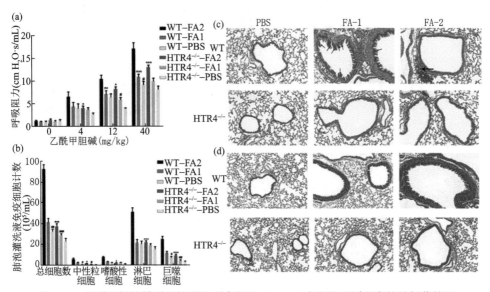

图 8-11　甲醛亚慢性暴露后的野生型小鼠和 HTR4[-/-] 小鼠的不同程度的肺损伤情况

（a）小鼠甲醛或者 PBS 吸入暴露 5 周后的呼吸阻力（$n=6$），使用梯度乙酰甲胆碱处理小鼠后测定小鼠呼吸阻力，Bar 图表示平均值±标准误，$*p<0.05$，$**p<0.01$，$***p<0.001$ 是与高剂量甲醛暴露（FA2）的野生型小鼠比较，$\#p<0.05$ 是与低剂量甲醛暴露（FA1）的野生型小鼠比较；（b）野生型小鼠和 HTR4[-/-] 小鼠甲醛亚慢性暴露后的肺泡灌洗液中的炎症细胞计数；Bar 图表示平均值±标准误（$n=6$），$*p<0.05$，$***p<0.001$ 是与高剂量暴露（FA2）的野生型小鼠比较，$\#p<0.05$，$\#\#p<0.01$，$\#\#\#p<0.001$ 是与低剂量暴露（FA1）的野生型小鼠比较；（c）和（d）甲醛（FA-1，低剂量: 0.29~0.48 ppm; FA-2，高剂量: 3.1~4.7 ppm）或者 PBS 呼吸暴露 5 周后，野生型（WT）和 HTR1[-]（KO）小鼠的肺气道组织病理学分析。图（c）是 H&E 染色，图（d）是 Masson trichrome 染色。黑色箭头指示炎症细胞浸润的位置。黄色比例尺表示 100 μm

在低剂量暴露组，在 HTR4$^{-/-}$小鼠的肺泡灌洗液中，相比于野生型小鼠，只有巨噬细胞和中性粒细胞的数量有显著减少[图 8-11（b）]。此外，甲醛亚慢性暴露后，在高剂量和低剂量暴露组的野生型小鼠的肺气道周围，均可以观察到显著的炎症细胞浸润和胶原纤维沉积。但是，对于 HTR4$^{-/-}$小鼠，只有在高剂量甲醛暴露组才能观察到微弱的肺气道炎症和纤维化反应[图 8-11（c）和（d）]。

8.4.4 HTR4 介导的甲醛毒性机制

NF-κB 的激活程度（p-p65 入核）表征细胞炎症信号通路的激活程度。随着甲醛暴露浓度增加，在三种 A549 细胞（野生型、HTR4 敲除和 HTR4 过表达）中，p-p65 蛋白总水平和细胞核 p-p65 的相对效力均有所增加[图 8-12(a)、(b)和(d)]。

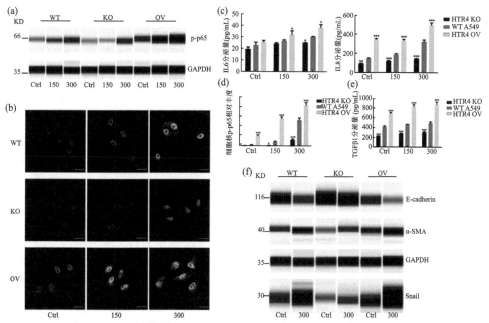

图 8-12 三种 A549 细胞（野生型、HTR4 敲除和 HTR4 过表达）在甲醛暴露后的不同响应

（a）代表性的 p-p65 蛋白的 western blotting 分析，三种 A549 细胞分别暴露于 0（Ctrl），150μmol/L 和 300μmol/L 甲醛 24 小时；（b）在三种 A549 细胞中的代表性的 p-p65 免疫荧光分析，黄色比例尺代表 20 μm；（c）分别经过 0（Ctrl），150μmol/L 和 300 μmol/L 甲醛处理后的 A549 细胞释放促炎症因子（IL6 和 IL8）的情况；（d）免疫荧光分析中的细胞核 p-p65 的相对效力（relative potency，ReP），该相对效力是相对于空白对照的野生型 A549 细胞，该数据来源于对 p-p65 的免疫荧光分析中的荧光光密度的定量分析；（e）分别经过 0，150 和 300 μmol/L 甲醛处理后的 A549 细胞释放 TGFβ1 的情况；（f）分别经过 0（Ctrl）和 300 μmol/L 甲醛处理后的 A549 细胞内，三种上皮-间充质转化生物标志物（E-cadherin，α-SMA 和 Snail）蛋白的代表性 western blotting 分析。对于所有图片，甲醛暴露时间是 24 小时，Bar 图表示平均值±标准误（n=4），*p<0.05，**p <0.01，***p <0.001 是与野生型细胞比较，采用双因素方差分析和 Bonferroni 后检验

这表明甲醛暴露诱导 A549 细胞内 p-p65 蛋白总表达量的增加和促进 p-p65 的入核，即促使 NF-κB 的激活。此外，在相同处理下的三种 A549 细胞中，p-p65 蛋白总水平和细胞核 p-p65 的相对效力大小均按照 HTR4 过表达>野生型 A549 细胞>HTR4 敲除细胞[图 8-12（a），（b）和（d）]。甲醛暴露后的野生型 A549 细胞和 HTR4 过表达细胞的培养上清液中 IL6 和 IL8 的浓度比对应的空白对照的浓度高[图 8-12（c）]。相比之下，在 HTR4 敲除的 A549 细胞的培养上清液中，甲醛暴露对这两种炎症因子的产量无显著影响。在同样的甲醛暴露剂量下，HTR4 过表达的 A549 细胞分泌的 IL6 和 IL8 的浓度均显著比野生型和 HTR4 敲除的 A549 细胞分泌的高[图 8-12（c）]。在同样的处理下，三种 A549 细胞释放 TGFβ1 的浓度高低均为 HTR4 过表达>野生型>HTR4 敲除细胞[图 8-12（e）]。Western blotting 分析表明，甲醛暴露诱导野生型 A549 细胞和 HTR4 过表达 A549 细胞中 Snail 和 α-SMA 的上调表达，以及 E-cadherin 的下调表达[图 8-12（f）]。在同样的甲醛暴露下，在三种 A549 细胞中 Snail 和 α-SMA 蛋白表达水平顺序为：HTR4 过表达>野生型>HTR4 敲除 A549 细胞。相比之下，E-cadherin，一种上皮细胞表型的生物标志物，其蛋白表达量顺序为：HTR4 过表达<野生型<HTR4 敲除 A549 细胞[图 8-12（f）]。

图 8-13（a）展示了不同处理细胞的 HTR4 的 CpG 位点的甲基化情况。在这 47 个 CpG 位点中，甲醛暴露（150 μmol/L 或者 300 μmol/L）或者 5-aza-2′-deoxycytidine（5-aza, 5 μmol/L）处理野生型 A549 细胞，均可以诱导 8 个 CpG 位点的去甲基化[图 8-13（a），（b）和（c）]，在此，5-aza 是一种已知的诱导基因组 DNA 去甲基化的化学品，5-aza 处理被当做阳性对照。甲醛和 5-aza 处理诱导野生型 A549 细胞中 HTR4-a 转录本的上调表达，同时，甲醛（300 μmol/L）处理后的野生型 A549 细胞中的 HTR4-a 的表达量与 5-aza（5 μmol/L）处理后的相近[图 8-13（d）和（e）]。以上结果说明，甲醛暴露可以诱导 HTR4 基因组的启动子区域的 CpG 岛的去甲基化，进而增加 HTR4-a 转录本的表达。此外，在甲醛暴露下，野生型 A549 细胞中的 4 种 miRNA（miR-16-1, miR-103a, let-7a 和 miR-197）的表达表现出剂量-效应关系，随着甲醛暴露剂量的增加，这 4 种 miRNA 的表达逐渐降低[图 8-13（f）]。因此，甲醛暴露可以诱导 A549 细胞中这 4 种 miRNA 的下调表达。然后，分别使用这四种 miRNA 的模拟物或抑制剂转染野生型 A549 细胞，转染了 miR-197 的抑制剂的野生型 A549 细胞中，HTR4-a 表达上调，而在转染了 miR-197 的模拟物的野生型 A549 细胞中，HTR4-a 表达下调[图 8-13（g）]。相比之下，使用 miR-103a, let-7a 和 miR-16-1 的抑制剂或者模拟物转染野生型 A549 细胞对 HTR4-a 的表达无显著影响。成熟的 miR-197 的序列与 HTR4-a 的编码区 CDS 序列完全匹配，提示 miR-197 可以介导 HTR4-a 的 mRNA 的降解和切割[图 8-13（i）]。甲醛暴露下，预转染 miR-197 的模拟物的野生型 A549 细胞中 HTR4-a 的表达上调，其表达量显著高于未暴露甲醛的预转染细胞[图 8-13（h）]。以上结果说

明，A549 细胞中 miR-197 可以调控 HTR4-a 的表达，且甲醛暴露可以抑制 A549 细胞中 miR-197 的丰度，进而诱导 HTR4-a 的表达上调。

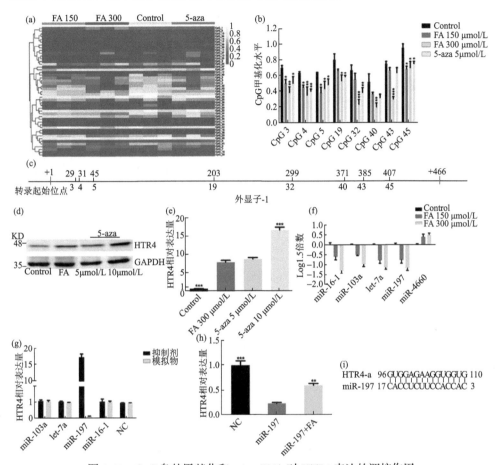

图 8-13　CpG 岛的甲基化和 microRNA 对 HTR4 表达的调控作用

（a）HTR4 基因组 CpG 岛的 47 个 CpG 位点的甲基化图谱，热图中使用红、黄、白三种颜色表示甲基化水平，1 表示完全甲基化，0 表示完全去甲基化（n=3 次独立实验）；（b）8 个 CpG 位点的甲基化水平的 Bar 图，Bar 图表示平均值±标准误（n=3），*p<0.05，**p<0.01，***p <0.001 与空白对照比较；（c）8 个 CpG 位点在 HTR4 基因组中的位置，TSS 表示转录起始位点；（d）甲醛（300 μmol/L）或者 5-aza-2'-deoxycytidine（5-aza，5 μmol/L 或者 10 μmol/L）处理野生型 A549 细胞后，HTR4 蛋白的代表性 western blotting 分析；（e）野生型 A549 细胞中 HTR4-a 转录本 mRNA 的表达情况，***p <0.001 与甲醛处理比较；（f）甲醛暴露后的野生型 A549 细胞中 5 种 microRNA 的表达倍数差异；（g）转染了 4 种 miRNA 的模拟物或抑制剂后，野生型 A549 细胞中 HTR4-a 转录本 mRNA 的表达，NC 表示非靶向 miRNA 的模拟物或抑制剂。HTR4-a 的相对表达是相对转染了 NC 的野生型 A549 细胞。GAPDH 是 qPCR 的管家基因；（h）预转染了 miR-197 的模拟物的野生型 A549 细胞，使用 300 μmol/L 甲醛处理后，HTR4-a mRNA 的表达情况，**p <0.01，***p <0.001 与只是预转染了 miR-197 的模拟物的野生型 A549 细胞比较，对于图（e），（f），（g）和（h），Bar 图表示平均值±标准误（n=4）；（i）成熟 miR-197-3p 的序列可以完全匹配 HTR4-a 的编码区（CDS）。

对于所有图，甲醛或者 5-aza 处理均为 24 小时

8.4.5　HTR4 的遗传变异与 COPD 患病率

文献报道 8 个与人类肺功能相关的单核酸多态性（single nucleotide polymorphism, SNP），这 8 个 SNP 的替代等位基因（alternative allele）与人类肺功能损伤相关。同时，本小节选取了一个已知可以增加 COPD 患病率的 SERPINA1 基因的遗传变异（rs4905179）作为后续分析的阳性对照。目前，全球范围内的 COPD 患病率为 11.7%，其中东亚人群（中国和日本）和美洲人群（美国和拉丁美洲）的 COPD 患病率高于其他地区。根据相关性分析，HTR4 的 8 个 SNP 的替代等位基因频率与全球范围内的 COPD 患病率相关（双尾 $p<0.05$）。同时，其相关性系数和阳性对照（rs4905179）的替代等位基因频率与患病率的相关性系数类似（图 8-14）。以上结果说明，本小节所检索的 HTR4 的 8 个 SNP 为 COPD 潜在的遗传风险因素。

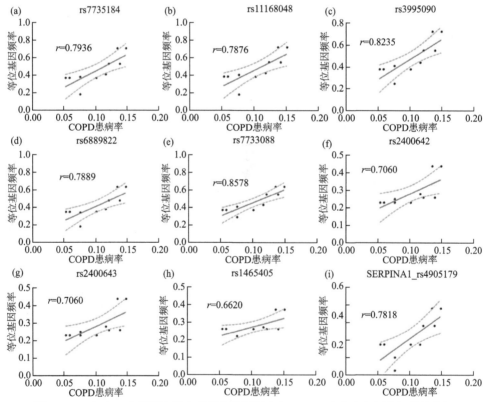

图 8-14　9 个 SNP 在不同人群中的等位基因频率与 COPD 患病率之间的相关性分析

（a~h）HTR4 的 8 个 SNP；（i）SERPINA1 上的 rs4905179。其中，不同人群的 COPD 患病率（东亚人群：中国，日本；欧洲人群：西班牙，英国，芬兰；非洲人群：南亚人群：印度；混血美国人群，拉丁美洲人群；全球人群）。灰色的虚线表示 95%置信限。每个相关性分析的 Pearson 相关性系数分别展示在对应的图中

8.4.6　小结

本节的系统毒理学研究表明 HTR4 是甲醛诱导肺损伤的分子机制的关键基因。通过识别特定的 HTR4 遗传变异与表观遗传变化，本节揭示了这些遗传变异是甲醛呼吸暴露导致人类肺损伤的潜在生物标志物，同时展望了这些标志物对于预测 COPD 患病风险的潜力。本节提出的整合的基因组分析策略，即综合运用 CRISPR 全基因组筛查和分子流行病学分析，来实现将毒理学机制与易感性基因相关联，进而为揭示环境污染物暴露的易感性机制提供解决方案。最后，本节为扩展人类功能基因组学在环境健康风险评估中的应用提供了案例。

8.5　功能基因组学研究展望

人类对化学品暴露的有害效应存在易感性差异，而不同个体间的遗传变异是导致这种易感性差异的重要原因。目前，以 GWAS 为代表的分子流行病学研究依赖关联性统计分析来获取遗传变异与疾病表型的关联，但难以为这种关联提供机制证据。同时，基于统计分析筛选出的备选基因往往数量较多，GWAS 研究无法提供优先性评估。而 CRISPR-Cas9 功能基因组学可以提供基于遗传变异视角的化学品的毒性机制，通过联合 CRISPR 筛选与分子流行病学分析，可以开展针对化学品有害效应的易感性机制研究，进而为有效识别易感人群提供机制证据，为开展环境化品的精准风险评估奠定基础（图 8-15）。

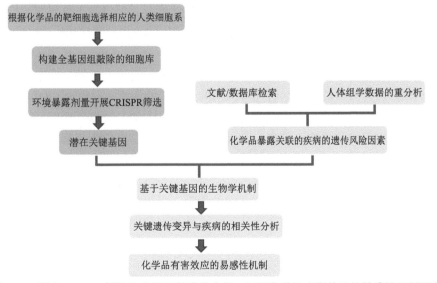

图 8-15　联合 CRISPR 筛选和分子流行病学分析，开展化学品有害效应的易感性机制研究

当前的 CRISPR-Cas9 功能基因组学依赖于 CRISPR-Cas9 基因编辑技术进行对基因的编辑或敲除。目前，针对于在化学品毒性机制研究的应用，CRISPR-Cas9技术主要的局限性表现在脱靶效应和物种的限制。脱靶效应可以通过生物信息学的计算，对 sgRNA 序列的设计进行优化，进而降低脱靶概率。同时，可以通过技术改进，例如，可以事先将细胞系稳定表达优化设计的 Cas9 蛋白，然后将只含有sgRNA 的质粒转染进细胞中，这样既增加了转染效率，也可以降低脱靶概率。另一方面，当前的 CRISPR 筛选主要应用于哺乳动物细胞，在其他物种中的应用较少。而这种限制不是来源于 CRISPR 技术本身，而是因为对其他物种的基因组的解析程度不足。目前，已有少量在非哺乳动物细胞中进行 CRISPR 功能基因组筛选的报道，如家蚕[11]。随着其他物种的基因组的不断解析，可以实现 CRISPR 功能基因组筛选在更多生态物种中的应用，进而为该技术在生态毒理学中的广泛应用奠定基础。

分子流行病学利用基因组学测序，通过关联性统计分析，建立遗传变异与个体疾病表型之间的关联。传统的分子流行病学方法主要是全基因组关联性研究（GWAS）。依赖于组学技术和高通量测序技术的进步，基于人群的环境化学品暴露的转录组学、代谢组学和表观遗传组学已经逐渐被应用于环境化学品的毒性机制研究。这些人群组学方法的最大优势在于检测人体样本，可以直接基于个体疾病表型进行分组和分析。虽然这些方法获取的分子信息具有一定程度的表型锚定，但由于疾病的复杂性，以上组学方法获取的分子扰动信息与疾病的关系不能准确确定，例如，获取的生物学通路扰动的信息，不能准确确定其是导致疾病的原因还是疾病本身所产生的症状效应，因此，这种类型的表型锚定具有不确定性。此外，由于往往不能及时获取化学品暴露后的人体样品，所以基于外暴露浓度的剂量-关系效应往往具有不确定性，此时，必须使用对应的内暴露剂量，这又提高了研究的成本与难度。

因此，对于化学品有害效应的易感性机制研究，需要有一种低成本且高效的替代测试方法为分子流行病学研究所识别的遗传风险因素（genetic risk factor）提供机制证据和优先性评估。这就要求这种替代测试方法具备以下功能：①可以获取全基因组水平的分子响应信息；②可以建立化学品有害效应与基因功能的直接关联；③可以提供基于遗传变异的分子事件视角；④可以实现高通量的化学品测试。而 CRISPR-Cas9 功能基因组学筛选就是一个可以同时满足以上要求的替代测试方法。由 CRISPR-Cas9 介导的对基因的编辑，可以实现对基因特定片段的特异性敲除，进而产生相应的基因功能缺失，这种基因功能缺失可以导致细胞的某些代谢和功能的变化，进而导致细胞对化学品有害效应的易感性变化。这个过程与由遗传变异介导的化学品有害效应的易感性变化类似。遗传变异与基因编辑所产生的效应均体现为基因功能的变化，而化学品有害效应的易感性最终是归因于基因功能的变化，因此 CRISPR-Cas9 功能基因组学可以提供基于遗传变异的分子事件视角。

　　未来可将 CRISPR-Cas9 功能基因组学与分子流行病学分析联合运用，来探究化学品有害效应易感性机制。Shortt 等[10]使用全基因组敲除的人类肝细胞系 HUH7 细胞开展了对乙酰氨基酚（acetaminophen，APAP）导致肝损伤机制的研究。通过将 CRISPR 筛选获取的基因信息与 GEO 数据库中人群的 APAP 暴露下的转录组数据和肝损伤个体的转录组数据进行比较分析，发现了一些相同的基因。此外，通过对比疾病数据库，也发现了一些 CRISPR 筛选与人群肝损伤相关基因的相同基因。这些相同的基因可以作为 APAP 导致肝损伤的易感性机制的潜在研究对象。但该研究对 GEO 数据的分析过于简单，只是简单地将差异表达基因与 CRISPR 筛选识别的基因进行维恩图分析，寻找其中的相同基因，并未对 GEO 数据进行深入的再分析。此外，针对与 APAP 暴露导致的肝损伤相关的遗传变异，该研究尚未对这些 SNP 在人群中的基因频率和药物导致的肝损伤的患病率或者其他相关表型数据进行关联性分析。因此，该研究后续仍需要进行更多深入的分子机制的验证和相关分子流行病学数据的深入分析，以在更深层次揭示对 APAP 导致的肝损伤的易感性机制。

　　总之，不同的功能基因组学具有相应的优势和局限性，可以根据具体的研究目的和化学品特性来选择合适的测试方法开展环境化学品的毒性机制研究。同时，在化学品有害效应的易感性机制研究方面，则需要联合其他的组学方法以及分子流行病学分析来开展相关研究。

参 考 文 献

[1] Sander J D, Joung J K. CRISPR-Cas systems for editing, regulating and targeting genomes. Nature Biotechnology, 2014, 32(4): 347-355.

[2] Wang T, Wei J J, Sabatini D M, et al. Genetic screens in human cells using the CRISPR-Cas9 system. Science, 2014, 343(6166): 80-84.

[3] Shalem O, Sanjana N E, Hartenian E, et al. Genome-scale CRISPR-Cas9 knockout screening in human cells. Science, 2014, 343(6166): 84-87.

[4] Sanjana N E, Shalem O, Zhang F. Improved vectors and genome-wide libraries for CRISPR screening. Nature Methods, 2014, 11(8): 783-784.

[5] Koike-Yusa H, Li Y, Tan E P, et al. Genome-wide recessive genetic screening in mammalian cells with a lentiviral CRISPR-guide RNA library. Nature Biotechnology, 2014, 32(3): 267-273.

[6] Sobh A, Loguinov A, Stornetta A, et al. Genome-wide CRISPR screening identifies the tumor suppressor candidate OVCA2 as a determinant of tolerance to acetaldehyde. Toxicological Sciences, 2019, 169(1): 235-245.

[7] Sobh A, Loguinov A, Yazici G N, et al. Functional profiling identifies determinants of arsenic trioxide cellular toxicity. Toxicological Sciences, 2019, 169(1): 108-121.

[8] Panganiban R A, Park H-R, Sun M, et al. Genome-wide CRISPR screen identifies suppressors of endoplasmic

reticulum stress-induced apoptosis. Proceedings of the National Academy of Sciences of the United States of America, 2019, 116(27): 13384-13393.

[9] Reczek C R, Birsoy K, Kong H, et al. A CRISPR screen identifies a pathway required for paraquat-induced cell death. Nature Chemical Biology, 2017, 13(12): 1274-1279.

[10] Shortt K, Heruth D P, Zhang N, et al. Identification of novel regulatory genes in APAP induced hepatocyte toxicity by a genome-wide CRISPR-Cas9 screen. Scientific Reports, 2019, 9.

[11] Liu Y, Chang J, Yang C, et al. Genome-wide CRISPR-Cas9 screening in *Bombyx mori* reveals the toxicological mechanisms of environmental pollutants, fluoride and cadmium. Journal of Hazardous Materials, 2021, 410.

第 9 章　有害结局路径在化学物质毒性预测中的发展及应用

近年来，基于有害结局路径（adverse outcome pathway，AOP）的化学物质风险评估的新方法逐渐发展成熟。它利用生物信息和计算模型预测与评估化学物质对人体和生态环境生物的潜在毒性，可用于化学物质的风险评估与监管，如优先级评估与危害性预测等，最终为管理决策提供强有力的科学依据。本章对 AOP 框架进行了概述，介绍了 AOP 在化学物质预测毒理学中的地位，主要介绍了基于定性 AOP（qualitative AOP）和定量（quantitative AOP，qAOP）的化学物质毒性评估方法及研究案例。

9.1　有害结局路径（AOP）框架概述

有害结局路径（AOP）代表了化学物质干扰下生物体不同水平（如细胞、组织、器官等）之间的相互关联。化学物质进入生物体内，首先和特定靶向分子发生相互作用，即激活分子启动事件（molecular initiating event，MIE），通过关键事件（key event，KE）等诱导生理变化，最终导致与风险评估相关的有害结局（adverse outcome，AO）。AOP 从系统生物学的角度概括了化学物质诱导的分子响应，以及在细胞、组织和器官等水平上的毒性效应，由此推导其在个体、种群上的有害结局。2012 年，经济合作与发展组织（Organization for Economic Cooperation and Development，OECD）在已有数据和准则的基础上开始发展 AOP，用于指导化学品及其他潜在毒害物质的毒性测试。

2014 年，AOP 数据库（AOP Knowledge Base，AOP KB，https://aopkb.oecd.org/index.html）发布，该数据库由 OECD、US EPA、欧洲委员会联合研究中心（European Commission's Joint Research Centre，JRC）、美国陆军研究工程师研究和发展中心（Engineer Research and Development Center，ERDC）共同研发。AOP-KB 包括不同的模块，是一个不断发展和改进的网络平台工具，旨在将关于化学品如何引起有害结局的所有知识集合在一起，为 AOP 的开发和传播提供服务，图 9-1 为 AOP 的开发的全过程示意图。AOP-KB 的主要构成包括 AOP 门户（AOP potrol，https://aopkb.oecd.org/search.ashx）、AOP 维基百科（AOP wiki，https://aopwiki.org/）和图形界面 Effectopedia（https://www.effectopedia.org/）等。另外，AOP Xpolorer、

AOP-DB、Intermediate Effects DB 等第三方模块正在开发。截止到 2020 年 12 月，共有 367 个 AOP 被提交到 AOP wiki（其中有 36 个处于 OECD 审查、批准或认可的状态）。

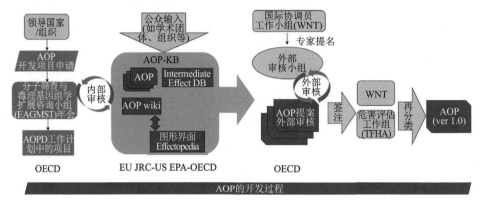

图 9-1　有害结局路径开发的全过程示意图

http://www.oecd.org/chemicalsafety/testing/adverse-outcome-pathways-molecular-screening-and-toxicogenomics.htm

9.2　AOP 在化学物质预测毒理学中的地位

AOP 在预测毒理学中具有重要的地位，它不仅提供了一个清晰、系统的框架来描述化学物质导致生物体毒性的过程，还为化学物质的毒性预测提供了一种基于机制驱动的新方法。在以往毒性实验数据的基础上，体外测试的高通量筛选技术（high-throughput screening，HTS）与组学技术可为 AOP 提供大量的生物学数据和分子机制信息，研究人员可联合计算模型等手段探究化学物质对生物学基本过程影响的"毒性通路"，建立化学物质暴露与生物体有害结局之间的定性和定量关系预测模型，从而实现对化学物质导致生物有害结局的准确预测。以美国环境保护局（US Environmental Protection Agency，US EPA）的 ToxCast 项目为例，该项目使用近 1000 种体外生物测试方法测试了上万种化学物质，涵盖了 >700 种的生物学终点，为基于 AOP 的高通量化学物质毒性预测提供了重要的机制信息。

目前，使用现有化学物质体外生物测试数据实现批量毒性预测的方法主要分为数据驱动（data-driven）与机制驱动（mechanism-driven）。数据驱动方法以定量构效关系（quantitative structure-activity relationship，QSAR）、交互比对（read-across）等为代表。QSAR 与交互比对都认为结构相似的化学物质具有相似的生物效应，因此可基于已有的化学物质结构-效应关系预测结构明确但未经生物测试化学物质的生物活性。Braga 等[1]基于 600 余种化学物质已有的结构及皮肤致敏数据，开发通过 QSAR 的方法，预测化学物质诱导皮肤致敏的情况。Tan 等[2]对 4000 余种化学物质结构及与雌（雄）激素受体作用效应分析，通过分子对接预测新化学物质的雌（雄）激素受体效应及诱导内分泌毒性效应。Russo 等[3]基于 PubChem(https://pubchem.ncbi.nlm.nih.gov/)内 7 385 个化学物质的分子结构，体外生物测试信息及大鼠经口急性毒性数据，采用交互比对的方法建立了化学物质的大鼠经口急性毒性的预测方法。数据驱动为未经测试的化学物质毒性预测提供了解决方案，但无法回答致毒机制的问题。而且现有的基于数据驱动的化学物质毒性预测的毒性类型单一，无法对多种毒性类型同时进行预测。

机制驱动的有害结局路径可为化学物质毒性预测提供从分子到个体的多个生物水平的机制证据，通过关键事件（KE）将分子启动事件（MIE）与个体水平的有害结局（AO）联系起来。AOP 数据库整合了现有的所有 AOP 知识，包括 251 条 AOP，185 个 MIE，745 个 KE，147 个 AO（截至 2019 年 8 月 2 日）。根据 AO 毒性终点及作用的靶器官，依据"系统器官分类"（system organ class，SOC）标准，将 147 个 AO 分为 11 种毒性类型，分别是致癌/遗传毒性、生殖毒性、消化系统毒性、内分泌毒性、神经毒性、呼吸毒性、血液循环系统毒性、泌尿毒性、免疫毒性、急性致死及发育毒性（表 9-1），共覆盖 9 种（90%，除"严重眼损伤/刺激"）"全球化学品统一分类和标签制度"（Globally Harmonized System of Classification and Labeling of Chemicals，GHS，https://www.ghs.org）的健康危害。AOP-KB 丰富的毒性类型为基于 AOP 对化学物质的多种毒性预测提供了可能。

表 9-1 AOP 数据库内 147 个 AO

AO ID	AO	毒性类型
78	繁殖力和产卵能力下降	生殖
185	突变加剧	致癌
253	繁殖失败	生殖
313	过敏性呼吸及过敏反应加重	呼吸
319	耳蜗功能丧失	
321	紫绀发生	血液
323	疾病易感性增强	免疫
328	繁殖力降低	生殖
330	生育率下降	生殖
334	促进肝细胞癌变	消化；致癌

AO ID	AO	毒性类型
336	后代遗传突变性增强	发育；致癌
337	生殖能力受损	生殖
339	幼体发育异常	发育
341	学习和记忆能力受损	神经
344	肝纤维化	消化
345	脂肪肝	消化
348	雄性生殖道畸形	生殖
350	死亡率增高（个体）	急性
351	死亡率增高（群体）	急性
352	神经变性	神经
356	氧化损伤增加	
357	胆汁淤积，导致病变	消化
360	种群变动轨迹衰退	急性
361	种群数量下降	
363	繁殖行为异常	生殖
364	生殖器官发育不良	生殖；发育
369	尿卟啉症	泌尿
378	肝细胞发生癌变	消化；致癌
402	认知功能减弱	神经
405	卵巢周期不规律	生殖
406	生育能力受损	生殖
417	男女比例失调	生殖
442	种群轨迹衰退	急性
455	肝脏中脂肪积聚	消化
459	肝脂肪增多	消化
505	成体精子数量/质量下降，导致生育能力降低	生殖
520	成体精子数量或质量下降，导致生育能力降低	生殖

AO ID	AO	毒性类型
527	繁殖力降低	生殖
543	成体生殖能力下降，导致精子数量下降，成体睾丸质量降低	生殖
563	群体进化失败或灭亡	急性
566	幼体发育受损	发育
568	蜂巢温度调节功能受损	
572	工蜂数量下降	
587	进食减少	
588	捕食增加	
591	个体截肢增多	发育
592	存活率下降	急性
613	癫痫发作	神经
623	捕食增多	
636	存活率降低	急性
646	降低胆固醇，降低精子数量和/或质量	生殖
675	繁殖成功率降低	生殖
713	肾小管细胞癌变率上升	泌尿；致癌
719	肝细胞癌变率上升	消化；致癌
728	染色体非整倍体子代数量增多	致癌
736	细支气管肺泡癌变率上升	呼吸；致癌
741	滤泡细胞癌变率上升	内分泌；致癌
745	间质细胞癌变率上升	生殖；致癌
759	肾功能衰竭程度增强	泌尿
765	种群数量下降	急性
773	子宫内膜腺癌加剧	生殖；致癌
779	乳头状瘤癌变（鳞状细胞）加剧	致癌
797	尿路上皮腺瘤和癌变发生率上升	泌尿；致癌
814	引发肾毒性	泌尿

AO ID	AO	毒性类型
827	皮肤过敏	免疫；急性
840	引发肝纤维化	消化
856	引发肝细胞及胆管癌变	消化；致癌
864	体重下降	发育
872	鼻腔肿瘤接触部位增多	致癌
885	癌症加剧	致癌
896	帕金森病运动障碍	神经
947	早期生命阶段死亡率增加	急性
952	高血压	血液
972	排卵的卵母细胞数量减少导致生物个体生育能力下降	生殖
984	T 细胞依赖性抗体反应受损	免疫
986	感染易感性增强	免疫
1001	发育缺陷增强	发育
1026	滤泡细胞腺瘤及癌变增多，导致的细胞凋亡增多	内分泌
1044	促进中膜平滑肌瘤	致癌
1053	促进卵巢腺瘤的发生	生殖；致癌
1054	促进卵巢颗粒细胞瘤	生殖；致癌
1063	胰腺腺泡肿瘤增多	消化；致癌
1070	子宫内膜腺磷癌加重	生殖；致癌
1079	乳腺瘤或癌变率上升	致癌
1082	垂体腺瘤增多	内分泌；致癌
1090	间皮瘤增多	致癌
1101	两栖动物变态发育异常	发育
1136	种群变动轨迹招募受阻	
1141	繁殖成功率降低	生殖
1163	生殖成功率升高	生殖
1164	种群数量增加	

续表

AO ID	AO	毒性类型
1192	乳腺导管增生	内分泌
1193	乳腺癌	内分泌；致癌
1194	DNA 损伤加剧	致癌
1208	雄性后代增多	
1210	食物网结构发生变化	
1223	三叉神经/迷走神经激发导致气道高反应性和咳嗽，呼吸困难	呼吸
1226	呼吸道受到刺激，慢性咳嗽增多	呼吸
1250	肺功能衰退	呼吸
1254	导致婴儿白血病	血液
1262	细胞凋亡	
1263	细胞坏死	
1276	肺纤维化	呼吸
1277	繁殖失败	生殖
1291	肝毒性	消化
1343	高血压加剧	血液
1344	癫痫发作增多	神经
1345	忧虑加剧	神经
1346	抑郁加剧	神经
1348	癫痫加剧	神经
1362	海马超极化增多	神经
1363	癫痫加剧	神经
1367	胃溃疡形成受到抑制	消化
1385	触发胃溃疡的形成	消化
1395	肝癌	消化；致癌
1418	脂肪变性增加	内分泌
1428	镇痛	神经
1432	抗抑郁（相关酶）活化	神经
1434	鼻黏膜刺激引起喷嚏反射	呼吸
1443	动脉中的斑块发育	血液
1447	肥胖	内分
1458	肺纤维化	呼吸

续表

AO ID	AO	毒性类型
1467	生长减弱	发育
1480	生长抑制加强	发育
1489	脂肪性肝炎	消化
1506	引发睾丸毒性	生殖
1514	神经变性	神经
1521	生长减弱	发育
1535	心力衰竭	血液
1548	组织坏死	
1549	引发肝损伤	消化
1556	肺癌加剧	呼吸；致癌
1559	面部软骨结构尺寸缩小，形态异常	
1561	导致神经管缺陷	神经
1564	化学品诱发范科尼综合征	血液
1583	感觉性轴突周围神经发生病变	神经
1588	闭塞性细支气管炎	呼吸
1599	由于组织暴露在"光"下引发的炎症	免疫
1603	慢性肾病	泌尿
1616	引起隐睾等睾丸的畸形	生殖
1636	染色体畸变加剧	致癌
1651	恶性肿瘤	致癌
1667	导致前后轴发育受损	致癌
1670	肺癌	呼吸；致癌
1679	引发急性吸入毒性	急性；呼吸
1685	先天性心脏锥体动脉瘤异常	血液
1688	雄性肛门与其生殖道距离缩小	生殖

9.3　定性 AOP 与定量 AOP

定性 AOP（qualitative AOP）系统地构建了化学物质与受体、酶或其他生物分子间的相互作用（分子启动事件）到有害结局的关键事件关联的知识，从而使其能用于危害评估。尽管定性 AOP 适用于危害评估，但从固有的描述性 AOP 中并不能直接推断出化学品的潜在风险，难以提供准确的风险评估。因此，亟须扩展 AOP 框架以预测可能在个体和种群水平上导致有害结局的化学剂量或浓度。这种扩展需要对分子启动事件、关键事件和有害结局之间的关系进行详细的定量描述。

定量 AOP（quantitative AOP，qAOP）由一个或多个基于生物学的计算模型组成，模型描述了分子启动事件与有害结局之间的关键事件的关联，并提供定量的剂量-响应和时间-响应信息，能为毒害污染物的健康和生态风险管控提供有效的决策依据。

　　定性和定量 AOP 都可以通过识别、构建和整合现有的化学危害证据，用于风险表征（图 9-2）。风险表征需要剂量-响应评估与暴露评估相结合，定量 AOP 能将暴露与导致 AOP 中起始点（POD）所需的化学物质的量联系起来。当有足够的定量信息可描述剂量-响应和/或响应-响应分子启动事件之间的关系、关键事件和有害结局时，通过 qAOP 可以确定导致剂量-效应评估中产生有害结局所需的外部剂量。qAOP 作为一种预测计算模型，通过了解上游 KE 的扰动程度预测下游 AO 的发生情况。OECD 在开发基于综合测试与评估方法（integrated approaches to testing and assessment，IATA）中使用 AOP 的指南中指出，qAOP 可以帮助研究者以 KE 为目标，并为测试指南的开发或修改选择适当的测定方法来预测 AO。因此，qAOP 的发展对 AOP 应用于化学品风险管控至关重要。

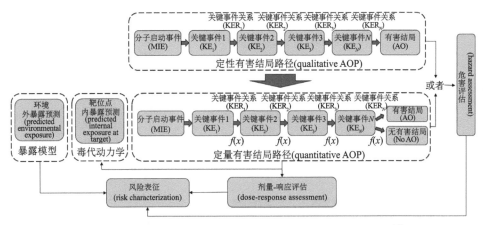

图 9-2　化学品危害与风险评估中的定性与定量有害结局路径[4]

定量的 AOP（qAOP）是由定性的 AOP 发展而来的，但对关键事件（KE）关系（KER）有定量的描述符（$f(x)$）。
AOP 与 qAOP 均可用于危害与风险评估，$f(x)$ 代表一个数值或者统计函数

9.3.1　基于定性 AOP 的化学物质毒性评估方法

　　基于定性 AOP 的化学物质毒性预测较为简单高效。如果化学物质诱导了某个 AOP 的 MIE 或 KE，则相应的 AO 极有可能被引发，可通过检测 MIE 来识别化学物质的 AOP 诱导情况。将 AOP-KB 内的 185 个 MIE 与 ToxCast 内 10000 余种体外测试的生物效应进行比对，建立“MIE-体外测试”表（表 9-2）。“MIE-体外测试”表中有 48 个 MIE 能成功比对到共 112 种体外测试方法，这 48 个 MIE 共可对应 58 种 AO，共覆盖 11 种毒性类型。

表 9-2   48 个 MIE 的 112 种体外测试方法

MIE ID	生物靶点	效应	ToxCast 体外生物测试
111;1064;1181	雌激素受体	激活/上调	ATG_ERa_TRANS_up TOX21_ERa_BLA_Agonist_ch1 TOX21_ERa_LUC_BG1_Agonist TOX21_ERa_BLA_Agonist_ratio TOX21_ERa_BLA_Agonist_ch2 OT_ER_ERaERa_0480 OT_ER_ERaERa_1440 OT_ER_ERaERb_0480 OT_ER_ERaERb_1440 OT_ER_ERbERb_0480 OT_ER_ERbERb_1440 OT_ERa_EREGFP_0120 OT_ERa_EREGFP_0480
112	雌激素受体	抑制/下调	ATG_ERa_TRANS_dn TOX21_ERa_BLA_Antagonist_ch1 TOX21_ERa_BLA_Antagonist_ch2 TOX21_ERa_BLA_Antagonist_ratio TOX21_ERa_BLA_Antagonist_viability OT_ER_ERaERa_0480 OT_ER_ERaERa_1440 OT_ER_ERaERb_0480 OT_ER_ERaERb_1440 OT_ER_ERbERb_0480 OT_ER_ERbERb_1440 OT_ERa_EREGFP_0120 OT_ERa_EREGFP_0480
25;715;785	雄激素受体	激活/上调	ATG_AR_TRANS_up NVS_NR_cAR NVS_NR_hAR NVS_NR_rAR OT_AR_ARELUC_AG_1440 OT_AR_ARSRC1_0480 OT_AR_ARSRC1_0960 TOX21_AR_BLA_Agonist_ch1 TOX21_AR_BLA_Agonist_ch2 TOX21_AR_BLA_Agonist_ratio
26;27;742	雄激素受体	抑制/下调	ATG_AR_TRANS_dn NVS_NR_cAR NVS_NR_hAR NVS_NR_rAR OT_AR_ARELUC_AG_1440 OT_AR_ARSRC1_0480 OT_AR_ARSRC1_0960 TOX21_AR_BLA_Antagonist_ch1 TOX21_AR_BLA_Antagonist_ch2 TOX21_AR_BLA_Antagonist_ratio TOX21_AR_BLA_Antagonist_viability

续表

MIE ID	生物靶点	效应	ToxCast 体外生物测试
233;1270	过氧化物酶体增殖物激活受体 g	抑制/下调	TOX21_PPARg_BLA_Antagonist_ch1 TOX21_PPARg_BLA_Antagonist_ch2 TOX21_PPARg_BLA_antagonist_ratio TOX21_PPARg_BLA_antagonist_viability ATG_PPARg_TRANS_dn NVS_NR_hPPARg OT_PPARg_PPARgSRC1_0480 OT_PPARg_PPARgSRC1_1440
1028	过氧化物酶体增殖物激活受体 g	激活/上调	ATG_PPARg_TRANS_up NVS_NR_hPPARg OT_PPARg_PPARgSRC1_0480 OT_PPARg_PPARgSRC1_1440 TOX21_PPARg_BLA_Agonist_ch1 TOX21_PPARg_BLA_Agonist_ch2 TOX21_PPARg_BLA_Agonist_ratio
232	过氧化物酶体增殖物激活受体 β	抑制/下调	ATG_PPARd_TRANS_dn TOX21_PPARd_BLA_Antagonist_ch1 TOX21_PPARd_BLA_Antagonist_ch2 TOX21_PPARd_BLA_antagonist_ratio TOX21_PPARd_BLA_antagonist_viability
667;762	γ-氨基丁酸	激活/上调	NVS_LGIC_bGABAR_Agonist NVS_LGIC_bGABARa1 NVS_LGIC_bGABARa5 NVS_LGIC_rGABAR_NonSelective NVS_LGIC_rGABARa6
12	乙酰胆碱酯酶	抑制/下调	NVS_ENZ_hAChE NVS_ENZ_hAChE_Activator NVS_ENZ_rAChE NVS_ENZ_rAChE_Activator
1391;1508	细胞色素同工酶	激活/上调	NVS_ADME_hCYP2E1 NVS_ADME_hCYP2E1_Activator NVS_ADME_rCYP2E1 NVS_ADME_rCYP2E1_Activator
97;373;1194;1634	DNA 损伤	激活/上调	APR_Hepat_DNADamage_1hr_up APR_Hepat_DNADamage_24hr_up APR_Hepat_DNADamage_48hr_up
122;494;1396	糖皮质激素受体	激活/上调	TOX21_GR_BLA_Agonist_ch1 TOX21_GR_BLA_Agonist_ch2 TOX21_GR_BLA_Agonist_ratio
167;1157	肝 X 受体	激活/上调	ATG_LXRa_TRANS_up ATG_LXRb_TRANS_up ATG_DR4_LXR_CIS_up
18;165	芳香烃受体	激活/上调	TOX21_AHR_LUC_Agonist ATG_Ahr_CIS_up

续表

MIE ID	生物靶点	效应	ToxCast 体外生物测试
36;408	细胞色素酶	抑制/下调	NVS_ADME_hCYP19A1 TOX21_Aromatase_Inhibition
227	过氧化物酶体增殖物激活受体 α	激活/上调	ATG_PPARa_TRANS_up NVS_NR_hPPARa
231;468;998	过氧化物酶体增殖物激活受体 α	抑制/下调	ATG_PPARa_TRANS_dn NVS_NR_hPPARa
245	孕烷 X 受体	激活/上调	ATG_PXR_TRANS_up NVS_NR_Hpxr
239	孕烷 X 受体	抑制/下调	ATG_PXR_TRANS_dn NVS_NR_hPXR
619	羟色胺转运体	抑制/下调	NVS_TR_hSERT NVS_TR_rSERT
770;780;783;786	细胞毒性	激活/上调	ATG_XTT_Cytotoxicity_up BSK_SAg_PBMCCytotoxicity_up
941	表皮生长因子受体	激活/上调	NVS_ENZ_hEGFR NVS_ENZ_hEGFR_Activator
305	血管内皮细胞生长因子受体	抑制/下调	NVS_ENZ_hVEGFR1
478	核因子类红细胞	激活/上调	ATG_NRF2_ARE_CIS_up
1417	核因子类红细胞	抑制/下调	ATG_NRF2_ARE_CIS_dn
658	雌二醇	抑制/下调	CEETOX_H295R_ESTRADIOL_dn

　　将"MIE-体外测试"与 ToxCast 内化学物质体外测试进行比对，若化学物质与 MIE 的体外测试结果均为阳性，则认为该化学物质可引发该 MIE，并诱导相关 KE 或 AO。若化学物质与 MIE 的体外测试结果都为阴性，则认为该化学物质不可引发该 MIE，且无法诱导相应 KE 或 AO。

　　以全氟辛酸（perfluorooctanoic acid，PFOA）CAS RN：335-67-1 为例，PFOA 作为一种常见的工业用品，药物及个人护理品添加剂，存在广泛的人体暴露风险。根据 ToxCast 数据库及"MIE-体外测试"表，发现 PFOA 具有"ATG_PPARa_TRANS_up""ATG_PPARg_TRANS_up""ATG_ERa_TRANS_up"等 179 个体外生物测试阳性结果，其中 22 个体外测试比对到 37 个 MIE。表明 PFOA 可引发激活过氧化物酶体增殖物激活受体 α/g（peroxisome proliferators-activated receptors α/g，PPARα/g）及雌激素受体（Estrogen receptor α，ERα）等 MIE 及其相应的 AO（图 9-3），包括"肝细胞癌变作用增强"（KE ID：1171），"血管肉瘤增多"（KE ID：1037），"肥胖"（KE ID：1447），"乳腺癌"（KE ID：1193）等 40 个 KE 或 AO。

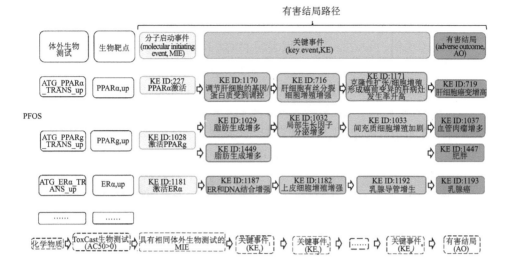

图 9-3 建立"化学物质-体外生物测试-MIE-AO"关联：以全氟辛烷磺酸（PFOS）为例
AOP 表示有害结局路径，MIE 表示分子启动事件，KE 表示关键事件，AO 表示有害结局，AC_{50} 表示 50%最大生物活性浓度

该方法可采用两种方式评价毒性预测结果的准确性。①基于 Jaccard 相似系数原理（Jaccard similarity，Js），通过计算"毒性 PubChem"与"毒性 AOP"二者相似度[式(9-1)]，综合"真阳性"与"真阴性"结果评价整体毒性预测率。Js 数值在 0%~100%，数值越高，基于 AOP 的化学物质整体毒性预测结果越准确。②部分化学物质现有的毒性及体外生物测试数据不全以及 AOP-KB 中部分 AOP 发展不完善，会造成毒性预测的"真阴性"结果。为更准确评价 AOP 对化学物质真实可引发的毒性的预测效果，有必要对"真阳性"结果进行单独分析。可使用"真阳性率"（true positive rate，TPR）[式(9-2)]评价 AOP 对化学物质真实毒性的预测效果，TPR 数值范围为 0%~100%，数值越高表明 AOP 对化学物质已明确的可真实引发的毒性预测越准确。

$$Js = \frac{\left| 毒性_{AOP} \cap 毒性_{PubChem} \right|}{\left| 毒性_{AOP} \cup 毒性_{PubChem} \right|} \times 100\% \qquad (9\text{-}1)$$

$$TPR = \frac{\left| 阳性毒性_{AOP} \cap 阳性毒性_{PubChem} \right|}{\left| 阳性毒性_{PubChem} \right|} \times 100\% \qquad (9\text{-}2)$$

式中，毒性 $_{PubChem}$ 表示 PubChem 数据库内化学物质的毒性结果；毒性 $_{AOP}$ 表示基于有害结局路径 AOP 预测的化学物质毒性结果；阳性毒性 $_{AOP}$ 表示基于 AOP 预测结果为阳性的毒性类型；阳性毒性 PubChem 表示在 PubChem 数据库内报道的化学物质为阳性的毒性类型；Js 表示 Jaccard 相似系数；TPR 表示真阳性预测率。

以 PFOA 为例，PubChem 的数据表明 PFOA 可诱导致癌及遗传毒性、肝毒性、神经毒性、生殖毒性、发育毒性、免疫毒性、血液循环系统毒性、呼吸毒性及肾脏毒性等多种毒性。基于 AOP 框架预测 PFOA 可潜在引发包括"肝细胞癌变"（KE ID：1171）等 40 个 AO（图 9-4），共包含 11 种毒性类型。因此，基于 AOP 方法预测了 PFOA 可潜在引发 11 种毒性类型，共覆盖了 90% 的 GHS 健康危害（除"严重眼损伤/刺激"），Js 值及 TPR 值均为 100%。

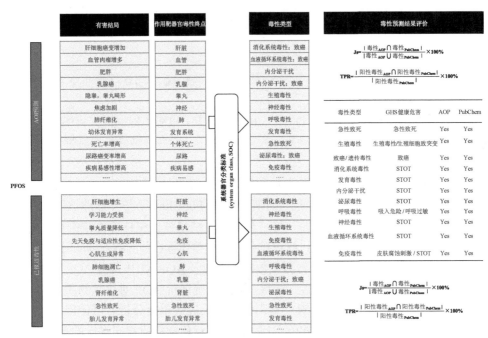

图 9-4　基于 AOP 框架的毒性预测结果评价：以全氟辛烷磺酸（PFOS）为例

STOT 为特异性靶器官毒性，包括一次接触/重复接触

9.3.2　基于定量 AOP 的化学物质毒性评估方法

基于定量 AOP 可构建计算模型，通过测定化学物质对生物体上游 MIE 或 KE 的扰动程度，预测下游 AO 的发生情况。Perkins 等[5]认为 qAOP 可用于解决化学物质风险评估中的两类问题：①理解和评估新的、未经测试的化学物质对特定物种的风险；②了解和评估某一特定（组）化学物质对未经检验的新物种的风险[6]。

1. 定量 AOP 构建的基本框架与步骤

目前国际上尚无构建 qAOP 的标准化流程和方法，但欧洲食品安全局（European Food Safety Authority）用于化学品生态风险评估的机制效应模型的评估框架（Transparent and Comprehensive Ecological Modeling Documentation，TRACE）为 qAOP 建模提供示范和指导，主要包括模型验证、敏感性分析、验证和不确定性分析等主要步骤。在 TRACE 框架的基础上，Perkins 等[5]提出了 qAOP 建模的基本步骤，包括：①定义问题；②使用建模方法组装概念模型，并将其转换为计算代码；③数据装配和模型参数化；④模型测试，包括敏感性和不确定性分析；⑤最后利用该模型支持管理决策。

构建 qAOP 模型首先明确其将要解决的问题。qAOP 模型所需的结构、细节程度和可信度在很大程度上取决于需要解决的具体问题以及与决策相关的内容，比如将采取何种监管行动或作出何种决定，或保护哪些目标。因此，开发 qAOP 模型的第一步是确定研究需要解决的目标问题是什么，预估所需的生物学精确度水平，并评估是否有足够多的信息来进行建模。

完整的 qAOP 模型从数学上描述了关键事件之间的联系（KER），将 MIE 激活的剂量-响应与 KER 的响应-响应动力学以及有害结局的表现联系起来。qAOP 模型的原始结构（MIE、KE 与 KER 等）可以基于科学证据从头构建，也可以从 AOP 数据库中的定性 AOP 中获得，可提供较为完整的生物学和毒理学信息，而不需要额外收集新的数据。本综述中讨论的 qAOP 构建案例是基于 AOP 数据库开发得到。

在 qAOP 模型的开发中，最重要的是保证合适数据的可用性，需要 MIE、KE 和 AO 的定量数据对 KER 进行建模和参数化。AOP 数据库、US EPA 开发的综合计算毒理学在线资源库（Aggregated Computational Toxicology Resource，ACToR）等可提供 qAOP 建模所需要的基本信息。值得注意的是，开发描述多个 KER 的高精度模型需要详细的浓度/剂量-响应和响应-响应间关系的数据，理想情况下至少需要 5 组以建立剂量/响应-效应关系。若构建的目标模型的重点是与时间变化相关的事件，则用于时间序列分析的统计/建模方法至少需要 10 个时间点。若开发非模式物种或濒危物种的 qAOP 模型，则需要从模式物种与相关物种的理论关系推断、量化特定目标的物种的 qAOP 模型。

模型测试也是模型构建的重要步骤，包括模型的敏感性和不确定性分析。Perkins 等[5]指出敏感性分析需要测试定量模型是否充分描述了 MIE、KE 和 AO 之间的关系，可使用建模以外的其他化学物质或独立数据进行验证。不确定性分析需要通过与实验数据进行比较，计算偏差，识别数据的差异，将参数和结构的不确定性纳入预测中，判断置信度是否足够。

2. 定量 AOP 模型的构建方法

定量 AOP 模型可以为危害和风险评估提供从描述性知识到预测有害结局的桥梁，从描述性 AOP 到 qAOP 的变化标志着响应-响应关系的生物学或动力学在统计上的描述，或者在 KER 中通过一个数学方程进行统计描述。AOP 模型可以使用不同层级的 KER 参数规范，从等级权重到具有函数关系（包括概率关系），再到具体相邻的关键事件如何交互作用的整个模型。根据已有数据的可用性以及对 KER 机制的了解程度，可以选择使用不同的方法构建 qAOP 模型，目前常用的数学统计模型包括以下几种：

(1)贝叶斯网络模型（Bayesian network models）：构建的响应-响应关系可以从简单的二进制关系（激活与不激活）到多种级别（效力等级）。该模型可用于包含多个相互作用 AOP 的大型网络模型的开发，根据网络中其他 KE 的状态来预测下游公共 KE 或 AO 发生的可能性。

(2)回归模型（regression models）：是一类用于评估可测量的变量之间关系的统计模型，在 AOP 上下游中，用于预测的变量可以是特定 KE 的测量值，可用来预测下游 KE 或 AO。构建回归模型的数据要求来自响应-响应关系范围内从同一实验中收集的至少两个不同 KE 的测量值。

(3)常微分方程模型（ordinary differential equation models，ODEs）：当需要构建的 qAOP 的关键事件之间的关系涉及时间维度，则可以选择使用常微分方程模型方法进行构建。该 qAOP 模型可以应用于生物组织的任何水平，从生物分子相互作用，如类固醇生成和信号转导，到细胞动力学（如 T 细胞增殖），再到种群动力学（如生态建模）。

(4)基于个体的模型（individual or agent based models，IBMs）：基于个体的模型可以追踪个体随时间变化的行为，通过汇集描述种群的关键统计指标，如生存、繁殖和运动等，对象可以是分子、组织中的细胞和群体中的个体[7]。

(5)动态能量平衡模型（dynamic energy budget models，DEB）：动态能量平衡模型（DEB）将生物体视为一个将能量和质量吸收到体内的系统，并描述了这些能量和质量是如何用于维持或执行各种生理功能。DEB 模型是基于常微分方程（ODE）描述随时间变化的生长、繁殖、维持等生理功能，以及环境压力的潜在影响，它适用于不同生活史的物种。qAOP 和 DEB 模型之间的交互比对将提高 qAOP 模型的预测能力，并将 KE 置于一个框架中，该框架将通过将其嵌入到 IBM 中来进行种群水平效应的外推。

(6)种群模型（population models）：种群水平上的危害是化学物质监管和决策的最终目标。qAOP 模型需要纳入合适的种群模型，通过对个体生存和繁殖的影响来评估个体表现对种群动态和结构的影响。种群模型有多种类型，如非结构化的有序-微分方程模型如逻辑斯蒂（logistic）种群增长模型、结构化种群模型如矩阵投影模型和基于个体的模型。

9.4　案例 1：基于定性 AOP 的毒性评估

9.4.1　典型环境化学物质的选取

本研究基于 AOP 框架，首先使用 ToxCast 体外生物测试数据建立了化学物质毒性预测方法，评估了具有体外生物测试数据的 MIE/AOP 情况；其次选取 101 种典型环境化学物质，分析了其体外生物测试结果并开展毒性预测，通过与 PubChem（https://pubchem.ncbi.nlm.nih.gov/）已报道的化学物质毒性结果相比较，评价该毒性预测结果的准确性。

首先，研究选取《中国现有化学物质名录（2013 年版）》与 AOP-KB（484 个化学物质，截至 2019 年 8 月 2 日）均有收录，且在"MIE-体外测试"表中具有阳性测试结果的化学物质，用于后续基于 AOP 的批量毒性预测。共选取了 101 种化学物质（表 9-3），其中包括 32 种工业用品，40 种农药，29 种 PPCP。

其次，联合体外生物测试，建立了基于 AOP 的高通量化学物质毒性预测方法及其评价结果，可在"应用 AOP"（application AOP，aAOP）网站(http://112.124.17.107:8000/#/)上查阅。

表 9-3　101 种化学物质清单

序号	化学物质		CAS 号	使用分类
1#	(2-ethylhexyl) hydrogen phthalate	邻苯二甲酸(2-乙基己基)酯	4376-20-9	药品及个人护理品
2#	17β-estradiol	17β-雌二醇	50-28-2	药品及个人护理品
3#	2-mercaptobenzothiazole	2-巯基苯并	149-30-4	工业用品
4#	Acetyl salicylic acid	乙酰水杨酸	50-78-2	药品及个人护理品
*5#	bis(2-ethylhexyl) phthalate	邻苯二甲酸二(2-乙基己基)酯	117-81-7	药品及个人护理品
6#	butyl 4-hydroxybenzoate	4-羟基苯甲酸丁酯	94-26-8	药品及个人护理品
*7#	dibutyl phthalate	邻苯二甲酸二丁酯	84-74-2	药品及个人护理品
8#	dimethyl nitrosamine	二甲基亚硝胺	62-75-9	工业用品
*9#	dimethyl sulfate	硫酸二甲酯	77-78-1	农药
10#	dioxin and dioxin-like compounds	二噁英和二噁英类化合物	60-35-5	工业用品
*11#	ethylene thiourea	亚乙基硫脲	96-45-7	工业用品
12#	maneb	代森锰	12427-38-2	农药

续表

序号	化学物质		CAS 号	使用分类
13#	mercuric chloride	氯化汞	7487-94-7	工业用品
14#	organophosphates	有机磷	56-38-2	农药
15#	resorcinol	间苯二酚	108-46-3	药品及个人护理品
16#	acetaminophen	对乙酰氨基酚	60-35-5	药品及个人护理品
17#	retinol	视黄醇	68-26-8	药品及个人护理品
18#	benzidine	联苯胺	92-87-5	药品及个人护理品
19#	1-chloro-2,4-dinitrobenzene	1,4-二硝基氯苯	97-00-7	农药
20#	2,2',4,4'-tetrahydroxybenzophenone	2,2',4,4'-四羟基二苯甲酮	131-55-5	药品及个人护理品
21#	daidzein	大豆苷元	486-66-8	药品及个人护理品
22#	genistein	金雀异黄素	446-72-0	药品及个人护理品
23#	celecoxib	塞来昔布	169590-42-5	农药
24#	carbamazepine	卡马西平	298-46-4	药品及个人护理品
*25#	2,4-dinitrotoluene	2,4-二硝基甲苯	121-14-2	药品及个人护理品
26#	cypermethrin	氯氰菊酯	52315-07-8	农药
27#	permethrin	氯菊酯	52645-53-1	农药
28#	esfenvalerate	顺式氰戊菊酯	66230-04-4	农药
29#	bifenthrin	联苯菊酯	82657-04-3	农药
30#	cyfluthrin	氟氯氰菊酯	68359-37-5	农药
31#	lambda-cyhalothrin	高效氯氟氰菊酯	76703-62-3	农药
32#	lindane	林丹	319-86-8	农药
33#	dieldrin	狄氏剂	60-57-1	农药
34#	colchicine	秋水仙碱	64-86-8	药品及个人护理品
35#	benomyl	苯菌灵	17804-35-2	农药
36#	carbendazim	多菌灵	10605-21-7	农药
37#	thiabendazole	噻菌灵	148-79-8	农药
38#	vinclozalin	乙烯菌核利	50471-44-8	农药
39#	androstenedione	雄烯二酮	63-05-8	药品及个人护理品
40#	ethyl acetate	乙酸乙酯	141-78-6	药品及个人护理品
41#	indole	吲哚	120-72-9	药品及个人护理品
42#	1,2,4-triazole	1,2,4-三唑	288-88-0	农药

续表

序号	化学物质		CAS 号	使用分类
*43#	ferfluorooctanoic acid	全氟辛酸	335-67-1	药品及个人护理品
44#	atrazine	阿特拉津	1912-24-9	农药
45#	clofibrate	安妥明	637-07-0	药品及个人护理品
46#	warfarin	华法林	81-81-2	农药
47#	bromadiolone	溴敌隆	28772-56-7	农药
48#	bezafibrate	苯扎贝特	41859-67-0	药品及个人护理品
49#	etoposide	依托泊苷	33419-42-0	药品及个人护理品
50#	phthalates	邻苯二甲酸盐	84-76-4	工业用品
51#	tetrabromobisphenol A	四溴双酚 A	79-94-7	药品及个人护理品
52#	chlorpyrifos	毒死蜱	2921-88-2	农药
53#	tebuconazole	戊唑醇	107534-96-3	农药
54#	cyclosporin	环孢素	59865-13-3	药品及个人护理品
55#	thiram	福美双	137-26-8	农药
56#	disulfiram	双硫仑	97-77-8	药品及个人护理品
57#	ferbam	福美铁	14484-64-1	农药
58#	ziram	福美锌	137-30-4	农药
*59#	acrylamide	丙烯酰胺	79-06-1	工业用品
60#	thiomersal	硫柳汞	54-64-8	药品及个人护理品
61#	endosulfan	硫丹	115-29-7	农药
62#	isoniazid	异烟肼	54-85-3	药品及个人护理品
63#	diuron	敌草隆	330-54-1	农药
64#	diflubenzuron	除虫脲	35367-38-5	农药
65#	dexamethasone	地塞米松	50-02-2	药品及个人护理品
66#	1-phenyl 2-thiourea	苯基硫脲	103-85-5	药品及个人护理品
*67#	cadmium chloride	氯化镉	10108-64-2	工业用品
68#	diethylaminobenzaldehyde	N,N-二乙基-4-氨基苯甲醛	120-21-8	药品及个人护理品
69#	citral	柠檬醛	5392-40-5	药品及个人护理品
70#	paclobutrazol	多效唑	76738-62-0	农药
71#	nitrofen	2,4-二氯-4'-硝基二苯醚	1836-75-5	农药
72#	triclosan	三氯生	3380-34-5	药品及个人护理品

续表

序号	化学物质		CAS 号	使用分类
73#	tributyltin chloride	氯化三丁基锡	1461-22-9	药品及个人护理品
74#	o,p'-DDT	邻/对滴滴涕	789-02-6	药品及个人护理品
75#	benzophenone	二苯酮	119-61-9	药品及个人护理品
76#	coumarin	香豆素	91-64-5	药品及个人护理品
77#	metiram	代森联	9006-42-2	农药
*78#	bisphenol A	双酚 A	80-05-7	药品及个人护理品
79#	rotenone	鱼藤酮	83-79-4	农药
80#	tris(1,3-dichloro-2-propyl)phosphate	磷酸三(1,3-二氯异丙基)酯	13674-87-8	药品及个人护理品
81#	pioglitazone hydrochloride	吡咯列酮氢氯化物	112529-15-4	药品及个人护理品
82#	triphenyltin hydroxide	氢氧化三苯基锡	76-87-9	农药
83#	etoxazole	乙螨唑	153233-91-1	农药
84#	imazalil	烯菌灵	35554-44-0	农药
85#	acetamiprid	(E)-N-[(6-氯-3-吡啶基)甲基]-N-氰	135410-20-7	农药
*√86#	2,4,6-trinitro-1,3-dimethyl-5-tert-butylbenzene	5-叔丁基-2,4,6-三硝基间二甲苯	81-15-2	药品及个人护理品
√87#	chloroalkanes C$_{10-13}$	短链氯化石蜡	NOCAS_24824	药品及个人护理品
√88#	cadmium acetate dihydrate	乙酸镉	5743-04-04	工业用品
√89#	cadmium dinitrate	硝酸镉	10325-94-7	工业用品
√90#	diphenylmercury(Ⅱ)	二苯汞	587-85-9	农药
√91#	mercury(Ⅱ) acetate	醋酸汞	1600-27-7	工业用品
√92#	mercury(Ⅱ) iodide	碘化汞	7774-29-0	工业用品
√93#	mercury, chlorophenyl-	苯基氯化汞	100-56-1	工业用品
√94#	hexachlorocyclopentadiene	六氯代-1,3-环戊二烯	77-47-4	农药
√95#	1,2,5,6,9,10-hexabromocyclododecane	六溴环十二烷	3194-55-6	药品及个人护理品
√96#	naphthalene	萘	91-20-3	工业用品
√97#	perfluorooctane sulfonate	全氟辛基磺酸及其盐类和全氟辛基磺酰氟	1763-23-1	药品及个人护理品
√98#	4-nonylphenol, branched	支链对壬基酚	84852-15-3	药品及个人护理品
√99#	4-nonylphenol	4-正壬基酚	104-40-5	药品及个人护理品
√100#	arsenic	砷及砷化合物	1327-53-3	工业用品
√101#	acetaldehyde	乙醛	75-07-0	工业用品

注："*"是欧盟高关注化学物质，"√"是我国第一批优控物质

9.4.2 典型环境化学物质的生物测试结果及毒性分布

AOP-KB 内有 48 个 MIE 具有体外生物测试数据（共 112 种），共对应 66 条 AOP 及 58 个 AO，覆盖了 11 种毒性类型[图 9-5(a)]及 90%的 GHS 健康危害[图 9-5(b)]。其中属于致癌/遗传毒性、生殖毒性、消化系统毒性及内分泌干扰的 AOP、MIE 及体外生物测试数据数量最多。其相关 AOP 数量分别为 25、16、16 和 10，MIE 数量分别为 23、14、15 和 8，体外生物测试数据数量分别为 68、72、33 和 37。属于免疫毒性及血液循环系统毒性的 AOP、MIE 及体外生物测试数据数量最少，其数量均未超过 4。58 个 AO 覆盖的 9 种 GHS 健康危害中，特异性靶器官毒性、致癌/遗传毒性、生殖毒性的 AOP、MIE 及体外生物测试数据数量最多，相关 AOP 数量分别为 49、25 和 16，相关 MIE 数量分别为 58、63 和 14，相关体外生物测试数据数量分别为 97、68 和 72。与皮肤腐蚀/刺激，呼吸/皮肤过敏的健康危害相关的 AOP、MIE 及体外生物测试数据数量最少，其相关数量均未超过 3。

AOP-KB 所包含的毒性种类丰富（11 种毒性类型）、GHS 健康危害覆盖度高（90%），不同的毒性类型相关的 AOP、MIE 及体外生物测试数据的数量不同，后期基于 AOP-KB 的化学物质毒性预测结果可能产生毒性类型分布不均衡。

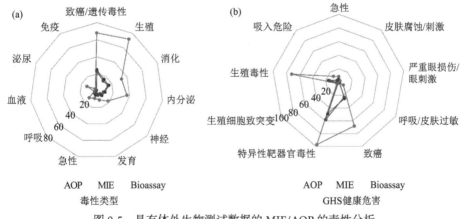

图 9-5 具有体外生物测试数据的 MIE/AOP 的毒性分析
(a)毒性类型；(b)GHS 健康危害，特异性靶器官毒性包括"一次接触"与"重复接触"

101 个化学物质共涵盖了 1092 种体外生物测试结果[图 9-6(a)]，超过 80%的测试结果为阴性，仅有不到 20%的测试结果为阳性。1092 种体外生物测试共包含 25 种生物靶点类型[图 9-6(b)]，覆盖了多个生物过程。其中生物靶点为核受体、与 DNA 结合、激酶、细胞因子的体外生物测试方法总数量及有活性的数量最多，平均每个化学物质有 146 个关于核受体的体外生物测试，其中有 14 个阳性测试结果。生物靶点为裂合酶、杂蛋白类、酯酶及水解酶的阳性测试结果不足 30 个，而甲基转移酶的体外生物测试结果均为阴性，表明化学物质通过甲基转移酶、裂合酶、杂蛋白类、酯酶及水解酶诱导有害结局的可能性较小。这 25 个生物靶点类型覆盖了从细胞水平的生长、分化到生物个体的生长发育、性别分化等多个生物过程，为基于 AOP 预测该 101 种化学物质的毒性提供了丰富的分子机制数据。

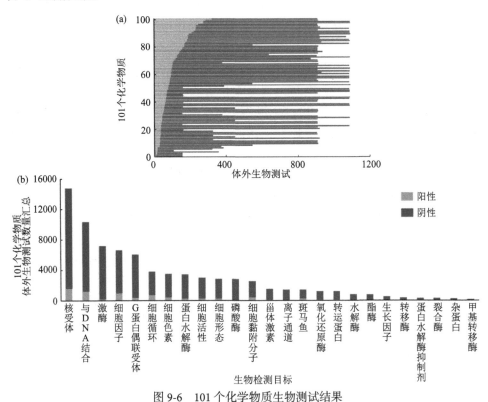

图 9-6　101 个化学物质生物测试结果

(a)101 个化学物质体外生物测试活性阳性结果与阴性结果；(b)101 个化学物质体外生物测试的靶点信息

9.4.3　典型化学物质的毒性预测结果分析与评价

基于 AOP 预测该 101 种化学物质的毒性，结果发现它们具体引发 58 种 AO 的可能性，包括 11 种不同毒性类型，共覆盖 90%的 GHS 健康危害。其中，致癌/遗传毒性、生殖毒性、消化系统毒性的 AO 数量最多，分别为 18、12 和 9。急性毒性、免疫毒性及神经毒性的 AO 数量最少，均分别只有 1 个 AO[图 9-7(a)]。

化学物质的 11 种毒性类型预测结果中，共有 374 个"真阳性"结果，291 个"真阴性"结果，312 个"假阳性"结果，134 个"假阴性"结果。整体毒性预测率（Js 值）与真阳性毒性预测率（TPR 值）分别达到 59.9% 与 73.6%。在 11 种毒性类型中，生殖毒性与发育毒性的 Js 值最高，均超过了 70%[图 9-7(b)]，而急性毒性的 Js 值最低，为 35.6%[图 9-7(b)]。致癌/遗传毒性、生殖毒性及消化系统毒性的 TPR 值最高，均超过了 70%[图 9-7(b)]，神经毒性的 TPR 值最低，仅为 1%[图 9-7(b)]。134 个"假阴性"结果与 312 个"假阳性"结果均覆盖了 11 种毒性类型，内分泌干扰（23 个）与泌尿毒性（22 个）的"假阴性"结果最多，急性毒性（63 个）与神经毒性（46 个）的"假阳性"结果最多。

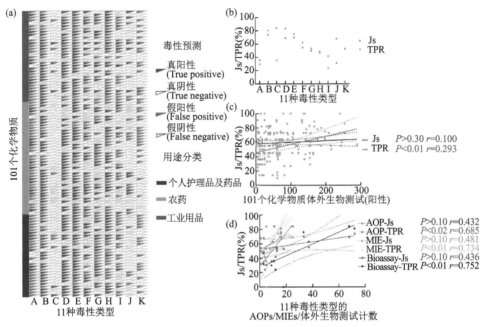

图 9-7　101 个化学物质的毒性预测结果与分析

(a) 101 种化学物质毒性预测结果；(b) 11 种毒性类型的 Js 值及 TPR 值；(c) 化学物质的 Js 值、TPR 值与其体外生物测试结果（阳性）相关性；(d) 11 毒性类型的 Js 值、TPR 值与其 AOP-KB 中相关的 MIEs、AOP 及体外生物测试结果（阳性）数量的相关性。A，急性毒性；B，生殖毒性；C，发育毒性；D，致癌/遗传毒性；E，消化系统毒性；F，内分泌干扰；G，泌尿毒性；H，血液循环毒性；I，呼吸毒性；J，免疫毒性；K，神经毒性；Js，Jaccard 相似系数；TPR，真阳性预测率

本研究基于 AOP 对 101 种化学物质的 11 种毒性进行预测，不同的化学物质及毒性类型的整体毒性预测率（Js 值）与真阳性预测率（TPR 值）不同。造成这一差异的主要原因是：①化学物质之间的体外生物测试（阳性）数据数量存在差异；Js 值与化学物质生物测试（阳性）数据数量呈正相关但不显著[P>0.30, r=0.100, 图 9-7(c)]，TPR 值与化学物质生物测试（阳性）数据数量呈显著正相关[P<0.01,

$r=0.293$，图 9-7(c)]。②AOP-KB 内描述不同毒性类型的 AOP、MIE 及相应体外生物测试数据数量不同；不同毒性类型的 Js 值与该类型毒性的 AOP 数量[$P>0.10$，$r=0.432$，图 9-7(d)]、MIE 数量[$P>0.10$，$r=0.481$，图 9-7(d)]、体外生物测试数据数量[$P>0.10$，$r=0.436$，图 9-7(d)]呈正相关但不显著；不同毒性类型的 TPR 值与该类型毒性的 AOP 数量[$P<0.02$，$r=0.685$，图 9-7(d)]、MIE 数量[$P<0.01$，$r=0.734$，图 9-7(d)]、体外生物测试数据数量[$P<0.01$，$r=0.752$，图 9-7(d)]呈显著正相关。

总结上述结果,本研究发现 101 种典型环境化学物质可引发潜在的 58 种 AO,包含 11 种毒性类型, 共覆盖 90%的 GHS 健康危害, 此次毒性预测的整体预测率（Js 值）超过 67%, 真阳性预测率（TPR 值）超过 53%。

与基于数据驱动的毒性预测方法（如 QSAR、交叉比对等）相比, 基于 AOP 的毒性预测方法更有潜力实现批量化学物质的多种毒性预测。现有的基于数据驱动对化学物质的毒性预测应用中, 虽然实现了高通量预测, 但单组模型往往只能针对一种毒性或一种毒作用模式进行预测。Mansouri 等[8]使用 QSAR 的方法, 建立化学物质的雄激素受体结合模型, 预测化学物质的内分泌干扰效应, 其预测准确率超过 80%。Russo 等[3]通过交互比对, 对 600 余种化学物质的大鼠经口急性毒性进行预测, 真阳性预测率为 76%。Basant 等[6]应用人工神经网络建立了化学物质对大鼠产生急性神经毒性的预测方法, 其预测准确率为 92%。而此次基于 AOP, 我们对批量化学物质的 11 种毒性类型（覆盖 90%的健康危害）进行了预测。真阳性预测率最高可达 84%, 致癌/遗传毒性、生殖毒性及消化系统的真阳性预测率均超过了 70%。针对不同的毒性类型, AOP 预测的真阳性率与化学物质的体外测试数量, AOP-KB 内不同毒性类型的体外测试/MIE/AOP 数量呈显著正相关（$P<0.02$，$R>293$）。

联合体外生物测试, 基于 AOP 的方法不仅可对化学物质真实可引发的毒性进行识别, 还可预测化学物质未被报道但有潜力引发的毒性。101 种化学物质被预测到共 134 种未被报道的毒性效应, 覆盖了 11 种毒性类型[图 9-7（a）]。例如, 氟氯氰菊酯（CAS RN: 68359-37-5）是全球使用最广泛的农药之一, 具有消化系统毒性、内分泌毒性、神经毒性等。尚无研究报道氯氰菊酯是否可对生物的血液循环系统产生致癌作用。基于 AOP 的化学物质毒性预测结果表明, 氟氯氰菊酯的"NVS_NR_hPPARg"与"ATG_PPARg_TRANS_up"生物测试结果为阳性, 氟氯氰菊酯可活化 PPARg。结合 Ullah 等[9]研究表明小鼠及仓鼠的 PPARg 激活可促进血管肉瘤的生成结果, 表明氟氯氰菊酯有通过引发"激活特异性核受体"（KE ID: 1028）, 诱导"PPARg 活化引发血管肉瘤"（AOP ID: 163）, 最终引发有害结局"血管肉瘤的生成"（KE ID: 1073）的可能。以上证据表明, 氟氯氰菊酯有通过激活 PPARg 最终诱导生物血管肉瘤生成的潜力。

完善 AOP-KB（开发不同毒性的 MIE/KE/AO，增加 MIE 的体外生物测试），扩充化学物质的体外生物测试靶点种类及数量可为"假阴性"的毒性预测结果提供解决方案。PubChem 显示 101 种化学物质中共有 47 种化学物质具有神经毒性，但 AOP 仅对其中的 2 种进行了识别[图 9-7（a）]。在比较毒理基因组数据库（Comparative Toxicogenomics Database，CTD，https://ctdbase.org/）中，与神经毒性相关性最强的前五的生物分子靶点为 FOS 原癌基因（Fos proto-oncogene，*FOS*）、B 细胞淋巴瘤（B-cell lymphoma 2，*BCL2*）、白细胞介素（Interleukin 1β，*IL1β*）、AChE、淀粉样前蛋白（amyloid precursor protein，*APP*）。而在 AOP-KB 中，共有 31 条 AOP 与神经毒性相关，主要通过 *AChE* 与 5-羟色胺（serotonin）来诱导神经毒性。但在 ToxCast 内，仅有化学物质的 *AChE* 及 5-羟色胺的生物测试数据。为提高基于 AOP 的神经毒性真阳性预测率，可增测化学物质的 *FOS*，*BCL2*，*IL1β* 等生物靶点，并开发以其为生物靶点的 KE。

结合 qAOP，可解决化学物质激活 MIE 后，其时间/剂量-效应不足以引发 AO 所产生的"假阳性"问题。MIE 是化学物质进入生物体后的首个生物效应，是距离 AO 最远的生物事件。理论上，在化学物质的胁迫下，MIE 被激活后，需要一定的剂量胁迫及持续时间，最终才会诱导 AO。结合 qAOP，可进一步探讨 MIE 与 AO 之间的时间/剂量-效应关系，解决基于 AOP 的化学物质毒性预测结果中的"假阳性"问题，提高毒性预测准确率。例如，Conolly 等[10]建立了以抑制芳香化酶（aromatase，*CYP19*）（KE ID：36）为 MIE，通过卵黄蛋白原（Vitellogenin，*VTG*）合成减少（KE ID：221）和产卵率降低（KE ID：78），最终导致生物种群衰退（KE ID：442）的时间/剂量-效应的计算方法。并得出在雌二醇低于 33 μg/L 剂量下的持续暴露会造成 20%的黑头呆鱼种群数量减少的结论，为管理者针对诱导该 AOP 的化学物质（如雌二醇）的风险管控提供一种有效的预测模型。

新技术方法如组学方法的建立可大幅提高识别化学物质的分子靶标的能力。与单一生物靶点的 *in vitro* 体外测试相比，高通量组学测试可反映化学物质胁迫下的所有生物响应，目前以基因组、转录组、蛋白组、代谢组为代表的组学方法已经在化学物质毒性研究中得到广泛应用。尽管 ToxCast 体外测试已经涵盖了 700 余种测试靶点，但与生物体潜在作用靶点相比还比较有限。而且这些测试靶点大部分集中于生殖、内分泌和致癌性方面，这导致基于现有的体外测试数据的毒性预测结果具有一定的局限性。这也是本研究中针对神经毒性、呼吸毒性、血液循环系统毒性等 TPR 值比较低的原因。后续可通过组学测试增加化学物质体外生物测试靶点，以提高联合体外测试数据，基于 AOP 的化学物质的毒性预测准确性。

综上，在 AOP 指导下，联合体外测试数据可以实现化学物质的多类型生物毒性预测。我们建议：①联合高通量组学测试等方法，增加化学物质体外测试的生物靶点种类及数量；②完善 AOP-KB，开发不同毒性类型的 AOP 及不同生物靶点的 MIE；③结合并开发 qAOP，模拟真实暴露场景的时间/剂量-效应关系，减少预测的"假阴性"结果；④结合数据驱动（如 QSAR、交叉参照、人工神经网络等），对未经生物测试的化学物质进行毒性预测，提高基于 AOP 的化学物质高通量毒性预测的适用范围及预测结果准确性。

9.5 案例 2：基于定量 AOP 的毒性评估

二噁英及类二噁英物质（dioxin-like compounds，DLCs）通常具有高毒性，通过激活芳香烃受体（AHR），进而引起生物体的生殖发育毒性、免疫毒性、肝毒性及致癌等生物毒性。环境中不断检出具有二噁英结构并存在潜在生物毒性的新型类二噁英物质，评估其生态与健康风险对化学品风险防控具有重要意义。传统的化学品毒性测试已不能满足当前化学品风险评估的需求，针对环境中大量具有明显类二噁英结构的新型污染物和未知污染物，其生态危害和风险具有很高的不确定性，缺乏系统的毒性评估，亟须对现有的化学物质毒性评估方法和策略进行创新。

在对 DLCs 致毒机制的研究基础上，基于 AHR 的有害结局路径（AHR-AOP）的发展为准确评估潜在 DLCs 的生态与健康风险提供了新的策略，可指导预测新型类二噁英污染物的毒性及建立以生态物种保护为目标的环境基准。但要实现该目的，首先要在发展成熟定性的 AHR-AOP 基础上进一步发展定量 AOP。定量 AOP（qAOP）可在化学品风险评估中提供从描述性知识到预测有害结局的桥梁，它由一个或多个基于生物学的计算模型组成，通过计算模型描述分子启动事件（MIE）、关键事件（KE）与有害结局（AO）之间的关键事件的关联（KER），并提供定量的剂量响应和时间信息，能为毒害污染物的健康和生态风险管控提供有效的决策依据。构建的定量关系不仅包括分子水平，也包括个体、种群及以上水平。

本节在我们前期研究的基础上，综述了 AHR-AOP 的研究现状，总结了 DLCs 及"AHR 激活-胚胎毒性"定量 AOP 的最新进展，并探讨了 AHR-qAOP 发展过程中的问题与潜在解决方案，对其在 DLCs 生态危害与生态风险评价进行了展望。

9.5.1 DLCs 的生态危害与风险评估

DLCs 的致毒机理主要通过激活 AHR 受体通路进行调控。正常情况下存在于细胞质中的 AHR 处于不活跃状态，当外源性配体如二噁英及 DLCs 进入细胞后，与 AHR 结合。接着进入细胞核，AHR 从 *Hsp 90* 复合体上解离下来，再与 AHR 核转位因子（aryl hydrocarbon receptor nuclear translocator，ARNT）形成异质二聚体结构。而由于 *Hsp 90* 复合体的解离使得 AHR 的 DNA 结合位点暴露出来，此 DNA 结合位点可特异性地识别结合 DNA 上的二噁英响应元件（dioxin response element，DRE），从而 AHR/*ARNT* 异质二聚体结合在 DRE 上并启动下游靶基因的表达，如编码 *CYP1A1*、醌还原酶的基因表达，由此诱导相应的生物毒性。值得关注的是，AHR 受体具有物种差异性，进而导致 DLCs 对生物体毒性效应的物种差异性。在无脊椎动物中并没有结合二噁英及 DLCs 的能力，但在脊椎动物中，二噁英及 DLCs 可以作为配体结合并激活 AHR 受体。人类和哺乳动物体内只有 AHR1，而其他脊椎动物有多种其他 AHR 受体。例如，鸟类具有 AHR1、AHR1 beta 和 AHR2，但只有 AHR1 行使主要功能。鱼类一般至少具有三种 AHR 受体，即 AHR1、AHR2 和 AHR3，且由于进化过程中保守程度较低，鱼类每种 AHR 受体均包含多种亚型。

　　二噁英及 DLCs 主要包括氯二苯并对二噁英（poly-*o*-chlorinated dibenzodioxin，PCDD）、多氯二苯并呋喃（polychlorinated dibenzofurans，PCDFs）、多氯联苯（polychlorinated biphenyls，PCBs）和多环芳烃（polycyclic aromatic hydrocarbons，PAHs）等持久性有机污染物。虽然从 20 世纪 70 年代开始，全球范围内开始禁止这些物质的生产和使用，但由于其环境持久性、亲脂性及高度的生物蓄积性，在环境介质中，尤其是沉积物中，二噁英及 DLCs 的污染仍较为严重。已有报道表明，全球 PCDD/F 和 PCBs 在沉积物中的检出浓度范围为 0.1~300 pg TEQ/g（toxic equivalent，TEQ）。尽管已有大量针对此类物质的研究，环境中是否存在其他类似生物毒性的污染物仍然是广受关注的问题。新型有机污染物的种类和数量每年不断增长，随着仪器检测技术的发展，环境中越来越多的化学物质被发现具有类似二噁英的结构，如多氯代二苯硫醚（polychlorinated diphenyl sulfides，PCDPSs）、甲氧基化多溴联苯醚（methoxylated polybrominated diphenyl ethers，MeO-PBDEs）、羟基化多溴联苯醚（hydroxylated polybrominated diphenyl ethers，OH-PBDEs）等新型污染物，可随食物链在生物体内富集，造成生态风险。在全球水生环境中，PBDEs 的检出浓度范围为 0.01~69300 ng/g 干重(沉积物)，0.03~1380 ng/g 湿重（鱼类），0.06~17.4 ng/L（水）。已有研究发现 PCDPSs、MeO-PBDEs 和 OH-PBDEs 对大鼠、小鼠、鸟类和鱼类具有 AHR 活性，能在分子水平上激活芳香受体，被认为是潜在的 DLCs。张睿等[11]发现这三类物质中的部分化学品对于鸟类表现出显著的物种敏感性差异。PCDPSs 对鸡、环颈雉和日本鹌鹑的毒性效力均随着氯代水平的提高呈现上升趋势。部分 PCDPSs 和 MeO-/OH-PBDEs 的 AHR 活性的鸟类种间敏感性排序与典型二噁英的情况不同。

针对环境中大量具有明显类二噁英结构的新型污染物和未知污染物，其生态危害和风险具有很高的不确定性，对这类污染物进行开展毒性测试与生态风险评价具有重大研究意义。传统毒性评估方法和策略（动物实验）已经不能满足不断增加的未知毒性化学物质的风险评估，亟须对现有的化学物质毒性评估方法和策略进行创新。

9.5.2 基于 AHR 的定量 AOP 研究进展

随着对 AHR 分子毒理学机制和二噁英及 DLCs 的致毒模式的深入研究，逐渐形成了二噁英及 DLCs 通过激活 AHR 受体诱导生物毒性的有害结局路径（AOP），可为预测新型类二噁英物质的毒性及建立以生物物种保护为目标的环境基准提供指导。已有的 AHR-AOP 框架把二噁英及 DLCs 通过激活 AHR 受体介导下游分子事件和在细胞、组织、器官和个体乃至群体水平上的有害结局联系起来，即二噁英和 DLCs 首先激活 AHR 受体，这是这类 AOP 的共同的分子启动事件（MIE），通过形成 AHR/ARNT 异源二聚体，诱导相关 I 相和 II 相代谢酶的表达，进而引起一系列分子级联响应，最终对器官和个体乃至整个种群产生毒害效应。定性 AOP 系统地构建了分子事件级联的知识，但不能实现准确的风险评估。因此仅仅有定性 AOP 是不够的，还需要发展定量 AOP，在明确的毒性机制信息和已有的 AHR-AOP 的基础上，通过构建分子启动事件、关键事件与有害结局之间的定量关系，才能实现通过体外测试新型类二噁英物质与受体的结合效力，预测其对生物个体、种群和群落水平的有害结局，为建立以生物物种保护为目标的环境基准提供指导。

1. AHR-AOP 的发展现状及定量关联

在最近召开的 AOP 专题研讨会中研究人员一致认为在短期内开发较多的 qAOP 是不合理的，未来 qAOP 的开发工作应该将目标聚焦在已经具有完整信息的定性 AOP。完整的 qAOP 模型从数学上描述了关键事件之间的联系，将 MIE 激活的剂量-反应与 KER 的反应-反应动力学以及有害结局的表现联系起来。qAOP 模型的原始结构（MIE、KE 与 KER 等）可以基于科学证据从头构建，也可以从 AOP 数据库中的定性 AOP 中获得。目前在 AOP wiki (https://aopwiki.org/)中展示的与 AHR 相关的有害结局通路（AHR-AOP）共有 7 条，每条 AOP 的状态、MIE、KE 与 AO 等信息汇总如表 9-4 所示。AHR-AOP 框架总结了二噁英及 DLC 通过 AHR 介导的分子效应以及在细胞、器官、个体或种群水平上观察到的有害结局。7 条 AOP 中已通过 OECD 专家评审、开放引用与评论的有 3 条，可用于化学物质的筛选与生态风险评估，其 AOP ID 号分别为 21、150 和 131：

表 9-4 AOP Wiki 中由 AHR 介导的有害结局通路汇总表

AOP 编号	AOP 名称	应激源 当前在 OECD 状态	分子启动事件 (MIE ID)	关键事件 (KE ID)	有害结局 (AO ID)	物种适用性
21 https://aopwiki.org/aops/21	芳基烃受体的激活通过增加 COX-2 导致生命早期死亡	二噁英 TCDD OECD(TFHA/WNT)推荐	18：AHR激活	944：AHR/ARNT 的二聚 1269：环氧化酶-2 的表达增加 317：心血管发育/功能被改变 947：早期生命阶段死亡率增加		斑马鱼 (Danio rerio) 青鳉 (Oryzias latipes) 原鸡 (Gallus gallus)
150 https://aopwiki.org/aops/150	芳基烃受体激活，通过减少 VEGF 导致早期生命阶段死亡	多氯联苯，多氯二苯并二噁英，多氯代二苯并呋喃 OECD(TFHA/WNT)推荐	18：AHR激活	944：AHR/ARNT 的二聚 945：ARNT/HIF1-alpha 二聚减少 948：内皮血管生长因子产生减少 110：内皮细胞网络被影响 317：心血管发育/功能被改变	947：早期生命阶段死亡率增加	原鸡 (Gallus gallus) 斑马鱼 (Danio rerio) 小鼠 (Mus musculus) 大鼠 (Rattus norvegicus)
131 https://aopwiki.org/aops/131	芳基烃受体活化导致尿卟啉症	二苯并对二噁英，多氯联苯，六氯苯，多环芳烃 OECD(TFHA/WNT)推荐	18：AHR激活	850：CYP1A2/CYP1A5 被诱导 844：尿卟啉原氧化 845：UROD 活性抑制 846：高羧基化卟啉的积累	369：尿卟啉症	小鼠 (Mus musculus) 大鼠 (Rattus norvegicus) 人 (Homo sapiens)
41 https://aopwiki.org/aops/41	持续的 AHR 激活导致啮齿动物肝脏肿瘤	EAGMST 在评议中（可以引用和评价）	165：激活、长期 AHR 受体驱动直接和间接的基因表达改变	139：肝毒性，肝病，包括一系列可观察到的效应 853：改变/抑制，细胞稳态和凋亡 854：改变，细胞增殖/增生	856：形成肝细胞和胆管肿瘤	小鼠 (Mus musculus) 大鼠 (Rattus norvegicus)

续表

AOP 编号	AOP 名称	应激源 当前在 OECD 状态	分子启动 事件 (MIE ID)	关键事件 (KE ID)	有害结局 (AO ID)	物种适用性
57 https:// aopwiki. org/aops/57	AHR 的激活 导致肝脂肪 变性	在发展中(欢迎合作 与评价)	18：AHR 激活	450：超低密度脂蛋白 （very low-density lipoprotein，VLDL）的分 泌受到抑制 451：线粒体脂肪酸-β 氧 化受到抑制 327：脂肪酸累积 216：PCK1 表达（糖酵解/ 糖异生途径的控制点） 下降 291：甘油三酯累积 54：上调 CD36 465：脂肪酸总摄入增加 466：低密度脂蛋白受体 （low density lipoprotein receptor，LDLR）上调/ 467：低密度脂蛋白摄取 增加 80：CYP1A1 上调 462：SCD-1 上调	455：肝脏 脂肪累积	小鼠 （Mus musculus）
151 https:// aopwiki. org/aops/151	AHR 信号导 致胎盘血管 破裂	在发展中，没有开放 评价和引用	无信息	无信息	无信息	
310 https:// aopwiki. org/aops/310	胚胎中 AHR 的激活通过 表观遗传下 调促性腺激 素释放激素 受体 （GnRHR） 导致生殖 失败	苯并[a]芘 在发展中，没有开放 评价和引用	18：AHR 激活	944：AHR/ARNT 二聚化 1697：增加 DNA 甲基转 移酶的表达 1698：增加，超甲基化的 启动子区域的 GnRHR 1699：降低 GnRHR 的 表达 3：减少卵巢颗粒细胞还 原 17-雌二醇的合成 219：降低血浆 17-雌二醇 浓度 285：减少肝内还原、卵黄 生成素合成 221：降低血浆卵黄蛋白 浓度 309：减少卵黄蛋白在卵母 细胞中的积累和发育	78：减少 累积繁殖 力和产卵 360：种群 减少	斑马鱼 （Danio rerio）

(1)AOP 21，受 AHR 调控的环氧化酶-2（cyclooxygenase 2，COX-2）表达上调，导致心血管发育和功能的改变，从而导致心脏泵血效率降低、血流减少，最终导致心脏衰竭和死亡。用于构建该 AOP 的大部分生物学证据是使用 COX-2 的选择性激动剂和拮抗剂，利用斑马鱼（*Danio rerio*）的 AHR、ARNT 或 COX-2 靶向敲除进行的机制研究获得的。有重要证据表明，至少 16 种不同鱼类和 8 种不同鸟类在多氯联苯、平面多氯联苯和多环芳烃暴露下，其心血管发育和功能改变的发生率、严重程度及随后的死亡率的剂量响应是一致的，但是关于 TCDD 暴露与 COX-2 转录水平的剂量-反应关系的一致性尚不清楚。目前除了心血管发育和功能改变的共同表型外，没有可用的机制信息来推断跨物种的外推。

对于 AOP21，AHR 激活与早期死亡之间表现出较强的定量关系。PCDDs，PCDFs 和平面 PCBs 与 AHR 结合亲和力之间的定量构效关系与这些物质的毒性效力之间有着很强的定量关系。具有更大结合亲和力的同源物一般具有更大的毒性效力。这在一定程度上促进了毒性当量因子方法在风险评估中的成功开发。不同物种的 AHR 受体与 DLC 之间的结合亲和力具有显著差异，这决定了 DLC 的物种敏感性差异。携带不同 AHR 受体的鸟类对于 TCDD 的物种敏感性差异高达 40 倍。另一方面，COX-2 的上调表达与暴露于 TCDD 的青鳉表现的心脏畸形发生率和严重程度之间具有定量关联。COX-2 的表达和心脏面积之间有较强的线性关系（R^2=0.88），但仍然缺乏多化学品和多物种的相关信息。

(2)AOP 150，通过 AHR 激活，与 AHR 核转位因子（ARNT）二聚间接抑制血管内皮生长因子（vascular endothelial growth factor，VEGF）的表达，从而减少心肌细胞和内皮细胞的增殖，改变心血管形态学和减少心输出量，因此影响了正常血管的生成，最终导致充血性心力衰竭和早期生命死亡。

对于 AOP 150，每个关键事件之间的关联（KER）的定量关系仍不清楚。但是，对于鸟类来说，AHR 激活（MIE）和胚胎死亡（AO）之间有很强的相关性。鸟类 AHR1 配体结合域（ligand-binding domain，LBD）序列可用于预测 DLC 诱导的胚胎致死率。LBD 中两个关键位置的氨基酸（Ile324 和 Ser380）决定了 DLC 的结合亲和力，进而决定了 AHR 激活的程度。

(3)AOP131 描述了化学物质通过激活 AHR 受体导致的啮齿动物肝脏尿卟啉症。AHR 的激活诱导了下游基因 I 相代谢酶-细胞色素 P450 1A2 的表达，导致尿卟啉原的过度氧化，产生一种抑制剂尿卟啉原脱羧酶（uroporphyrinogen decarboxylase，UROD）阻止尿卟啉原转化为共混卟啉原，并在正反馈回路中增加 UROD 抑制剂的合成；最终导致尿卟啉原的积累导致其优先氧化和高羧酸化卟啉（highly carboxylated porphyrins，HCPs）在各器官的积累（尿卟啉症）。

AOP131 的定量关系只适用于哺乳动物，不适用于其他物种。目前已有定量模型可以预测各种化合物的 AHR 活性，但产生卟啉症所需的 AHR 激活程度尚不清楚。在哺乳动物中，UROD 活性至少要降低 70%才能导致明显的尿卟啉症。此外，大量的体外测试方法已经开发出来，可以同时研究卟啉的积累和 UROD 的抑制，UROD 抑制与卟啉的积累之间具有强关联性。

　　另外正在接受审查的两条 AOP 分别是 AOP 41 与 AOP 57。AOP 41 描述的是 DLC 作为 AHR 配体与之绑定形成二聚体，持续的暴露（数周或者数月）会导致 AHR 持续激活导致啮齿动物肝脏肿瘤；AOP 57 则描述了通过 AHR 激活，引起一系列基因表达发生变化，如 CD36 上调、PCK1 下降、低密度脂蛋白受体(low density lipoprotein receptor，LDLR)上调导致的低密度脂蛋白增加等早期关键事件导致了脂肪酸的累积，SCD-1 表达上调导致肝脏中甘油三酯增加，然后引起脂肪酸、甘油三酯的增加与线粒体脂肪酸 β 氧化受到抑制等生物学变化均导致最后的危害结局，形成脂肪肝。但该 AOP 正在进一步开发过程中，可接受评价与建议。最新开发的两条目前只是处于提交后的状态，尚不接受引用与评价。AOP 310 描述的是 AHR 的激活导致 DNA 甲基转移酶、促性腺激素释放激素受体（gonadotropin releasing hormone receptor，GnRHR）启动子区高甲基化等关键事件的变化，因此导致一系列表观遗传变化，最终导致繁殖受损如累积繁殖力和产卵量减少导致种群数量下降等有害结局；AOP 51 是关于 AHR 信号传导和胎盘血管破裂之间的一系列事件。

　　在上述 AOP 中，研究较多且毒性机制信息最丰富的是 AOP 21、151 和 131，为后续 qAOP 模型开发提供基本信息与重要数据。

2. 定量 AHR-AOP 的研究进展

1）基于"AHR-胚胎毒性"定量 AOP 的开发

　　定量 AOP 的构建需要分子启动事件、关键事件和有害结局之间的定量响应数据对关键事件关系（KER）进行建模和参数化，且精确的 KER 的模型开发需要详细的浓度-响应和响应-响应关系，以此建立数学统计模型。根据已有数据的可用性以及对 KER 的了解程度，数学统计模型可以是简单的线性回归模型，也可以是一系列连续的非线性模型描述生物组织在不同水平的响应。在上述三条受到广泛认可的 AHR-AOP 中，胚胎死亡或生命早期阶段的死亡是最受关注的末端终点(或有害结局)，对物种的种群健康发展至关重要，这也是生态风险评估中的研究重点。而且，三条 AOP 的分子启动事件均为 AHR 激活（ID：18），与关键事件或者有害结局之间具有较强相关性的 KER 包括 AHR 激活与胚胎死亡、UROD 活性水平与肝脏尿卟啉症的发生。在前期的研究中已在淡水、海洋硬骨鱼、非硬骨鱼以及鸟类中发现 AHR 激活与生命早期阶段死亡率之间存在直接或间接的关系。另外，UROD 的抑制与卟啉积累之间也存在定量关系，有研究证实在哺乳动物中 UROD 活性至少降低 70%才能导致明显的尿卟啉积累，该定量关系只适用于哺乳动物，且定量模型仅限于 UROD 的活性与卟啉积累之间的关联，而分子启动事件与最终有害结局之间的定量关系还有待进一步研究。这些 KER 内部之间的强相关性为后期 qAOP 的构建提供重要支撑。

在上述研究基础上，针对典型的二噁英及 DLC（TCDD、TCDF 和共面 PCBs）以及 AHR 激活-胚胎毒性间的关联，Doreing 等收集文献报道中这些物质在胚胎暴露实验和体外 AHR 活性测试中的浓度-响应数据，构建了用来描述 AHR 激活与间接导致鸟类和鱼类生命早期阶段死亡率的定量 AOP。并根据已发表文献中 DLC 暴露浓度和死亡率的实际剂量-响应曲线，对生命早期阶段死亡率的预测响应值进行了验证，qAOP 的预测结果与实验结果的平均差异为 2.2。基于"AHR-胚胎毒性"定量 AOP，实现了通过测试典型 DLC 与受体的结合效力来预测鸟类或鱼类模式物种个体水平的有害结局的目的，但能够用于新型 DLC 与非模式物种还需要进一步的研究。

2) AHR 活性的体外测试方法

与此同时，可测量分子启动事件（AHR 激活程度）的高通量检测方法也相应开发，如细胞色素 P450 亚酶 CYP1A1（ethoxyresorufin-O-deethylase，EROD）诱导法和 AHR 受体报告基因法。高通量体外测试技术的发展为快速发现新型 DLC 提供重要的技术支撑。

EROD 检测的原理是基于 DLC 与 AHR 结合活化后，经过下游分子信号传递，诱导 EROD 酶表达。通过测定 EROD 酶的活性，来了解受试化学品激活 AHR 的能力。因为 EROD 酶不能由肝细胞内源表达，故其酶活性与二噁英的暴露量成存在定量关系。

受体报告基因法是近年来根据 AHR 受体激活机制发展起来的体外细胞测试法，其原理是利用基因重组技术，从体外把合成的报告基因（哺乳动物细胞色素 $P450$ 基因和萤火虫荧光酶）重组到真核细胞内。受体报告基因法可包括不同来源的 AHR 受体，如在大鼠肝癌细胞（H4IIE-luc）稳定转染报告基因的 H4IIE-luc 细胞受体报告基因法、在 COS-7 细胞瞬时转染 AHR 质粒的鸟类 AHR-萤光素酶报告基因法（luciferase reporter gene，LRG）和鱼类 AHR2-LRG 法，其中，鸟类 AHR-LRG 法的技术原理和检测流程如图 9-8 所示。在非洲绿猴肾成纤维细胞（COS-7 细胞）中瞬时转染鸟类 AHR1、鸬鹚 ARNT、鸬鹚 CYP1A5 报告基因质粒和 Renilla 萤光素酶报告基因质粒。转染完成后，COS-7 细胞可以表达相应的 AHR1 受体和 ARNT。当对细胞进行 DLC 暴露时，DLC 与细胞质内的 AHR 受体结合，并转移至细胞核内，AHR 与 ARNT 形成异源二聚体，与萤光素酶报告基因上的二噁英响应元件（DRE）结合，启动萤光素酶基因的表达，萤光素酶的表达量与 AHR 激活的程度正相关。加入萤光素底物后，萤光素酶可以催化底物反应，产生化学发光。使用微孔板酶标仪可检测其发光强度，进而实现对具有 AHR 活性的 DLC 物质的高通量体外测试。

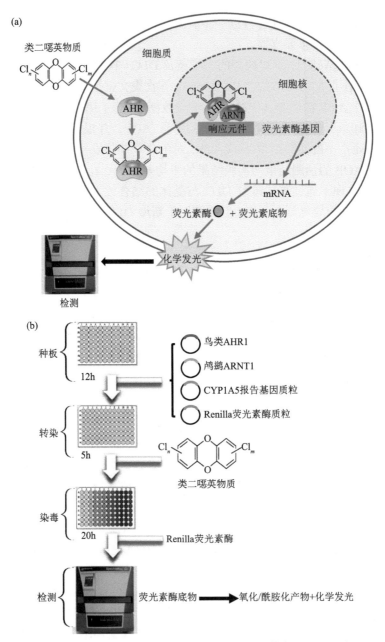

图 9-8　鸟类 AHR1-LRG 法检测 DLCs AHR 活性的技术原理(a)和流程(b)

与 EROD 法相比，受体报告基因法具有以下优势：①更直接地检测 DLCs 对 AHR 的激活效应，因为报告基因法使用外源表达的 AHR 受体或者 CYP1A 报告基因，其检测的指标来源的分子效应比诱导 EROD 表达更早出现。因此，报告基因法灵敏度更高，检测限更低；②因为 EROD 法需要使用鸟类肝脏原代细胞，而报告基因法使用细胞系进行检测，因此，报告基因法检测周期更短，更适合高通量的化学品筛查；③因为 LRG 基于外源表达的 AHR 受体，因此可以预测不同物种的敏感性差异，为制定保护对 DLCs 敏感物种的生态安全阈值提供方法。近几年，LRG 法在环境介质如飞灰、沉积物和油砂污染区等的危害评估中已得到广泛应用，为 AHR 激活-胚胎致死 qAOP 应用于未来真实环境的化学物质危害识别与筛查的提供技术基础。魏凤华等采用鸟类 AHR-LRG 和大鼠 H4IIE 报告基因法评估了垃圾焚烧飞灰样品有机提取物的类二噁英生物活性，垃圾焚烧飞灰样品的有机提取物能诱导显著的类二噁英活性。研究表明，对 17 种 DLC 物质的化学仪器暴露分析不能全面反映环境介质中毒害化学物质的类二噁英毒性情况；而鸟类 AHR-LRG 法不仅能反映样品的总类二噁英活性，还可通过多种物种实现对样品较全面的生态风险评估[12]。夏洁等使用大鼠 H4IIE-luc 报告基因法检测了长江和太湖水样、沉积物和生物样品提取物的 AHR 活性，并且结合化学分析方法，推断出沉积物中，PCDDs 的 AHR 活性贡献率达到 50%[4]。Mundy 等运用鸟类原代肝细胞暴露油砂污染区环境样品，通过测定 EROD 酶活和 Cyp1A4 mRNA 的表达来评估 AHR 活性，发现环境样品中的多环芳烃提取物能够显著诱导 AHR 活性增强，且可以根据体外测试结果对不同采样位点的环境样品的 AHR 活性进行排序[13]。

研究人员利用鸟类 AHR1-LRG 法开展了针对典型的 DLCs（TCDD，TCDF，PeCDF 和 PCBs）和新型 DLC 物质（OH-PBDEs）的相关研究，发现这些 DLCs 激活 AHR 的效应浓度（PC_{20} 和 EC_{50}）与鸡胚胎早期生命阶段致死 LD_{50} 间具有强相关性（$R^2 > 0.84$，$p < 0.01$）（图 9-9）。以上结果说明了 AHR-LRG 体外检测方法在预测 DLCs 毒害效应的有效性，为构建以生物个体发育早期阶段死亡为有害结局终点的 AHR-qAOP 提供了可靠的体外检测方法。

3）基于"AHR-胚胎毒性"定量 AOP 对 DLCs 的风险评估

现有 AHR-qAOP 在对单一化学品暴露导致早期胚胎死亡的预测研究中，涵盖了典型的 DLCs（TCDD、PeCDF、TCDF 和共面 PCBs）和一些新型 DLC（PBDEs、PCDPSs）。其中，低于四氯取代的 PCDD/Fs 和 PCBs 均不会激活 AHR，PCDPSs 的 AHR 活性规律与 PCDD/Fs 和 PCBs 相似。此外，目前已发现羟基和甲氧基取代的 PBDEs 表现出显著的 AHR 活性，且 5-C1-6-HO-BDE-47 的相对毒性效力（relative potency，ReP）最大，与八氯代二苯并二噁英（OCDD）和八氯代二苯并呋喃（OCDF）的毒性当量因子（toxic equivalency factor，TEF）相当；并且发现羟基官能团和甲氧基官能团相比，可以诱导更大的 AHR 活性。

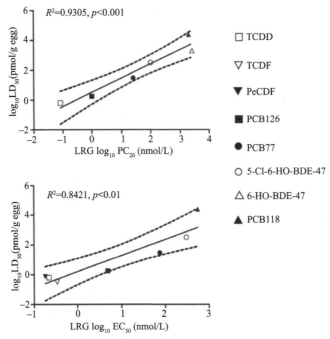

图 9-9　AHR 活性与野生型鸡胚胎致死 LD_{50} 的线性回归分析

PC_{20} 和 EC_{50} 值来自萤光素酶报告基因（LRG）测定浓度-响应曲线

Manning 等和 Doering 等发现典型 DLCs 的鸟类 AHR1/鱼类 AHR2-LRG 活性效应值与早期胚胎致死剂量之间具有强相关性。Manning 等在 COS-7 细胞中转染了鸡、环颈雉和日本鹌鹑 AHR1 质粒，通过检测 TCDD，PeCDF，PCBs 126，77，105 和 118 的 LRG 响应，发现在 AHR1 LBD 区域的氨基酸残基 324 和 380 是决定不同鸟类对 PCBs 敏感性差异的决定因素。此外，AHR1-LRG 响应（EC_{50}，$EC_{threshold}$ 和 PC_{20}）与文献报道的 PCBs 对 9 种鸟类早期胚胎死亡的毒性数据（LD_{50}）显著相关（$R^2 \geqslant 0.87$，$p < 0.0001$）。

近几年，我们针对前期研究中筛选出来的高 AHR 活性的新型 DLC，基于 AHR 激活-胚胎致死的 qAOP 模型对其开展危害预测研究。利用体外高通量测试-鸟类 AHR1-LRG 法得到测试物质的 AHR 活性效应值，根据 qAOP 模型预测 6-OH-BDE47、5-Cl-6-OH-BDE 等高活性物质的胚胎致死效应，并通过胚胎注射测试验证了新型 DLCs 对鸟类胚胎的致死毒性，转录水平上的分子响应如 CYP1A4 的表达上调，具有显著的剂量-效应关系。以上这些研究结果拓展了利用 AHR 激活-胚胎致死的 qAOP 模型在新型毒害污染物的毒性评估方面的应用，从大量毒性未知的环境污染物中筛选出有毒物质，为 PBDEs、PCDPSs 等新型污染物的生态风险管理与控制提供了方法和数据支持。

4）基于"AHR-胚胎毒性"定量 AOP 对不同物种的适用性研究

不同物种的 AHR 受体对 AHR 受体激动剂的敏感性和效力有很大差异，以鸟类为例，其 AHR 配体结合域被分为低、中、高敏感性，分别为 AHR 1（Ile324_Ser380）、AHR 2（Ile324_Ala380）和 AHR 3（Val324_Ala380），其代表物种分别为鸡、环形雉、日本鹌鹑，具有对 DLCs 亲和力较高的 AHR 的鸟类比具有对 DLCs 亲和力较低 AHR 的鸟类具有更高的敏感性。AHR 在鸟类、鱼类的不同物种间的结合亲和力的差异和对早期生命阶段死亡率的敏感性差异也存在定量关系，如 TCDD 对鸡或者其他鸟类的毒性至少相差一个数量级，TCDD 对湖红点鲑和斑马鱼早期生命阶段的致死毒性效应相差 40 倍。因此，在利用 AHR 激活导致生物早期死亡的 qAOP 模型时需要考虑物种间差异性的定量关系。

导致 AHR 活性物种敏感性差异的原因，目前主要认为是不同 AHR 亚型的蛋白序列和构象差异使得同样的 DLCs 与 AHR 受体结合能力不同，进而产生不同程度的下游分子事件。对于鸟类来说，AHR1 的配体 LBD 区域的氨基酸序列的差异是引起二噁英及 DLCs 效应产生鸟类种间敏感性差异的原因。Manning 等和 Farmahin 等研究发现氨基酸位点 Ile324 和 Ser380 能够影响 86 种鸟的 AHR1 受体对 DLCs 的敏感性[14-16]。对于哺乳动物，研究人员发现人类的 AHR 受体 LBD 区的苯丙氨酸 318（Phe318）位点和缬氨酸 381（Val381）位点 TCDD 的敏感性差异上起着关键作用。相较于人类和鸟类，鱼类的情况较为复杂，目前还没有针对鱼类物种敏感性的机制解释。一般来说，鱼至少有 3 种 AHR 受体（AHR1，AHR2 和 AHR3），并且每个 AHR 均包括多个亚型。鱼类 AHR 受体在进化上的保守性较低，这也导致了鱼类的较大的物种敏感性差异。张睿等提出了氯代二苯硫化物（PCDPSs）会通过激活斑马鱼 AHR2 导致其致死毒性的假设。该研究通过体外测试-鱼类 AHR2-LRG 法、野生型和 CYP1A 转基因型斑马鱼胚胎暴露实验验证了 PCDPSs 诱导的致死效应是通过激活斑马鱼 AHR2 的表达导致的，并结合分子动力学模拟提供了几种 PCDPSs 在原子水平上激活 AHR2 的差异机制信息[17]。综合来说，以上因素均会导致同样的 DLC 物质与不同物种的 AHR 受体亲和力不同，导致分子启动事件（MIE）的激活程度的差异，进而产生下游关键事件（KE）和最终有害结局（AO）的差异。因此，物种敏感性差异是 AHR-qAOP 后续发展及应用中一个亟待解决的重要问题。魏凤华等[18]总结了 DLCs 在不同物种间存在显著的敏感性差异，建议加强对我国本土物种的研究，开展基于本土物种的 DLCs 毒性数据已支持风险评价与基准研究；进一步开展新型 DLCs 物质的毒性筛查工作等。

为了研究 AHR-qAOP 在不同物种间适用性，Doering 在 AHR 激活导致鸟类生命早期阶段死亡的 qAOP 的基础上，研究了 TCDD 对其他脊椎动物如 9 种鱼类的 AHR 受体敏感性差异[19]。他在 COS-7 细胞中分别转染了鸟类 AHR1 和鱼类 AHR2 质粒，通过分析 TCDD，TCDF，PeCDF 和 PCBs 126，77 的 LRG 响应和对应 DLCs

导致鸟类或鱼类早期胚胎死亡的数据，发现显著的线性相关仅存在于鱼类 AHR2/鸟类 AHR1-LRG 活性效应值（EC_{50}）与导致早期胚胎死亡的 DLC 剂量（LD_0、LD_{10}、LD_{50} 和 LD_{100}），而不存在于鱼类 AHR1。此外，Doering 通过修正 AHR-qAOP 模型，将 TCDD，PCBs 126,77,105 的 LRG 效应浓度（$EC_{threshold}$）作为输入值，预测对应 DLC 导致早期胚胎死亡的 DLCs 剂量（LD_0、LD_{10}、LD_{50} 和 LD_{100}），获得了较好的线性相关性（$R^2 \geqslant 0.92$，$p < 0.0001$）。该研究发现 AHR-qAOP 可适用于不同生态物种，甚至拓展至 10000 种鸟类和 34000 种鱼类[7]。但是除 PCDDs、PCDFs 和共面 PCBs 之外，目前还没有研究表明这种跨物种 qAOP 是否适用于其他 AHR 激动剂。

9.5.3　基于 AHR-qAOP 的 DLCs 生态风险研究展望

尽管 AHR-AOP 已经获得了较多的关注，促进了从机制上理解 AHR 在跨化学、跨物种和跨类群方面的危害，但是与其他大部分 AOP 一样，对 MIE 与 KE、AO 之间的关联、下游的关键事件仍然缺乏足够的了解。然而 AHR 的激活能够导致多重响应，包括与多个潜在靶基因如 CYP1A、Sox9b 和 HIF1a/VEGF 的相互作用，这些 AOP 可能与 COX-2 的表达增加同时发生，导致心血管发育和功能改变和导致早期生命阶段死亡。AOP 150 是在 AOP 21 的基础上开发出来，AHR 激活后通过 HIF1a/VEGF 信号通路最终导致早期生命阶段死亡。因此，阐明 AHR 激活与早期生命阶段死亡率之间的一系列关键事件是一个挑战。此外，目前对已有 KER 的定量关系理解在很大程度上只局限于 AHR 激活和早期生命阶段死亡率之间的间接关系，这限制了其在化学品风险管控中的应用范围。

此外，由于生物体内 AHR 受体的变异和多样性，二噁英及 DLCs 在不同的物种间存在显著的敏感性差异。这同样给 AHR-qAOP 的应用提出了挑战。尤其是对于野生鱼类，鱼类往往同时具有 3 种 AHR 受体，且每种具有不同亚型。目前，AHR 受体已经被识别定型的鱼类只占有所有鱼类的极少部分，大部分鱼类体内的 AHR 亚型情况尚不清楚。因此，对野生物种的 AHR 受体的识别与定型是决定 AHR-qAOP 应用有效性的基础。

本章综述了 AHR-胚胎毒性 qAOP 在预测典型 DLCs 和新型 DLCs（PBDEs 和 PCDPSs）对鸟类和鱼类毒害效应的应用。但环境中仍有大量未知毒性化学品污染以及环境介质的中的混合污染。这些未知毒性污染物的 AHR 活性以及对生态物种的胚胎毒性很可能具有显著差异，因此 AHR-qAOP 的计算模型需要不断修正，以满足不同 AHR 活性的污染物的检测要求。

为识别 DLCs 的危害与评价其生态风险，进一步构建与完善 AHR-胚胎毒性 qAOP，后续可重点关注以下几方面：

(1)目前构建的 qAOP 已经适合于在 TCDD、TCDF、PCBs 等典型的 DLCs，

其对大量新型的和潜在未知的 DLCs 的适用性尚不可知，建议开展对其他新型类二噁英化学物质的研究，验证该 qAOP 的化学适用性。

（2）继续开发与完善 qAOP，尤其是构建下游 KE 与 AO 间的定量关系，提高预测信心与能力，能在更高阶的实际管理工作中得到应用。使用 AOP 进行危害识别和风险评估需要评估预测模型在 AOP 中的每个关键事件和关键事件关系上的性能。一般来说，关键事件越往有害结局的下游发展，利用相关关键事件的定量关系来预测有害结局的可信度就越强。生物个体与种群水平及以上的危害是化学物质监管和决策的最终目标，同时考虑结合合适的种群模型，通过对个体生存和繁殖的影响去评估对种群动态和结构的影响，将 AO 拓展至种群及以上水平上的危害。

（3）开展该 qAOP 在不同物种的适用性研究，将其应用拓展至敏感物种、本土物种、濒危物种等管理上关心的目标物种，进而确定敏感物种以及制定保护本地敏感物种的环境安全阈值（图 9-10）。已知鸟类和鱼类之间 AHR 的目标氨基酸的差异导致与 DLCs 结合亲和力的不同，由此造成 AHR 激活（MIE）的剂量-效应关系物种差异。通过修改 qAOP 模型中 AHR 激活的剂量-反应参数，可以推断该模型在不同物种的适用性，从而解释物种对 DLCs 的敏感性[11]。物种间蛋白质序列的保守性可以用来推断物种之间的亲和力如何不同，或者感兴趣的物种与模型物种之间的敏感性如何不同。有研究者利用序列比对等方法分析几个或多个物种之间的目标基因和蛋白质的相似性，从而预测物种之间的易感性（sequence alignment to predict across species susceptibility，SeqAPass），只需要提供所选目标物种的 MIE 和 KER 的物种特异性信息，利用 qAOP 模型就能得到感兴趣的化学物质的物种敏感性分布，支撑毒害化学物质的生态毒性基准与标准的制定研究。

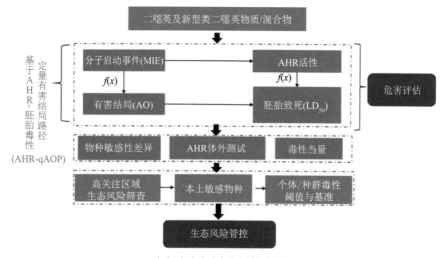

图 9-10　利用 AHR-qAOP 对 DLC 进行鸟类胚胎毒性评估，提供风险管控依据

(4)针对一些低 AHR 活性的新型 DLCs 和未知毒性的化学品，可以比较不同的活性效应浓度，例如 PC_{20}、EC_{50}、EC_{20} 或者 $EC_{threshold}$ 等，作为计算模型的输入值，以获取优化的线性相关性。张睿等在检测 PBDEs 的 AHR 活性时，使用 PC_{20} 作为输入值，PC_{20} 为产生 TCDD 的最大 LRG 响应的 20%时对应的 DLCs 的浓度，以此来计算低 AHR 活性的 DLC 物质的相对效力（relative potency，ReP）[20]。Doering 等在构建针对鸟类和鱼类 AHR-胚胎毒性 qAOP 过程中，对计算模型进行修正，采用 $EC_{threshold}$ 代替 EC_{50}，对具有低 AHR 活性的 PCBs 的毒害效应进行预测，发现采用 $EC_{threshold}$ 作为输入值，可以获得较好的线性相关性[7]。

(5)在上述研究基础上，考虑构建基于 AHR 激活的 AOP 网络，将 AO 从个体水平上拓展至种群及以上水平，进一步探究其对 DLCs 混合物、环境中 DLCs 混合物等暴露危害的预测能力，促进其最终应用于 DLCs 的风险管控工作。已有研究提出 AHR-AOP 可为风险评估提供有用信息，如环境中可结合 AHR 的 TCDD 结构类似物一般以混合存在，可以混合物浓度加和的方式对这类混合的复合毒性进行评估。魏凤华等[21]利用基于鸟类 AHR 的荧光报告基因法测试 TCDD、2,3,7,8-TCDF 和 2,3,4,7,8-PeCDF 三种典型 DLCs 两两混合后的 AHR 活性，研究发现混合物诱导的鸟类 AHR 活性效力的联合效应是加和作用，进一步说明了利用该报告基因法在混合暴露危害评估中的应用潜力。但是否可利用该 AHR 活性结果去预测混合物暴露的胚胎致死效应尚不可知。因此未来可进一步研究该 qAOP 和 AOP 网络在多种 DLCs 混合物、环境中 DLCs 混合物暴露中的应用。

(6)可参考 Patlewicz 等[22]提出的支持 AOP 管控的科学框架，探索利用现有的 AHR 相关的 qAOP 分层级地支持对 DLCs 风险管控工作中不同层次的应用。例如利用该 qAOP 进行化学品初级阶段的毒性筛查与优先评估，累积数据的同时优化该 qAOP；将 qAOP 的数学模型输出的结果与实验数据集（如人类临床数据集、合适的生态物种）进行基准测试，为未来 AOP 的实际应用提供科学依据和经验。

参 考 文 献

[1] Braga R C, Alves V M, Muratov E N, et al. Pred-skin: A fast and reliable web application to assess skin sensitization effect of chemicals. Journal of Chemical Information and Modeling, 2017, 57(5): 1013-1017.

[2] Tan H, Wang X, Hong H, et al. Structures of endocrine-disrupting chemicals determine binding to and activation of the estrogen receptor alpha and androgen receptor. Environmental Science & Technology, 2020, 54(18): 11424-11433.

[3] Russo D P, Strickland J, Karmaus A L, et al. Nonanimal models for acute toxicity evaluations: Applying data-driven profiling and read-across. Environmental Health Perspectives, 2019, 127(4): 47001.

[4] 夏洁. 二噁英类污染物的高通量生物监测技术研究及其在环境检测中的应用. 南京: 南京大学, 2013: 21-31.

[5] Perkins E J, Ashauer R, Burgoon L, et al. Building and applying quantitative adverse outcome pathway models for chemical hazard and risk assessment. Environmental Toxicology and Chemistry, 2019, 38(9): 1850-1865.

[6] Basant N, Gupta S, Singh K P. Predicting the acute neurotoxicity of diverse organic solvents using probabilistic neural networks based QSTR modeling approaches. Neurotoxicology, 2016, 53: 45-52.

[7] Doering J A, Dubiel J, Wiseman S. Predicting early life stage mortality in birds and fishes from exposure to low-potency agonists of the aryl hydrocarbon receptor: A cross-species quantitative adverse outcome pathway approach. Environmental Toxicology and Chemistry, 2020, 39(10):2055-2064.

[8] Mansouri K, Kleinstreuer N, Abdelaziz A M, et al. CoMPARA: Collaborative Modeling Project for Androgen Receptor Activity. Environmental Health Perspectives, 2020, 128(2).

[9] Ullah S, Zuberi A, Alagawany M, et al. Cypermethrin induced toxicities in fish and adverse health outcomes: Its prevention and control measure adaptation. Journal of Environmental Management, 2018, 206: 863-871.

[10] Conolly R B, Ankley G T, Cheng W, et al. Quantitative adverse outcome pathways and their application to predictive toxicology. Environmental Science & Technology, 2017, 51(8): 4661-4672.

[11] Zhang R, Zhang X, Zhang J, et al. Activation of avian aryl hydrocarbon receptor and inter-species sensitivity variations by polychlorinated diphenylsulfides. Environmental Science & Technology, 2014, 48(18): 10948-10956.

[12] 魏凤华, 张效伟, 张睿, 等. 鸟类 AhR 报告基因法对垃圾焚烧炉飞灰中的类二噁英污染物的评估. 中国科技论文, 2016, 11(15): 1791-1796.

[13] Mundy L J, Williams K L, Chiu S, et al. Extracts of passive samplers deployed in variably contaminated wetlands in the athabasca oil sands region elicit biochemical and transcriptomic effects in avian hepatocytes. Environmental Science & Technology, 2019, 53(15): 9192-9202.

[14] Manning G E, Farmahin R, Crump D, et al. A luciferase reporter gene assay and aryl hydrocarbon receptor 1 genotype predict the LD50 of polychlorinated biphenyls in avian species. Toxicology and Applied Pharmacology, 2012, 263(3): 390-401.

[15] Farmahin R, Wu D, Crump D, et al. Sequence and *in vitro* function of chicken, ring-necked pheasant, and japanese quail AhR1 predict *in vivo* sensitivity to dioxins. Environmental Science & Technology, 2012, 46(5): 2967-2975.

[16] Farmahin R, Manning G E, Crump D, et al. Amino acid sequence of the ligand-binding domain of the aryl hydrocarbon receptor 1 predicts sensitivity of wild birds to effects of dioxin-like compounds. Toxicological Sciences, 2013, 131(1): 139-152.

[17] Zhang R, Wang X, Zhang X, et al. Polychlorinated diphenylsulfides activate aryl hydrocarbon receptor 2 in zebrafish embryos: Potential mechanism of developmental toxicity. Environmental Science & Technology, 2018, 52(7): 4402-4412.

[18] 魏凤华, 张俊江, 夏普, 等. 类二噁英物质及芳香烃受体 (AhR) 介导的有害结局路径(AOP)研究进展. 生态毒理学报, 2016, 11(1): 37-51.

[19] Doering J A, Wiseman S, Giesy J P, et al. A cross-species quantitative adverse outcome pathway for activation of the aryl hydrocarbon receptor leading to early life stage mortality in birds and fishes. Environmental Science & Technology, 2018, 52(13): 7524-7533.

[20] Zhang R, Zhang J, Zhang X, et al. *In vitro* dioxin -like potencies of HO- and MEO-PBDEs and inter-species sensitivity variation in birds. Ecotoxicology and Environmental Safety, 2016, 126: 202-210.

[21] Wei F, Li J, Zhang R, et al. Relative sensitivities among avian species to individual and mixtures of aryl hydrocarbon receptor-active compounds. Environmental Toxicology and Chemistry, 2016, 35(5): 1239-1246.

[22] Patlewicz G, Simon T W, Rowlands J C, et al. Proposing a scientific confidence framework to help support the application of adverse outcome pathways for regulatory purposes. Regulatory Toxicology and Pharmacology, 2015, 71(3): 463-477.

第 10 章　有害结局路径在水体复合污染毒害物质鉴别中的应用

水体复合污染包含低浓度、种类复杂的毒害化学污染物，威胁人类健康和生态安全。监测并识别水体关键毒害污染因子是进行水质管理的前提，也是复合污染研究的难点。目前国内外在水复合污染毒性监测研究上主要基于动物活体试验或者生物体外测试。由于受限于毒理学测试方法，常见的应用通常仅关注于某方面的毒性效应或者少数的分子指标，因而受到质疑和挑战。有害结局路径（AOP）将化学污染物的结构、致毒的分子启动事件和生物毒性的有害结局建立关联，为污染物的毒性测试、预测和评估提供了新的模式。本章旨在论述有害结局路径在复合污染毒性评估和关键毒害物质鉴别中的指导性价值和意义。在有害结局路径的指导框架下，联合生物体外高通量测试技术、化学分析的靶向和非靶向分析技术和生物信息学技术，可以系统地分析化学混合物在分子、细胞水平上健康相关指标的响应水平，评估水体中复杂结构污染物，与不同生态和健康有害结局之间的关联，为水环境评价和优先污染物的筛选管理提供有效支撑。

10.1　水体复合污染研究现状

水体污染已经成为全球关注的热点问题之一。每年大约有 3 亿吨化合物随着工业、农业、生活用水和公路地面径流汇入环境水体，使得水体污染物种类复杂多样。除了急性毒性外，复杂多样的化学污染物在低浓度、长期暴露条件下对人类健康和水生生态安全构成威胁。而不同结构污染物在复合污染条件下潜在的毒性协同（synergy）和增强（potentiation）效应尤其引人关注。

作为污染控制和治理的前提，识别复合污染水体中优先控制污染物对优化污染治理资源配置，提高污染治理效率起着关键作用。在开展复合污染水体监测时，通常先根据水体的功能类型，设置不同的水质保护目标，进而采用相应的监测指标和评价策略。环境水体复合污染情况复杂而多变，按照水体的功能和水质保护目标，我国地表水复合污染水体大致可以分为三类（表 10-1）：①工业或者城市排放的废水；②纳污后用于景观和灌溉用水；③地表饮用水源水。对其采用的监测和毒害污染物识别技术也不同。由于化学分析技术往往仅限于有限的化学指标，且无法评估混合污染复合效应，以生物效应为导向的分析（effect-directed analysis，EDA）和评估策略是目前国际上复合污染识别的主流思路之一。

表 10-1　地表水复合污染特点和常用评价方法

污染分类	生态服务功能	保护目标	污染物	受关注毒理学效应终点	常用水环境评价方法
工业/城市废水	天然生物栖息地（受纳水体）	生态健康，水生生物	中、高浓度重金属、其他无机物和复杂有机物污染	急性毒性	TIE
纳污景观、灌溉用水	生态景观、农作物灌溉、生物栖息地	生态健康，水生生物	低剂量有机物混合污染	内分泌干扰效应，行为毒性，遗传毒性，生殖毒性等	TIE, EDA, mTIE
地表饮用水源水	饮用水源、生物栖息地	健康，人体	低剂量有机物混合污染	神经毒性，遗传毒性，发育毒性，免疫活性，内分泌干扰效应等	EDA, mTIE

　　目前关于环境水体复合污染生物效应监测和关键毒害物质鉴定的研究策略主要分为两个阶段。首先，采用生物的急性毒性或体外测试指标，进行生物毒性和分子效应的监测和判别；然后，基于物化性质，对于有毒性或有分子效应的样品进行分离，利用标准化毒性测试方法确定致毒成分，并通过化学分析手段鉴别出致毒污染物。此外，新近的研究还采用其他高内涵的分子方法如功能基因组学技术来进行毒性鉴别评估方法——基于分子效应的毒性鉴别评估（molecular toxicity identification evaluation，mTIE）。上述策略方法已经在一些复合污染（如纳污景观、灌溉用水）的毒性识别和鉴别上建立了成功的案例。

　　有害结局路径（adverse outcome pathway，AOP）的发展为化学品筛选毒性测试与预测提供了新的思路和方案。AOP 是基于现有的知识，把直接的分子启动事件与风险评估相关的生物学水平上的负效应连接起来，形成概念性框架。其中，分子启动事件指的是外源性化合物和特定的生物分子之间的反应。有害结局路径综合了以上两种思路（图 10-1），基于化学品的性质，从系统生物学的角度概括了化学品所诱导的分子效应，以及在该分子响应水平上细胞、组织、器官的毒性效应，并进而推导出在个体种群上的有害结局。AOP 模型借助计算机和生物学背景知识获得化学品的作用机理，使用更少的资源和动物实验对越来越多的新型化合物进行快速和准确的风险评估，为环境风险评估提供了新的思路和工具。

　　本章结合当前复合污染的研究需求和技术基础，论证 AOP 在环境水体复合污染条件下毒害化学污染物监测和关键毒害物质鉴别中的优势和应用前景。

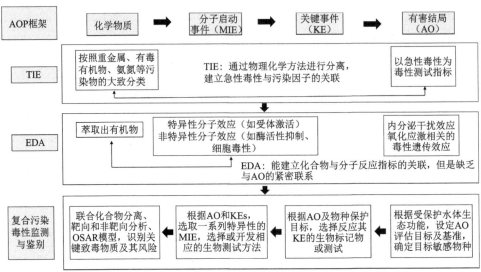

图 10-1　AOP 框架与 TIE、EDA 的关联及其对复合污染致毒物质鉴别的指导思路

10.2　水体复合污染的生物效应监测和关键毒害物质鉴定方法

10.2.1　基于生物急性毒性测试的方法——毒性鉴别评估法（TIE）

　　生物急性毒性是早期被用来监测毒害污染物的主要方法之一（表 10-2）。美国环保署（USEPA）最早建立的 TIE 方法是通过采用生物急性毒性试验来开展（工业）废水的毒性监测、识别和评估（表 10-2），现已成为各国环保部门进行生态风险评价和管理的依据和模式。

表 10-2　使用 TIE 方法评估水体毒性的案例

测试水体类型	受试生物	效应终点	主要致毒物质	毒物种类	参考文献
韩国京畿道纺织、印染工业终排废水	大型溞（*Daphnia magna*）	急性死亡	锌	重金属	[1]
英国哥伊特河边漂白工厂的废水	蚤状钩虾（*Gammarus pulex*）大型溞（*D. magna*）	急性死亡	氯	无机物	[2]
伊利诺伊河沉积物的孔隙水	网纹溞（*Ceriodaphnia dubia*）片足类动物（*hyalella azteca*）	急性死亡	氨	无机物	[3]

续表

测试水体类型	受试生物	效应终点	主要致毒物质	毒物种类	参考文献
马来西亚雪兰莪州垃圾渗滤液	波鱼（*Rasbora sumatrana*）沼虾（*Macrobrachium lanchesteri*）	急性死亡	有机酸	非极性有机化合物	[4]
韩国忠南省制药工厂排水	大型溞（*D. magna*）	急性死亡	乙酰苯，苯并噻唑，邻苯二甲酰亚胺	非极性有机化合物	[5]
中国广州河流沉积物孔隙水	摇蚊（*Chironomus dilutus*）	急性死亡	镉，铜，镍，铅，锌，氯氰菊酯高效氯氟氰菊酯，氟虫腈	金属、有机物混合物	[6]
巴西水库水，沉积物孔隙水	同形溞（*Daphnia similis*）	急性死亡	藻毒素，铜	金属，生物毒素	[7]

TIE 的鉴定思路是结合化学分析和生物测试，首先根据不同类别化学品的物化性质用不同的方法将样品分级分离，再用生物测试确认不同组分的毒性效应，最后采用计算手段判定不同物质/组分的毒性贡献率。TIE 包括毒性表征、毒物鉴别和毒物确认三个阶段。毒性表征的目的是通过对废水进行各种物理化学处理，对比处理前后毒性的变化，明确致毒物质的大致类型[7]。传统的 TIE 将污染物初步分为重金属离子、非极性有机物、挥发性物质、氧化性物质、氨氮类物质以及毒性依赖于 pH 变化的物质等。基于第一阶段表征结果，毒性鉴定采用更具针对性的分析和分离技术，降低样品有机物种类复杂性，并跟踪毒性变化，鉴别出样品中的可疑毒物。毒性确认是根据前两个阶段的试验结果以及水样采集情况，确认第二阶段鉴别出的可疑毒物是否确为样品毒性来源物质，主要方法包括相关分析方法、可疑毒物投加试验法、质量平衡法或可疑毒物去除试验法。由于传统毒性测试技术的局限，TIE 主要以急性毒性为评估终点。

10.2.2 基于体外测试的监测与鉴别方法

对于慢性效应的监测通常需要借助于生物体外测试。生物体外测试根据对污染物致毒机制（modes or mechanisms of actions，MOA）的认识，借助于酶学测试或基于细胞的分子测试，监测和分析复合污染中毒害污染物引起的细胞毒性、发育毒性、生殖毒性、遗传毒性及其他内分泌干扰效应等。常用的体外测试技术包括分子标记物（biomarker）和组学技术（omics technology）等。

1. 分子标记物

生物标记物是由于生物受到外源性刺激所引起的分子、细胞和生理水平上的改变，通常是一些直接存在于被暴露生物体的细胞组织中的生物大分子。生物标记物可以反映化合物在生物体内的浓度和代谢水平，用于特定种类化合物的筛选，如细胞色素 P450 亚酶 CYP1A 可以用于指示不同浓度的 PAHs（polycyclic aromatic hydrocarbons）/PCBs（polychorinated biphenyls）；还可以指示个体水平上的毒害作用和功能改变，为生物受到胁迫和环境扰乱提供预警，如卵黄前体蛋白 VTG 可以反映内分泌干扰和生殖效应。

2007 年美国 EPA 开展了 ToxCast 研究计划，用高通量生物测试技术寻找作为化学品潜在靶标的关键生物事件和通路，从而研究化学品与疾病如癌症、生殖毒性和先天畸形等的关联，为化学品测试时选择一系列准确合适的生物测试方法提供信息和支持。ToxCast 分为两个阶段，第一阶段是 2007~2010 年，主要任务是建立已研究透彻的毒性结果与各类化学品之间的联系，成果是建立了化学数据库和生物测试数据库。第二阶段正在进行中，主要任务是利用更多的生物测试来研究更多的化学品，填充第一阶段的数据库。第一阶段的化学数据库中包含 11138 种物质，类型有杀虫剂、商用化学品、市场上所有销售的药品、模式化合物和一些未研究成功的药物。生物测试数据库中有 13 个平台，总共包含 875 个指标，分为 9 大类，19 个小类，从不同物种和指标对化合物进行生物测试分析。

然而，研究污染物对生物的毒害作用，需要评估污染物在生物体内吸收、代谢和引起病理的全过程，生物标记物不能系统地说明这一过程。同时，某些生物标记物如 CYP1A、VTG 等在 mRNA 水平上比蛋白水平上更能体现指示作用，因此需要生态基因组学在生物标记物的选择上发挥重要作用。

2. 组学技术

转录组、蛋白质组、代谢组学等组学技术的出现，使得对化学品的毒理学评估不再局限于对一个或少数分子指标的测试，而是可以对化学品胁迫下细胞或生物体内的分子网络进行全局性分析和评估，转录组主要探查了某一生物过程中的基因表达和关联的生化通路变化，可以捕捉分子水平上的生理响应，在关联生物体响应和环境影响时灵敏度很高。转录组表达可用来探究生理过程中的功能网络和生理过程的特征。已有研究揭示了环境浓度下转录组效应的评估对解释污染物较高浓度下造成生物体毒性和种群损害的机制的重要性。蛋白质组可以高通量地反映基因的功能表达，包括蛋白质与肽的反应和蛋白质之间的相互作用。蛋白质组与生物信息分析结合可以评估生物机体功能生化反应对环境中污染物刺激的响应。但是由于降解、转化效率和细胞状态等因素的影响，转录水平变化和蛋白质水平变化不能相对应。因此，一般认为蛋白质组在生态效应评估中更为准确可靠，但缺点在于所要样本量较大，且分析不易。代谢组通过考察生物体系（细胞、组织或生物体）受刺激或扰动后（特定的基因变异或者环境变化），其代谢产物的变化或其随时间的变化。对于环境中的污染物来说，可以通过代谢组学的方法，测定分析其整体毒性效应造成的代谢组的变化，并可找出污染物暴露下的生物标志物，从而分析其代谢途径的变化。与转录组和蛋白质组相比，优点在于代谢产物在不同物种之间是相同的，因此，代谢组是非物种特异性的，在不同物种间可以用同样的方法和指标比较。

1）效应导向分析（EDA）

体外生物测试技术的发展被用于"效应导向分析"，开展复合水污染中有机物污染物慢性毒性的鉴别。EDA 通常先用化学方法将水中的污染物高倍浓缩再进行离体生物实验，具体流程主要包括四个部分：毒性测试，分级分离，致毒物筛选与识别和毒性确认。分级分离是根据分析物存在不同的极性、疏水性、平面性和特定官能团等物化性质来实现。在分级分离的基础上进行毒性测试，进而针对主要致毒成分进行致毒化合物的筛选与识别。毒性确认是为了确定化合物在毒性总效应中的贡献率。目前毒性确认方法有：基于剂量-效应关系的定量验证、具有类似作用模式的浓度加和法与独立作用模式产生的加和效应、可疑物质添加法的效应验证和定量结构-效应关系预测毒性等。

经过长时间的发展，以效应为导向的污染物分析在沉积物、废水和地表水的污染物识别中得到有效应用，已有一些成功的案例（表 10-3）。

表 10-3　复合污染中毒害污染物鉴别的 EDA 方法案例

测试水体	测试方法	毒性效应	毒物种类	参考文献
长江水源水 中国东部不同地区的自来水厂出水、自来水、煮沸的自来水	CV1 MDA-kb2	甲状腺受体拮抗活性 雄激素活性	有机氯农药，邻苯二甲酸二丁酯，邻苯二甲酸二异辛酯，双酚 A，壬基酚，辛基酚	[8]
德国萨克森-安哈尔特州某市废水处理厂排水	Ames	致突变活性	4-二甲基氨吡啶，双氯芬酸，2-苯并噻唑磺酸，苯并咪唑磺酸	[9]
加拿大艾伯塔省油砂工艺水	酵母雌激素筛选实验	雌激素活性 Estrogenic activity	烷基酚	[10]
美国伊丽莎白河沉积物，孔隙水	斑马鱼胚胎发育试验	死亡率，致畸率	1,2-苯并芴，1,2-苯并蒽等	[11]
荷兰河口、海岸水	海洋藻类	光合作用抑制	阿特拉津，敌草隆，2-叔丁氨基-4-环丙氨基-6-甲硫基-S-三嗪，异丙隆，去草净，特丁津	[12]

2）分子毒性鉴别评估（mTIE）

分子毒性鉴别评估是利用短时间直接暴露下水体复合污染对生物造成的基因效应来监测和评估毒性物质的评价方法。利用基因表达作为关键化合物分类指标较传统毒性指标更为灵敏。Antczak 等[13]用大型溞基因组鉴别了 36 种不同的化合物，通过基因表达和通路分析将其分为有机物、无机物和重金属三类。从大型溞暴露于不同类型物质所呈现的分子指纹可以看出，mTIE 可以很好地区分无机物和有机物。但是对于类金属物质和酚类物质，mTIE 还是无法清楚地将其分类。Biales 等[14]在 TIE 急性毒性表征基础上，查看了稀释后的环境样品暴露下钩虾的基因表达。钩虾的基因表达结果有效地区分出了不同浓度的非致死环境样品，提高了 TIE 的灵敏度。

mTIE 方法将基因表达加入到 TIE 过程中去，结合了化学分析和生物暴露方法，将传统毒理学中的毒性终点与基因表达相联系，完成急性、慢性毒性的统一表征，是一种较为完整的毒性评价方法。该技术仍处于研究开发阶段，进一步研究污染物对生物分子水平毒性的效应和通路对 mTIE 技术的发展十分重要。

3）已有监测和鉴定方法的比较

尽管 TIE、EDA 和 mTIE 等方法各有异同（表 10-4），这些发展为复合污染的毒性监测和关键毒害物质鉴别积累了大量的经验。早期 TIE 方法主要应用在水环境的生态健康保护。EDA 方法则偏向于关注人类健康，指标多种多样。分子方法灵敏却昂贵。对于已有这些方法和过程，如果能够有效利用，合理归置资源，对水环境污染评价和防治有着重要的意义。有害结局路径概念的提出可以为我们更好地解释和研究化学物质在各个生物学水平上造成的毒性效应之间的关系（图 10-1）。

表 10-4　TIE、EDA 和分子毒性鉴别手段的异同

鉴定方法	毒理学终点	样品形式	生物可利用性	毒物鉴别目标	毒物鉴定程度	通路节点
毒性鉴别评估	生物急性毒性	样品原样（水，间隙水等）	完全考虑	所有潜在物质	可识别毒害污染物类型，难以识别具体物质	有害结局
效应导向分析	内分泌干扰效应，基因毒性等	样品有机提取物（水，生物体，混合样品，间隙水等）	不考虑	有机污染物	可识别有机致毒物质结构	分子启动事件，关键事件
分子手段	组学水平变化（转录组，蛋白组等），生物标记物等	样品原样（水，间隙水等）	完全考虑	所有潜在物质	可预测识别致毒物质结构	分子启动事件，关键事件

10.3　有害结局路径对水体复合污染监测和毒害污染物鉴别的意义

10.3.1　有害结局路径

复合污染中的毒害化学物质对生物个体与生态系统的影响，归根结底是从分子水平上开始的，通过特定的 AOP 导致有害的生态和健康效应。AOP 概括了污染物从进入生物体系发生初次分子反应，到产生个体和种群水平上有毒有害效应的全过程。这是一个适用于所有物种、复杂生物学的实用性简化模型，也是一个基于逻辑、机理或者计算预测的高概括性的模型。AOP 由连接分子启动事件和有害结局的多个关键事件和事件之间的联系组成，关键事件之间的联系组成一个个模块，且模块间的先后顺序是不可逆的。

AOP 为未知毒性化学品的毒性测试方案提供了指导性的框架。AOP 具有非物质特异性，作用于相同分子靶标（分子启动事件）的不同类型物质产生的效应也是相同的。例如芳香烃受体（AHR）效应，TCDD 是典型的通过 AHR 激活生物毒性的物质，与其结构相似的多氯二苯并对二噁英（polychlorinated dibenzo-p-dioxins，PCDDs）、多氯二苯并呋喃（polychlorinated dibenzo-furans，PCDFs）、多氯联苯（PCBs）和多环芳烃（PAHs）等化合物也都具有 AHR 效应。同时，AOP 是非物种特异的，对不同物种或者同种生物不同生长阶段具有毒理学上的相似性和差异性。AOP 的非物质特异性和非物种特异为其在化合物复合污染的测试和评估中的应用提供了理论前提。

10.3.2　有害结局路径在水环境评价上的应用

AOP 可系统表征致毒化学物质（结构）、生物活性和有害结局之间的关联，可以为复合污染中化学物质毒性监测和关键致毒因子识别提供指导性框架（图 10-1）。AOP 的指导性意义如下：

（1）根据水质保护目标确定生物类群、敏感物种（优先关注物种），以及可能发生的有害结局（毒害类型、毒性终点）。不同水体功能对水质要求各异，人们对该水体污染的毒性终点关注也有所不同。目前 AOP 致力于构建所有已知有毒物质的毒性通路，这为全面监测和评估复合污染的生物毒性提供了重要的知识基础。

（2）根据优先关注的敏感物种有害结局，确定可能的 AOP，选择相应的生物测试方法。AOP 可指导选择毒性监测所需的生物测试。根据水质管理所需关注的污染效应，基于 AOP 选择生物测试的种类，进行有目标的筛选。表 10-5 总结了 AOPWiki 中正式提出的一些 AOP，并根据三类不同污染水体（表 10-1）的关注目标和治理需求进行分类。工业城市废水关注点为生态健康，评价重点在急性毒性，因此可以使用 TIE 方法，以水生生物的死亡作为评价指标测试水体。对于地表饮用水源水，风险评估的目标在于保护人类健康，因此水质管理关注的污染效应包括免疫毒性、神经毒性、遗传发育毒性等与人类健康相关的毒性效应（表 10-5）。

表 10-5　可用于复合污染监测和毒性鉴别的典型有害结局（AO）和相应的分子事件（MIE，KE）

水体服务功能	AOP 名称	有害结局	分子启动事件	关键事件	可采用的生物测试或测量指标	典型毒害化学污染物
饮用水源水，生物栖息地农业灌溉用水	芳香受体持续激活导致性啮齿动物肝脏肿瘤	三致效应，肝细胞和胆管肿瘤	芳香酶受体长期直接和间接引起的基因表达的变化	细胞内稳态改变和细胞凋亡，肝毒性，肝病，包括一系列可观测的影响，细胞增殖/增生	CYP1A 酶活，EROD 试验，H4IIE-luc 试验，肝毒性和细胞毒性的组织病理学变化（胆管增生等）	多氯二苯并二英，多氯二苯并呋喃，多氯联苯
饮用水源水，生物栖息地农业灌溉用水	雄激素受体激动导致生殖功能障碍	生殖毒性，种群衰退	雄激素受体激动	下丘脑/垂体负反馈，卵膜细胞睾丸生成减少，卵巢中雌二醇生成减少，血浆中雌二醇浓度减少，肝脏卵黄蛋白原的减少，血浆中卵黄原蛋白浓度减少，累积繁殖力和产卵减少	卵黄蛋白，热休克蛋白，性腺组织病理学变化，MDA-kb2 细胞测试	群勃龙，法倔唑，螺内酯及代谢产物
饮用水源水，生物栖息地农业灌溉用水	鱼类芳香化酶抑制导致生殖功能障碍	生殖毒性，种群衰退	芳香化酶抑制	卵巢中雌二醇生成减少，血浆中雌二醇浓度减少，肝脏卵黄蛋白原的减少，血浆中卵黄原蛋白浓度减少，累积繁殖力和产卵减少	芳香酶 CYP19，卵黄蛋白，热休克蛋白，性腺组织病理学变化，MDA-kb2 细胞测试	法倔唑，来曲唑，咪鲜胺
饮用水源水，生物栖息地农业灌溉用水	雌激素受体受到拮抗导致生殖功能障碍	生殖毒性，种群衰退	雌激素受体拮抗	肝脏卵黄蛋白原的减少，血浆中卵黄原蛋白浓度减少，累积繁殖力和产卵减少	BG1luc 雌激素受体活性测试，T47D-Kbluc 测试，ERα CALUX 测试，MELN 测试，YES 测试，卵黄蛋白，热休克蛋白	他莫昔芬，来曲唑
饮用水源水，生物栖息地农业灌溉用水	PPARα 激活导致雄性生育能力受损	生殖毒性，雄性生殖系统发育不完全，生殖率下降	PPARα 受体激活	类固醇急性调节蛋白减少，蛋白减少，线粒体胆固醇运输减少，睾酮合成减少，睾酮浓度减少	类固醇受体辅活化因子-1，脂肪酸 β 氧化，MCPT. Luc 测试等	GW6471，2,4-DNT，2A-DNT GW6471，2,4-DNT，2A-DNT

续表

水体服务功能	AOP 名称	有害结局	分子启动事件	关键事件	可采用的生物测试或测量指标	典型毒害化学污染物
饮用水源水，生物栖息地农业灌溉用水	激动剂与离子型谷氨酸受体受体结合导致成年大脑发育受损和学习记忆能力缺失	神经毒性，学习记忆能力受损	激动剂与离子型谷氨酸受体结合	NMDA 受体过度激活，Ca²⁺流出细胞，线粒体功能障碍，细胞死亡，神经元退变，神经炎症，成人神经网络退化	细胞神经病理学，肌肉活动，谷氨酰胺含量	软骨藻酸
饮用水源水，生物栖息地农业灌溉用水	抑制神经元细胞线粒体复合物 I 导致神经退化	神经毒性，运动机能受损	线粒体复合体 I NADH 泛醌氧化还原酶与抑制剂结合	氧化还原酶抑制，线粒体功能障碍，蛋白质内稳态受损，神经炎症，黑质纹状体的通路变性	比色法（线粒体复合体 I 酶活性），细胞耗氧量，线粒体膜电位，IL-1β，TNF-α，Il-6，IL-4 等细胞因子测定	鱼藤酮，四氢吡啶
饮用水源水，生物栖息地农业灌溉用水	甲状腺过氧化物酶抑制导致哺乳动物神经发育损伤	神经毒性，认知功能降低	甲状腺过氧化物酶抑制	甲状腺激素合成减少，神经组织中甲状腺素（T4）降低，血清中甲状腺素减少，海马基因表达改变，海马体功能下降	甲状腺素（T3, T4）测定	巯基苯并噻唑，亚乙基硫脲，甲巯咪唑，丙基硫氧嘧啶，间苯二酚

注：以上信息均参考 AOPWiki

（3）利用 AOP 对复合污染进行毒性预测。定量 AOP（quantitative AOP，qAOP）将毒害物质在生物体外分子水平上的反应（MIE 或 KE）与生物个体或群落水平上的效应（AO）建立定量关联（图 10-2）。体外生物测试在复合污染毒性监测中应用的优势是可以敏感地检测复合污染暴露所引起的早期分子反应。Thomas 等在肿瘤风险评估时发现小鼠在基准剂量下转录水平和个体水平效应具有相关性，提出了可以用转录水平起始点表征个体效应，预测癌症风险[15]。转录水平起始点（transcriptional points of departure，tPOD）即转录水平上受到化合物刺激效应最敏感的通路，个体效应事件即个体所反映的有害效应，分别对应 AOP 中分子启动

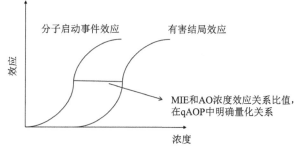

图 10-2　分子启动事件和有害结局效应的浓度效应关系比较

事件和有害结局的概念。研究发现，tPOD 与个体效应在所有时间点都具有高度一致性，总体来说，两者相关性高达 0.9946。复合污染在体外生物测试中的浓度效应关系可以用于预测其在个体有害结局上的毒性。

（4）识别复合污染水体中的关键毒害物质。生物活性检测结合化学分级分离技术，可对样品不同组分的潜在毒性进行评价。首先确定引起毒性的组分，再利用化学仪器分析手段，结合毒性当量分析确定可能的主要毒害物质。以类二噁英物质为例，此类物质导致的典型有害结局是 AHR 效应。根据分子结局的保守性，用 EROD 诱导法或者萤光素酶报告基因法检测 AHR 效应。检测到样品的二噁英活性后并不能进行定量研究其可能导致的生态风险，需要进行毒性分析评价。毒性当量是当下类二噁英物质毒性评价应用最为普遍的方法。用生物毒性当量（bio-TCDD equivalents，Bio-TEQ）表示基于生物分析的多种污染物混合体系的总毒性效应，即用引起相同水平标准物质浓度来表征污染物混合体系的毒性[16]。基于化学分析的多种污染物混合体系的总毒性效应用化学毒性当量（Chem-TCDD equivalents，Chem-TEQ）表示[17]，即每种化合物浓度与其毒性当量因子（toxic equivalency factor，TEF）的乘积的总和。

$$\text{Bio-TEQs} = \text{EC}_{50},\text{TCDD}/\text{EC}_{50},\text{sample}$$

$$\text{Chem-TEQs} = \sum \text{concentration} \times \text{TEF}$$

混合体系中，比较 Bio-TEQ 和 Chem-TEQ 的关系可以确定样品中测到的化学物质是否为体系二噁英活性的主要来源。当 Bio-TEQ = Chem-TEQ 时，说明所测化学物是体系二噁英活性贡献来源。夏洁等[16]利用此方法检测出太湖和长江沉积物有机提取物有显著的二噁英活性，且推断 PCDD/Fs 是主要二噁英活性贡献者。李娟英等[18]利用相似方法确定太湖沉积物中多环芳烃为需要关注的优先污染物。

已有研究证明，AOP 框架可以应用于复合体系中引起二噁英活性的关键毒害物质的确定。对于其他的有害效应，只需找出合适的模式化合物和分子启动事件，可以有效地复制这一过程，为鉴别复合水体关键毒害污染物提供更多的例证和补充。

当然，AOP 在复合水体关键毒害物质鉴别的研究才刚起步，尚有许多不足，目前关于亚个体变化及个体和种群的有害结局之间的联系还缺乏足够的研究证据，自然因素和物种差异对某些特定的有害结局的影响也有待进一步的研究。随着更多 AOP 的构建和已有 AOP 的进一步完善，AOP 在水环境管理上的应用会越来越明确和重要。

本章总结了环境水体中的不同复合污染类型，根据其服务功能的不同，可采取相应的风险评估的指标和方法。AOP 对化学污染物致毒过程中复杂生物学内容进行了高度概括，可为复合污染的生物监测和关键毒害物质鉴别提供指导，尤其是在生物测试种类选择、毒性预测、识别优先控制污染物等方面，在复合污染环境管理上有着广阔的应用前景。

参 考 文 献

[1] Ankley G T, Bennett R S, Erickson R J, et al. Adverse outcome pathways: A conceptual framework to support ecotoxicology research and risk assessment. Environmental Toxicology and Chemistry, 2010, 29(3): 730-741.

[2] 魏凤华, 张俊江, 张效伟, 等. 类二噁英物质及芳香烃受体(AhR)介导的有害结局通路(AOP)研究进展. 生态毒理学报, 2016, 11: 1-19.

[3] Mehler W T, You J, Maul J D, et al. Comparative analysis of whole sediment and porewater toxicity identification evaluation techniques for ammonia and non-polar organic contaminants. Chemosphere, 2010, 78(7): 814-821.

[4] Suliasih B A, Othman M S, Heng L Y, et al. Toxicity identification evaluation of landfill leachate taking a multispecies approach. Waste Management and the Environment, 2010: 311-322.

[5] Yi X, Kim E, Jo H J, et al. A toxicity monitoring study on identification and reduction of toxicants from a wastewater treatment plant. Ecotoxicology and Environmental Safety, 2009, 72(7): 1919-1924.

[6] Yi X, Li H, Ma P, et al. Identifying the causes of sedimentassociated toxicity in urban waterways in South China: Incorporating bioavailabillitybased measurements into wholesediment toxicity identification evaluation. Environmental Toxicology and Chemistry, 2015, 34(8): 1744-1750.

[7] De F Matos M, Botta C M R, Fonseca A L. Toxicity identification evaluation (phase I) of water and sediment samples from a tropical reservoir contaminated with industrial and domestic effluents. Environmental Monitoring and Assessment, 2014, 186(11): 7999-8006.

[8] Maltby L, Clayton S A, Yu H, et al. Using single-species toxicity tests, community-level responses, and toxicity identification evaluations to investigate effluent impacts. Environmental Toxicology and Chemistry, 2000, 19(1): 151-157.

[9] Hug C, Sievers M, Ottermanns R, et al. Linking mutagenic activity to micropollutant concentrations in wastewater samples by partial least square regression and subsequent identification of variables. Chemosphere, 2015, 138: 176-182.

[10] Yue S, Ramsay B A, Brown R S, et al. Identification of estrogenic compounds in oil sands process waters by effect directed analysis. Environmental science & technology, 2014, 49(1): 570-577.

[11] Fang M, Getzinger G J, Cooper E M, et al. Effect-directed analysis of Elizabeth River porewater: Developmental toxicity in zebrafish (Danio rerio). Environmental Toxicology and Chemistry, 2014, 33(12): 2767-2774.

[12] Booij P, Vethaak A D, Leonards P E G, et al. Identification of photosynthesis inhibitors of pelagic marine algae using 96-well plate microfractionation for enhanced throughput in effect-directed analysis. Environmental Science & Technology, 2014, 48(14): 8003-8011.

[13] Antczak P, Jo H J, Woo S, et al. Molecular toxicity identification evaluation (mTIE) approach predicts chemical exposure in Daphnia magna. Environmental Science & Technology, 2013, 47(20): 11747-11756.

[14] Biales A D, Kostich M, Burgess R M, et al. Linkage of genomic biomarkers to whole organism end points in a toxicity identification evaluation (TIE). Environmental Science & Technology, 2013, 47(3): 1306-1312.

[15] Thomas R S, Clewell H J, Allen B C, et al. Application of transcriptional benchmark dose values in quantitative cancer and noncancer risk assessment. Toxicological Sciences, 2010, 120(1): 194-205.

[16] 夏洁. 二噁英类污染物的高通量生物检测技术研究及其在环境监测中的应用. 南京: 南京大学, 2013:

20-30.

[17] Villeneuve D L, Khim J S, Kannan K, et al. Relative potencies of individual polycyclic aromatic hydrocarbons to induce dioxinlike and estrogenic responses in three cell lines. Environmental toxicology, 2002, 17(2): 128-137.

[18] Li J Y, Su L, Wei F, et al. Bioavailability-based assessment of aryl hydrocarbon receptor-mediated activity in Lake Tai Basin from Eastern China. Science of The Total Environment, 2016, 544: 987-994.